看護学と医学（下巻）

医学原論入門

瀬江千史 著

まえがき

本書の副題は、「医学原論入門」であるので、これについて少し解説することから始めたい。本来、学問としての医学を説くとするならば、〝医学とは何か〟を、原点ないしは本質から説くのが、筋というものであろう。これは医学「原論」ないし医学「本質論」となってしかるべきものである。それなのに、現代の医学界は、その原論ないし本質論を、トンと忘却のかなたへと追いやってしまっているようである。

なぜならばと述べる必要もないほどに、「医学原論」という講義は、現在日本中の大学の医学部、あるいは医科大学のどこにも存在しないからである。せいぜいあっても「医学概論」という講義である。もっとも、これも本来の「医学概論」とはほど遠い、たんなる医学上の歴史的事実の解説や医道論といった道徳論で終わっているのが現状であるが……。

以上の嘆きを、「どうしてだろう」と問われる方があるとすれば、その方は人類の歴史を学んだ過去をもたれていないか、あるいは、学ばれたにしても、その歴史に「学問とは何か」を尋ねた経験をもたれたことがない方なのであろう。

もう少しいえば、日本の学生への文化遺産といってもよい『哲学以前』（出隆著、講談社学術文庫）や、『学生に与う』（河合栄治郎著、現代教養文庫）すら、学生生活のなかで味読された過去がない方であろう。

詳しくは本文を読んでいただくとして、結論からいえば、人類の学問の歴史、すなわち学問の発達・発展史を、現象的にではなく構造論レベルでふまえることによってこそ、「原論」とか「本質論」を説ける力がつくものである。

したがって、せめてもの、「医学原論」レベルでなくても、「医学概論」の構造レベルくらいは、正規の授業で、それこそ科学的な医術の論理の概説として、つまり医術、すなわちあらゆる病気の診断ならびに治療を一般化したレベルでの構造を論理化して、病気の全過程をダイジェストしながら説いてほしいものである……。

では、「医学概論」と「医学原論」はどう違うのか。これについては上巻にも少し説いておいたが、簡単にいうと、「医学概論」が医学の各科に分かれている現状を論理的ないしは一般的にとらえかえして、それをsumming-upならぬZusammenfassungすることによって、医学そのものとしての全体像を体系化しながらおよそこのようなものと、わかりやすくいえばダイジェスト風に説くのに対して、「医学原論」とは、医学の本質レベルの一般性を、論理的体系性をふまえて、理論体系として、簡単には一般論をふまえながら、現象論・構造論として再構築しながら学問的レベルで説くものである。

もっといえば、医学概論が、医学生への学問としての医学の全体像としての入門書であるとすれば、医学原論は、巨峰である医学研究への道へ出立する学徒への登山の道案内の体系であり、登山の体系的道しるべでもある。巨峰としての学問の頂点をしっかりと教えながら、学問の出立時の田や畑や川のわたりかた、そこを経ての裾野から山への登りの歩きかたをふまえて、四合目、五合目、六合目等の構造を説き、やがて頂上の本質論へとの導きの糸を示すものである。

つまり、「医学原論」は、これさえわかれば医学体系すなわち現象論・構造論・本質論がわかるという、医学体系の要となる理論であり、学問のレベルからするならば、「医学概論」よりも、はるかに高みに位置づけられるものであるのに対し、概論は平面図的道標、ガイドブックであるのとの違いであるといってよい。

しかし、本書は「入門書」である。したがって、本書は、医学体系の原理論を学問的に説くのではなく、医学体系の必要性、有用性を理解して、ぜひその門をくぐってほしいという思いからの展開となっている。とくに、情熱あふれる医学生および若い医師たちに期待するものである。

そこで、ここでは、もしかしたら入門を希望するかもしれない方々のために、医学原論のこれまでの道程と、これから歩むべき道筋を簡単ながら示しておきたい。

そもそも、看護学には科学的体系があるのに、医学にはいまだに科学的体系がないことを知り愕然とした筆者はそこを恥じて、科学的医学体系の創出を志して出立し、月日を重ねた研究を積み、一九八六年に、医学一般論である「医学の復権」を発表した。その後一九八九年から、本書上巻、下巻に収めた「『看護学と医学』を問う」の連載を『綜合看護』(現代社)誌上に開始したのであるが、これは当初の予想を超えた大きな成果をもたらした。

それは、端的には「医学の復権」で措定した医学一般論の構造が構造論レベルで浮上してきたということである。すなわち科学的に体系化された看護学と比較検討する過程で、いやおうなしに医学の現状と、その本来あるべき姿が浮かびあがってきた。たとえば、上巻に収めたように薄井坦子の『科学的看護論』(日本看護協会出版会)に展開された科学的看護学体系と、澤潟《オモダカ》久敬《ヒサユキ》の『医学概論』(誠信書房)に展開された哲学的医学体系とを比較検討することにより、科学的医学体系の構築過程がどうあらなければならないのか、が明らかになってきたのである。

また、下巻で展開するように、科学的看護学体系のある看護実践と、科学的医学体系のない医療実践を比較するなかで、現在も広く使われている『内科診断学』(吉利 和編著、金芳堂)をとりあげ、また具体的に高血圧やアトピー性皮膚炎や夜尿症の診断・治療を検討することにより、そこには病気の一般論が大きく欠落していることが明らかとなり、いやおうなしに、医学の構造論である病態論を説くことが要求され、病気とは何かの一般論を仮説的に掲げることになった。

このようにして、一九八六年に提示した医学の一般論の構造が、少しずつ明らかになってきたのである。ここに至るには、当然に『医学の復権』(現代社)に説いた、一般教養と学的一般教養の研鑽と、日々の診療における事実との格闘があるのであるが、直接には、すでに科学的に体系化されている看護学に照らして医学を問うことによりもたらされた成果であったのであり、これを考えると、看護学が見事に科学的に体系化されていたことは、私にとっても大きな幸運であったと感謝せずにいられない。

さて、問題はこのあとである。科学的医学体系を完成させるにはどうしたらよいのか。そもそも科学的学問体系とは、自らの専門とする対象的事物・事象の全体像である一般論を、まずは仮説的であれ措定し、それを掲げて対象的事実の現象へとおりて現象論を構築し、さらにその現象の構造へと分けいり、その構造から一般論へとのぼる過程をとおして構造論を構築することによって、最初に措定したおよその一般論が、現象論・構造論を貫く本質論へと転化できた時に完成するものである。この科学的学問体系構築の大道に照らしてみるならば、現在ようやくにして、科学的医学体系の構造論を一般性レベルで浮上させえたところである。

絵にたとえていうならば、「医学の復権」で示した一般論は大まかに構図を描いたものであり、科学的医学体系の構造論が一般性レベルで措定されたということは、一応デッサンとしては描きえたということである。さてそれでは、これから色彩をほどこし、科学的医学体系という一枚の壮大な絵画としてしあげていくには、どうしたらよいのであろうか。

端的には、構造論である病態論、治療論をしっかりと科学的に構築することである。そしてそれは一般論をしっかりと把持したうえで、医学が対象とする現実の病気という病気、およびその治療のあらゆる事実から論理を導きだし、構造化し、理論化していくことにほかならないのである。これは膨大な労力を要する大変な作業であるが、現在我々は「医学原論・看護学原論ゼミ」の「学問的症例検討会」においてこの作業を行なっており、その詳細は、二〇〇四年に創刊された本格的な学術誌『学城』（現代社）に、「『医学原論』講義」として連載中である。また一方では、医師、看護師の理論的実践家をめざす方々に役にたつ、わかりやすい形での症例適用のレベルでも発表していきたいと思っている。さらに医学生、看護学生には科学的医学体系をふまえた『医学教育 概論』（現代社）を刊行しているので学んでいただきたい。

なお、『学城』は学問構築の諸学誌として発刊されたものである。この学術誌に関しては学問を志す方はもちろんのこと、理論的実践家、実践的理論家をめざす方々にも、今後の発展を大いに期待していただきたいと思っている。

瀬江千史

目次

目　次

目　次

目　次

第一編

医学体系と医療実践

第一章　医療実践としての診断とは何か

第一節　現実の診断はどのように行なわれているか

上巻においては「科学的学問体系とは何か」をメインテーマに掲げ、科学的学問体系のある看護学と、科学的学問体系のない医学を論じてきたのであるが、第三編では「実践家に学問体系は関係あるのか」との問いに対する解答、すなわち「実践家にとっては、自分の専門分野に科学的学問体系が存在することがまさに必要である」ことを、看護実践と科学的看護学体系との関連において実証した。

そもそも一般的に、科学的学問体系すなわち「科学」と、実践すなわち「技術」がどのような関係にあるのかを問うならば、「科学」とは事実から論理を導きだし、一般的法則性にまで高め体系化した論理性レベルの認識であるのに対し、「技術」とは法則的認識の実体化・実際化への使用過程の技化《ワザカ》を称した概念であり、両者はまったくといってよいほどに相対的であり、めざす次元の大きく異なった概念である。

しかしながら、「科学」は事実から論理を導きだしとあるように、自らの専門とする事実＝対象と直接にかかわる「技術」を媒介として構築されるものであり、一方「技術」は、専門的対象の論理構造の体系化された認識である「科学」を最高度に把持でき、それを専門とする対象へ最高度に適用できる時に最高のレベルを有することとなるから、両者は本来切りはなせない連関を有するものである。

以上の「科学」と「技術」の一般的な関係をふまえて、具体的に科学的看護学体系のある看護実践と、科学的医学体系のない医療実践を比較検討するために、まずは前者すなわち看護学と看護実践をとりあげたのであった。

本編ではそれと比較して科学的医学体系のない医療実践を検証することになる。

まずは看護実践の時と同様に、次の問いから始めなければならない。それは、「医療実践において、どのような事実に遭遇しても、こうすればよいと示してくれる確かな指針」がはたして存在しているのかどうかである。

答はもちろん「そのような確かな指針はない」、である。なぜ即座にそのようにいえるのかといえば、これまで一般的に「技術」と「科学」の関係で示したように、また看護実践と科学的看護学の関係で明らかにしたように、直観的ならばいざしらず、論理性レベルの「確かな指針」とは、まさに科学的学問体系があってはじめて創出される理論であって、それ以外のものではありえないからである。

したがって、科学的医学体系がいまだに創出されていない以上、論理的に、医療実践に「確かな指針」は存在しないといわざるをえないということになる。

しかしながら、このような結論に対しては、ただちに不信、不審、批判、反論の渦がわきおこるであろう。たとえば次のようにである。

まず医療の第一線で活躍している医師からは「事実をきちんとみるべきである。最近の医療の進歩はすさまじく、確実な診断と治療でどれほどの病気が治せているか。だいたいあれだけ膨大な診断学や治療学の教科書があり、あれを学んで自らの実力とすれば見事な診療ができるのであって、あれほど確かな指針はないのに、デタラメをいうにもほどがある！」との罵倒の声であり、看護の側からは「医療がそんなに不確かなものとは思えない。現に多くの患者が治っているし、先生方も自信をもって次々と手をうっている」との不審の声であり、さらに患者の側からは、「自分はこうして現代医療のおかげで治った。医療の進歩は一昔前からみると隔世の感があり、現に平均寿命もここまで伸びているではないか。医療に確かな指針がないなんてとても信じられない」という不信の声であるかもしれない。

しかし本当にそうであろうか。今や医療は充分な実力を備え、どのような病気をも診断し、治療することができるのであろうか。残念ながらそうではない。端的に述べるならば「治せる病気は治せるが、治せない病気は治せない」ということが、現代の医療の厳しい現実なのである。これはいったいどういうことか。もう少し医療の現状に分けいってみなければならない。

医療とは何かといえば、医師の行なう実践であり、具体的には病気の診断と治療である。現在、医療を広義にとらえ、患者にかかわるすべての実践、すなわち医師、看護師、理学療法士などの実践を含めて医療とも呼んでいるが、ここでは医療とは狭義の意、つまり医師の行なう診断と治療であり、別名「医術」と概念規定してよい事実行為のことをさす。

さて、その医療は現実にどのように行なわれているのだろうか。

まず医師になるためには、大学において医学教育を受ける。その内容は解剖学、生理学をはじめとする基礎医学、さらに内科学、外科学、産婦人科学、小児科学をはじめとする臨床医学全般にわたり、医学生は卒業までに病気について気も遠くなるほどの膨大な知識を覚えさせられるのであり、それらを覚えることなしに医師になることはできない。なぜなら、その膨大な知識全般の習得を問う医師国家試験に合格しないで、医師になることはできないからである。

そして大学を卒業して医師になると、ただちに大学病院あるいは市中病院において、医師としての実践である医療、すなわち病気の診断と治療を開始することになる。

この実践は通常、まず患者の訴えを聞くことから始まる。医師は患者を前にして患者から訴えを聞きながら、自らのアタマのなかにこれまで覚えてきた病気の知識を次々と思い浮かべ、目の前の患者の症状がそれらのどの病気の症状と一致するのかを明らかにするため、「いつから」「どんなふうに」あるいは「こんな症状はなかったか」などと患者に問いかけ、答を引きだしていく。これが問診である。

そして次には、患者の訴えの事実を客観的に確かめ、また自らのアタマのなかに描いたその患者の病気の像を明確にするために診察をする。それは、顔色をみたり、呼吸のしかたをみたりする視診、聴診器を使っての聴診、さらに叩いて音をみわける打診、また触れて臓器の大きさや圧痛を確かめる触診等である。

こうした過程を経て、医師のアタマのなかでは、これまでに覚えた知識に対応させて、目の前の患者の病気の像が、明瞭に、あるいは不明瞭ながら描かれることになる。

そして、目の前の患者の病気について、自分のアタマのなかに不明瞭な像しか描けない時には、その不明瞭な像を明瞭にするために、すなわちきちんとした病気としての像を描くために必要な検査を行うことになる。なぜならしっかりとした病気の像を描ききれてはじめて、どんな病気なのかをみてとれるものであり、そしてそこではっきりと診断できるからである。検査は現在、尿検査、血液検査、レントゲン、心電図等から、超音波、内視鏡、ＣＴ、ＭＲＩ等に至るまで多種にわたり、必要に応じて医師が選択することになる。

そして、でてきた検査結果と、患者から診察によって直接得た所見とを総合したものを、自らのアタマのなかに蓄積されている病気の知識に照らしてみることにより、どんな病気であるかを決定することになる。これが現在行なわれている通常の診断の過程である。患者から得た所見と、蓄えた病気の知識とがしっかりと一致しない時には、さらに患者の診察、検査から新たな事実を探そうとするか、自らの知識の不確かさ、不充分さを省みて「診断学」と名のつく書物をもう一度ひもといたり、新たな文献を求めたり、先輩医師の助言を仰ぐことになる。

こうしてどんな病気かが決定されれば、あるいは病名がわからなくともどんな状態かが把握されれば、治療が行なわれることになる。この治療に関しても、すでに多くは教科書で充分に学んでいることであり、さらに知りたい時には「治療指針」の類の書物を開けば、具体的にその病名に対して、あるいはその状態に対して、正統的な治療の方法を示してくれている。その治療マニュアルに基づいて患者に対して治療を行ない、その効果をみながら、うまくいかない時には、さらに考え、書物を読み、先輩の助言に従いながら治療を行なっていくことになる。

こうした実践を日々数十人の患者を前に積み重ねていけば、最初は「どんな患者が来るであろうか。誤診することがないだろうか」と外来に出ることが恐怖でさえあった新米医師もしだいに実力をつけ、一年もたつと通常の病気に対しては一応自信をもって診断、治療を行なえるようになる。ただし外科系であればさらに手術の手技の修練が、また内科系でも諸々の検査の手技の修練が必要とされることはいうまでもない。

そして、さらに自らの医師としての実力をつけようと、膨大な数の患者をみて、さまざまな病気を治そうと悪戦苦闘して、十年二十年と目的的な実践を重ねていけば、名医といわれるレベルに到達することになる。すなわち、自らのアタマのなかにあらゆる病気の像がたんなる教科書や文献で学んだ知識の像としてだけではなく、自らが患者をみて診断し、治療した、そして成功し、時には失敗した具体的なイキイキとした現実からの像との重なりとして形成され、現実に患者を目の前にした時に、それらの像から病気の事実に問いかけ、必要な事実をたちどころにとりだして診断し、的確な治療を行なえるのが名医である。

さて、問題はここからである。それでは、このような研鑽を積んで、自他共に認める名医の域に達すれば、病気の診断と治療においてなんら困ることはないのであろうか。すなわち「医療上のどのような事実に遭遇しても、こうすればよいと示してくれる確かな指針」を手にしたことになるのであろうか。

答は、残念ながら否である。しかし、これに対しては次のような反論があるかもしれない。「それは土台無理というものである。ここまで医療が細分化している現在、名医というのはそれぞれの専門での名医でしかない。たとえば内科でも、糖尿病専門医、肝臓病専門医、外科でも、脳外科専門医、心臓外科専門医というように……。したがって自らの専門外の病気に対処できないのはあたりまえであって、仕方がないことである。」

この反論は医療実践の現場に触れたり、あるいは事実的に知識のある人達にとっては充分に納得のいくものであろう。これはたしかにこのとおりである。だがそれでもこの反論には大きく再反論しなければならない。それは、この反論の根底にある、医療の専門分化化はそれ自体にそもそもの大きな問題をはらんでいるからである。

これまでも説いてきたように、この医療の専門分化化こそが医学の体系化を阻んでいるものであるが、これはただ医学の問題ではなく、医療そのものの問題でもあるのである。

たしかに一般的に社会におけるもろもろの専門分化化は、熟練した手技を必要とする分野においては必然性があったのであり、それなしにその分野の発展はなかったといえる。医療分野におけるたとえば脳外科であり、心臓外科である。

しかし、この専門分化化を医療のすべてに押し広げてよいものではなく、またそのような専門家の養成を必要とする分野においても、専門化はあくまで手技の専門の問題であって、医師としての治療法における一般的な実力である思考力・判断力の問題であってよいわけはない。なぜなら、病気を分断して考えるのは医師の側の勝手なとらえかたであって、どのような病気も人間の全的状態からその人が陥っているその異常な状態なのであるから、その全体からそれぞれの病気を切りはなしてしまっては、その病気を全体から位置づける正しい把握は不可能だからである。そして結果としてまさに、木をみて森をみない治療が行なわれることになる。

しかしながら、医療の専門分化化についての問題は稿をあらためて説くとして、名医がそれぞれの専門家であるのが現状であるならば、ここでは大きくゆずって、それではそれぞれの専門分野における現在のトップレベルの名医がすべて結集したとして、「どのような病気に遭遇しても、こうすればよいという確かな指針」がうちだせるのであろうかと質問してみることも大事であろう。こう質問したならば、その答はどうであろうか。

残念ながらこれも否である。断じて否である。すなわち、医療実践においていまだに「確かな指針」がないというのは、これはなんら個人の研鑽の問題ではないからである。言葉を換えて説けば、医師である個人の研鑽が足りないからそれを把持することができないというようなレベルの問題ではなく、まさに現在の医療実践そのものの構造的問題であるからである。

これはいったいどういうことか。まずは、あらゆる分野の名医という名医を結集したとしても、医療上の「どのような事実に遭遇しても、こうすればよいと示してくれる確かな指針」がない、手に入れることができない、とはどういうことなのかに答えなければならない。

それは端的には、患者をみた時に診断のつかない病気があるということであり、また、診断がついても治療の方法がわからない病気があるということである。

このように書くと、次のような反論があるかもしれない。「それはしかたないのではないか。人間の能力には限りがあるのだから。これまで歴史上医師や研究者達は、人類の病気という病気に挑戦し、多くの病気を克服してきた。その医療の発展の歴史は目ざましいものがある。それでもなお現在いくつかの診断のつかない病気があり、治療法のまだわからない病気があっても、やむをえないというべきであろう。医師も研究者も日夜努力を重ねているのだから……。」

しかしながらこれは、「しかたがない」と寛大にいえるほど単純な問題ではない。すなわち「現代医療において、ほとんどの病気は診断され、治療されうる。でもわずかにまだ診断できず、また治療できない病気が残っている」といった単純な問題ではないということである。いまだに診断のつかない病気があり、また診断がついても治療の方法がわからない病気があるという事実は、現在容易に診断し、治療している医療実践にも、実はその根底をゆるがす大問題が存在していることの証明なのである。これを説くために、まずはひとつの事実を提示することにする。この事実のなかに、この問題を解く、重大な鍵が含まれているからである。

第二節　『内科診断学』にみる「診断とは何か」の誤り

以下に提示するのは『内科診断学』(前出)のなかの一文である。この『内科診断学』といえば、当時、東京大学医学部教授であった吉利 和が、教室の総力をあげて一九六六年に出版して以来版を重ね、現在に至っても医学生はいうにおよばず、第一線の医師にも愛用されつづけている名著とされているものである。

序文には、「本書は、医学部の診断学教科書として役立たせることが第一ではあるが、同時に、卒業後の臨床研修のさいにも、常に座右において、必要に応じてページを繰るという役目を持たせるために、多くの表をつけることにした。大変な苦心をしたが、多くの人に利用されることを望みたい」とあるが、その意図どおりに、医学生はこの書をかかえて臨床実習に臨み、医師達もこの書を傍において診断に困る時に、あるいは診断に確信をもちたい時に、折にふれてひもといている。

ではまず、その書の「診断学総論」のなかの次の一文を読んでいただこう。

「今まで述べた診断のプロセスについて、最後にその論理構造にふれなくてはならない。病歴をとり、現症をしらべ、臨床検査を行うこと、これらをプロセスとしてとりあつかって来たが、実はこれらは、情報を集めるプロセスを述べたに過ぎない。ところが、診断という意志決定は、単に情報を集めただけで出来るものではない。これらの情報をいかに処理し、論理的に組み立てて、意志決定にまでもって行くかということについては、従来あまり系統的に論ぜられたことがない。ところが、もし学の名に値するものが診断の中にあるとすれば、まさにここにあるといってよい。

この診断の論理構造については、医師のもっている学識と経験によって、各個人が自らつくりあげたものに従っていたにすぎない。しかし、診断というプロセスを学の体系として確立するためには、この過程を一つの論理としてまとめることが必要である。

一般に行われている診断のプロセスを、分析してみると、次のようになるであろう。

まず第一は、情報の収集であり、その出発点は、患者の主訴を中心とした病歴である。しかし、コンピューターと違って、このさいにも、医師の側から患者に対する働きかけが加わり、すでに、病歴の中に医師による選別が行われることになる。

第二は、理学的検査と常用検査である。このさいにも、医師の学識と経験によって、ある程度の選別が行われ、コンピューターとは違うことが行われることになる。

第三は、第一と第二の情報を合わせて、そこから、ある想定を行うことになる。その想定の内容には次のようなものがある。①部位(腹部、頭部、胸部、四肢、全身性など)、②性状(急性炎症、腫瘍、循環障害、奇形、代謝異常など)、③重症度(救急その他の治療をすぐに必要とするかどうか)。

第四は、想定を確かめるための情報を集めることである。この中には、病歴をもう一度きき直すこと、現症をとり直すことも含まれるが、さらに特別のスクリーニングを行うことによって、内容に一歩近づくことになる。尿蛋白とか、血糖とか、肝機能、心電図、レ線検査など。

第五は、現在いろいろの方面で診断基準というものを一応決めてあるものについては、それにあてはまるかを検定する。この中には、病型、重症度などまで含まれている。例えば、糖尿病の診断基準、リウマチ熱、全身性エリテマトーデス、急性ウイルス肝炎などであり、これらをみたせば、診断が下されることになる。(中略)

以上のプロセスの中で、第三にのべた想定にいたるプロセスが一般に診断の論理とよばれることが多い。

今日用いられる診断の論理の形式は、木村によれば、次の三つに分類される。

(1)枝分れ論理

次のようなプロセスである。

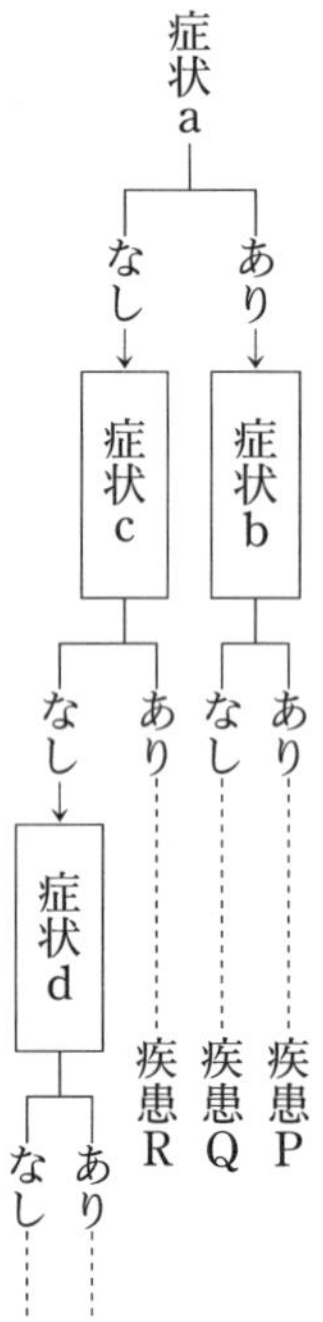

症状ａを示す患者で、症状ｂがあれば疾患Ｐであろうということになるが、そのためには、ｂという症状はＰという疾患に特有で、それ以外ではみられないということが条件になる。しかしこのような条件をみたす場合は少なく、いつまでも、いくつかの可能性がある場合が多い。

(2)マトリックス型論理

いわゆる鑑別診断表というものが多くはこの型であって、類似疾患をいくつかならべて、それらにおいて見られるいくつかの症状について、(＋)とか(－)(見られる、見られない)の組み合わせを示して、今問題になっている患者がどれに当たるかを推定するものである。

(3)消去的論理

可能性のありそうな疾患を考え、その中から次々と蓋然性の少ないものを消去して行って、残ったものを診断名とするもの、前にのべた除外診断に当たる。

これらの方法には、いずれも難点があるので、数理的診断法がいろいろと考えられている。こういう立場を計量診断学という。その他診断の論理については、すぐれた論文があるので、参照されたい。」(『内科診断学』前出)

さて、ここで問題にしなければならないのは次の二点である。第一は診断と学問との関係であり、第二は診断とは何か、である。

まず、第一の問題からとりあげることにする。

吉利は「もし学の名に値するものが診断の中にあるとすれば、まさにここにあるといってよい」と説く。ここはもちろん文中の「これらの情報をいかに処理し、論理的に組み立てて、意志決定にまでもって行くかということ」をさす。さらに「診断というプロセスを学の体系として確立するためには、この過程を一つの論理としてまとめることが必要である」と説く。

以上のふたつの事実からいえることは、吉利が診断学という学問体系を肯定していることである。この見解ははたして正しいであろうか。

答はもちろん正しくない。診断に学問体系などあるはずはなく、診断を学問体系として確立することは不可能である。ではいったい診断とは何か。学問体系ではなく何なのか。

一般的に端的には、診断とは技術である。すなわち、科学としての学問体系である医学の医療実践への適用の問題なのである。この点に関しては、これまで上巻を読んでこられた読者には周知のことであろうが、もう一度冒頭に掲げた次の文章を読んでいただきたい。

そもそも「科学」とは事実から論理を導きだし、一般的法則性にまで高め体系化した論理性レベルの認識であるのに対し、「技術」とは法則的認識の実体化・実際化への使用過程の技化を称した概念であり、両者はまったくといってよいほどに相対的であり、めざす次元の大きく異なった概念である。

したがって、使用過程である診断をそれ自体とりだして、そこの技術的レベルを論理として仮に一般化できたとしても、それはそれだけでは絶対に診断学という学問体系として確立するなどありえないことであり、もし吉利が確立したいと願うなら、使用過程を理論化したところの技術論としての「診断論」でなければならない。

これはいったいどういうことか。それを説くためには、まず次のことを明らかにしなければならない。それは、診断とは何かである。これについては吉利自身、同じく『内科診断学』のなかの「診断学総論」の冒頭に次のように記している。

「診断(diagnosis, δια through, γνῶσις knowledge)とは、医師の接する患者について、その患者のもっている異常状態を正確に把握し、これによって適切なる処置を下すための根拠を得るプロセスである。このプロセスの多くの部分は、経験によって得られたものであったが、医学の各分野の発達とともに、理論的な基礎づけが次第に加わっており、このような経験による知識の集積と理論的基礎づけとを総合して、体系化したものを診断学と呼ぶ。最近は、各種の臨床検査が診断の上で必要な場合が多くなって、これを除いては、診断の正確さを期待しにくくなった。このような臨床検査に重きをおいた診断学を臨床検査診断学という。

しばしば診断とは病名を決定することであると考えられて診断名という言葉も用いられるが、診断は、決して単に病名を決定することのみが目的ではなく、全体としてながめた患者という人間の示すあらゆる異常を正しく把握することである。」（『内科診断学』前出）

ここでも吉利は、診断学どころか臨床検査診断学などと、「学問とは何か」を学問的に概念規定することなしに、「学」をあまりにも安易に用いているが、これはもし吉利がたんなる医師ではなく、学者であると自負しているのであれば、その存在を問われる大問題といわざるをえないであろう。

それはさておき、ここで「診断とは、医師の接する患者について、その患者のもっている異常状態を正確に把握し、これによって適切なる処置を下すための根拠を得るプロセスである」という診断の定義は、現象論としてはおおむね正しい。ここからわかるように、診断とはあくまで医師が病人に対して行なう実践の問題、すなわちどのような病気なのかを診てとる技術なのである。

では一方、科学としての学問体系である医学とは何か。医学とは『医学の復権』(現代社)を発表して以来くりかえし述べているように、病気の形成過程と回復過程の構造を論理的一般性においてとらえかえし、そこをふまえて、病気とは何か、それに働きかける治療とは何かを、具体的な医療の事実から論理化し、体系化した認識であり、科学である。

ここからわかるように、科学的学問体系としての医学の対象は、あくまで「病気」であり、「病気の治療」である。すなわち、医学体系の構造論は「病気とは何か」と「治療とは何か」の理論である病態論と治療論が二本の柱であり、それを背後から支えるのが人間にとっての生理構造とは何かを説く生理論である。なぜなら、病気とは正常な生理状態から異常な生理状態への変化過程であり、治療とは正常な状態へ向けてのそれの変化過程だからである。

さて一方、その病気をどのようにして診断するかは、医師の実践においてはじめて問題となるものであり、これはすなわち技術である。そしてこの技術である診断は、もう一方の技術である治療とともに、医師の行なう医療実践において二大柱となることは周知のとおりである。

つまり、医師にとってこの診断と治療の技術は、まさにその医術力の真価を問われる大問題なのであり、医師としての責務をどのようなばあいにおいても見事に果たしたいと願うなら、その技術をしっかり導いてくれる理論を手にしたいと思うのは当然といえよう。

そして結論的に述べるならこれこそが、つまり医療における科学的技術論としての診断論、治療論こそが今回のテーマである医療実践において「どのような事実に遭遇しても、こうすればよいと示してくれる確かな指針」なのである。

すなわちこれが、上巻第三編の看護学でみた「実践方法論」にあたるものとなるが、看護学および看護実践と、医学および医療実践との比較検討、たとえば専門とする対象の相違による方法論の位置づけの相違等については、のちほど説くこととしたい。

以上、診断とは技術であって、けっして吉利が『内科診断学』のなかでいうような学問体系ではありえないこと、またその診断を導いてくれる方法論が、科学的な診断論であることを説いたが、ここで一言しておかなければならないことがある。

それは、これまで看護学において検証してきたので自明のことであるが、診断論という技術論は「病気とは何か」の科学的論理体系があってはじめて構築することができるものである、ということである。ごく常識的に考えても、病気がわからなければ病気をみつけだすことはできない、といえば納得していただけるであろう。また、より学問構築の過程的構造に立ちいるならば、診断論という技術論は、病気とは何かの科学的医学体系の構造論の構築と直接に構築することができるものである、ということになる。それがどのようなことかは、次に示す「科学」と「技術」の一般的連関を思いだしていただければわかる。

すなわち「科学」とは事実から論理を導きだし、一般的法則性にまで高め体系化した認識であるから、事実＝対象と直接にかかわる「技術」を媒介として構築されるものであり、一方

「技術」は対象の論理構造の体系化された認識である「科学」を最高度に把持でき、それを対象へ最高度に適用できる時に、最高のレベルを有することとなるからである。これらについては、具体的にのちほど説くことになるので、次の問題へ進むこととする。

問題の第二点は、診断とは何か、であった。つまり、診断のより具体的内容の検討に入ることになる。

今まで説いてきたように、技術論である診断論は、病気とは何かの科学的構造論があってはじめて、その使用過程として理論化することができるものであった。したがって、「病気とは何か」の科学的構造論がない現在、吉利が説く「診断の論理構造」とはどのようなものになっているのであろうか。もう一度、先の引用文を読んでいただきたい。

ここで、まず第一に問題にしなければならないのは「論理とは何か」である。

吉利は、「一般に行われている診断のプロセスを分析して」、第一から第五の段階に分けたのち、「以上のプロセスの中で、第三にのべた想定にいたるプロセスが一般に診断の論理とよばれることが多い」としている。

これはいったい、どのようなことを意味するのか。結論から述べるならば、吉利は少しも論理とは何かがわかっていない、ということである。もう少しいうならば、学問的に「論理とは何か」が少しもわからず、コンピューターの思考(?)方法として通常使われる用語としての

「論理」が、学問的にも「論理」であると大きく錯覚しているようである。

ではまず、学問的に「論理」とはいったい何か。これは、これまでくりかえし提示してきたように、対象的事物・事象のもつ共通な性質を一般性として把握したものである。したがって診断の論理というからには、まずは、何をさておいてもあらゆる診断を貫く共通性を一般性として把握したものでなければならない。

すなわち、医療実践におけるあらゆる診断という診断が、第一から第五のプロセスとして分析できるとしたならば、その診断の全プロセスを貫く一般性を浮上させたものが、診断の論理ということであり、端的には「診断とは何か」を一般的に表現したものが、診断の論理の一般性でなければならない。

にもかかわらず、吉利は診断の第一から第五のプロセスのうち、第三のプロセスのみをとりあげて、これが「診断の論理」であるとする見解を容認しているのである。この一点においても、吉利の「診断の論理構造」はすでに形式からして破綻をきたしていることになる。

しかしここまでくると、読者のなかには「あれっ」と次のように思われる方がいるかもしれない。それは、「さきほどの引用文のなかで、吉利は『診断とは、医師の接する患者について、その患者のもっている異常状態を正確に把握し、これによって適切なる処置を下すための根拠を得るプロセスである』と書いていた。もしかしたら、これこそが診断の論理にあたるものではないのか」というものである。

そのとおりである。「論理とは何か」の一般論に照らしてみるならば、吉利のこの定義こそが、形式上はもちろんのこと、内容的にも、診断の論理により近いということ、すなわち現象論的論理としてはこれでまちがいがないということがわかるはずである。

しかしながら当の吉利は、自らの導きだした論理を論理とわからずに、その全プロセスの一部を切ってきてそれを論理とする愚を犯しているのであり、これはひとえに、「論理とは何か」の学問的概念を把持する研鑽を、もっといえば学問とは何かの具体的研鑽、すなわちギリシャ哲学以来の、とくにアリストテレス、カント、ヘーゲル、そしてガレノス、ベルナール等の偉大な先人達の学問に学ぶという研鑽を積まなかったためと厳しく説いておくべきであろう。

次に、ここに「診断の論理」としてあげられた内容の問題である。吉利は「診断の論理」は「第三にのべた想定にいたるプロセス」であるとしている。すなわち、病歴および検査で得られた情報から病気の部位、性状、重症度を想定するプロセスが「診断の論理」であるとし、その「診断の論理の形式」を三つあげている。それが「枝分れ論理」「マトリックス型論理」「消去的論理」である。この内容ははたして「診断の論理」であろうか。もちろんそうではない。

前述したように、論理を導きだす形式を踏んでいなければ、内容的にも論理でないことは当然であるが、さきほどの論理とは何かの学問的定義に照らしてみれば、ここに記されている「診断の論理」とは、けっして診断の論理ではないことがわかる。

ではいったい何かといえば、ここで示された内容はたんに具体的レベルにおける診断の方法そのものであり、それだけでしかないものである。これを「診断の論理」などといって恬として恥じないのは、まさにコンピューター用語の論理をもって論理とするコンピューター研究者の頭脳レベルに教えを請う、自分の医学者としての誇りを捨てさった浅薄さだといわざるをえないであろう。

それはさておき、では「診断の論理」として提示された内容である、診断の方法はどのようなものであろうか。ここにあげられた「枝分れ論理」「マトリックス型論理」「消去的論理」と名づけられた三つの診断方法に共通するものは何か。

それは端的には「症状」からの「疾患名」の検索である。すなわち、このような症状があるから、このような症状がないからということで該当する疾患名を検索していくのであり、これが診断であるということである。これははたして正しいのであろうか。

結論的に述べるならば、これは絶対に正しくない。つまり誤りである。しかしこれに対しては、ただちに医師から反論があがるであろう。「なぜそれが誤りなのだ。患者の訴えを聞き、自ら診察し、さらに検査をして得た症状からどういう病気かを判断することが、なぜ診断といえないのか。それこそ我々医師が毎日行なっていることではないか」と。

たしかにそのとおりである。現在の医療現場において、ほとんどの医師がそのような診断をしている。それは事実である。しかし、だからこそそこに診断の限界があることもまた事実なのである。これはいったいどういうことか。

それは簡単に説くならば、このような診断の方法が功を奏するのは、その病気が一般的にすでに見事に解明されてパターン化しており、さらにその患者の病気が病気として、すでにその患者において完成しつつある時である。つまり、典型的な症状がでそろっていれば、そのような方法で病名を確定し、治療に入ることができる。しかしながら、現実の診療においては、常にそのような病気の患者が、そのような状態で医師のもとを訪れるとはかぎらない。

たとえば、わかりやすい例をあげるなら、これまでにはなかった、あるいはみつからなかった病気が、新たな社会状況によって発生、または現象してきたばあいや、まだ典型的といえる症状はないけれども、その人にとっては今までとは違った状態が出現してきており、このままいけば明らかにある病気になるという過渡的な状態で受診したばあいなどである。このような時には、ここに掲げられたパターン化された診断方法だけではどうすることもできない。

したがってこのような患者に対しては、あらゆる検査をつくした末に結局病名がわからず「これは奇病だ」と医師が頭をかかえてしまったり、あるいは「検査上何もないのだから病気ではありません」と宣言し、それに不満を抱く患者はあちこちの病院を転々とすることにもなるのである。本来なら、そのような患者に対しても医師は診断し、治療しなければならないにもかかわらず、である。

前者の具体例には、白蠟病、スモン病などがあったし、最近では慢性疲労症候群などと呼ばれるようになった状態がある。また後者としては、筆者の経験した次のような実例がある。

短大合格当時、甲状腺機能亢進症を患い、いったん治癒した女性が、四年後の、スチュワーデスになって二年目に「何となくだるい、熱っぽい」と訴えるようになった。激務からくる肉体的疲労と精神的ストレスをみてとり、甲状腺機能亢進症の再発過程にあると判断し、しばらく休養が必要であるとしたのであるが、甲状腺機能亢進症の典型的な症状である、発汗増加、体重減少、頻脈等もなく、検査上血中甲状腺ホルモン値（T_3、T_4）も、甲状腺刺激ホルモン値（TSH）も正常であったため、会社の医師は、甲状腺機能亢進症の再発とは断固として認めず、やむなくそのまま勤務を続け、結局、症状も検査上も完璧な甲状腺機能亢進状態となってから、その医師もあわてて再発を認めたというものである。

このような例は枚挙にいとまがない。とくに最近の研修医達はますますこの傾向を強め、簡単に患者の病歴を聞くとただちにやみくもに検査を進め、そこに異常を見いだせないかぎり「病気はなし」との結論をだしたがる、というよりだすしかないのが現状である。これは現代教育および現代医学教育に大いに問題があるわけであるが、それについてはのちほどとりあげる。

以上、ここで吉利が「診断の論理の形式」として示した診断方法では、見事にパターン化された病気の診断以外には役だてることができず、したがって一般的な診断方法としては誤りであることを説いた。しかしこのように説くと、名著と信じきっている『内科診断学』の熱心な読者からは、次のような反論があがるかもしれない。

それは「ここに示された三つの診断方法については、吉利自身が認めているわけではない。その証拠に最後に『これらの方法には、いずれも難点がある』と書いているではないか。それをまるで、吉利の見解としてとりあげ、批判するのはおかしいではないか」というものである。

しかし残念ながら、その批判は誤りである。理由は三つある。

第一は、この「論理の形式」の三つの分類を、なんらの批判もなく掲げているという事実である。自らの主体性でこの分類をあげ、自らの主体性でなんら反論しないということは、すなわちこれを自らの主体性で認めていることにほかならない。これは単純なことである。

第二は、自ら診断のプロセスとしてあげた第五のプロセスをみていただきたい。ここでは「診断基準というものを一応決めてあるものについては、それにあてはまるかを検定する。……これらをみたせば、診断が下されることになる」と書いている。これはまさに、症状と病名とを機械的に対応させるという意味で、三つの分類の方法と論理的になんら変わるところはない。

第三の理由は『内科診断学』の熱心な読者であれば、逆に当然に気づかれるはずである。それはこの書の総論のあとに展開される膨大な各論をみていただけばわかるように、どのような診断も結果としてあらわれた症状および検査結果から病名を検索するという方式になっているのであり、それ以外ではないからである。たしかに吉利は、さきに引用したように、「診断学総論」の冒頭部分に「しばしば診断とは病名を決定することであると考えられて診断名という言葉も用いられるが、診断は、決して単に病名を決定することのみが目的ではなく、全体としてながめた患者という人間の示すあらゆる異常を正しく把握することである」と書いていた。

これはたしかに慧眼《ケイガン》といってよい。しかしながら残念なことに吉利自身は、この言葉の意味する重大性をついにわからなかったようである。すなわち「全体としてながめた患者という人間の示すあらゆる異常を正しく把握する」には何が必要なのか、何をみなければならないのかには、少しも思いをめぐらさなかったようである。したがって結局内容においては、症状と病名の機械的結合しか導くことのできない診断の方法の提示に終始せざるをえなかったのは当然の帰結というものであった。

さて、これまで現在の医療実践における診断の方法は大きな欠陥をはらんでおり、「どのような事実に遭遇しても、こうすればよいと示してくれる確かな指針」を有してはいないことを説いてきた。なぜそうなっているのかといえば、一言では、病気が解明されていないからである。すなわち、病気の構造論、それも病気の過程的構造論がないからである。

現在、医学においては病気とは何かの科学的理論は残念ながらない。病気については、本質論、構造論はおろか、現象論すらなく、あるのは病気の結果としての現象の提示のみ、というのが厳しい現実なのである。これはいったいどういうことか。そしてそのために医療実践における診断と治療がどれほど危ういものになっているのかについては、「名医が何人集まって鳩首協議したにしても、名診断は学問的論理を抜きにしては不可能に近いのはなぜか」の解答とともに、このあと一般的、具体的に説くことにしたい。

第三節　『内科診断学』を学んだ医師が行なう診断の限界

これまで、医療には「どのような事実に遭遇しても、こうすればよいと示してくれる確かな指針」がないと説いてきたが、これは事実的には「診断のつかない病気があり、治療の方法のわからない病気がある」ということである。たとえ現代における名医という名医が何人集まって鳩首協議したにしても、これが医療の現状なのである。

つまり、医師個人の研鑽のレベルの問題ではなく、現在の医療実践そのものの構造的問題、ひいては医学と医療との問題なのであり、これがどのようなことかを説くために、『内科診断学』(前出)を俎上に載せたのであったが、このつながりはわかっていただけたであろうか。

前節で『内科診断学』のなかの、本来核心ともいうべき「診断の論理」の内容は、少しも学問的な意味での「診断の論理」ではなく、診断の一方法を提示したにすぎないことが明らかになったのであるが、ここで再度本書の展開において『内科診断学』を俎上に載せた目的をふりかえっていただこうと思う。それは端的には、吉利の提示した「診断の論理」を検証すると直接に、この書で学び、この書で実践する医師の診療の現状を把握することであった。ではこの目的はどのように果たされたであろうか。

まず吉利の「診断の論理」は前述したように、なんら真に学問的な意味での「診断の論理」ではなく、コンピューターの検索まがいの、症状からの疾患名の検索の方法でしかなかったことをみた。そして『内科診断学』の全内容は、まさにこのとおりにそのあとにつづく膨大な各論部分は、症状および検査所見と疾患名とを対応させたものである。これはたんなる現象の羅列であって、技術の理論としての「診断論」はおろか、論理さえないのが現状である。そして、これが現在の最高レベルの「診断学」の教科書なのであり、あとの書は推して知るべしである。

ここまで説くと、医師が日々行なっている医療実践の現状はおのずと明らかになるはずである。このような教科書を学び、疾患名とその症状および検査所見を全部暗記できた学生のみが、国家試験に無事合格し医師となることができる。こうして免許を手にした医師が、現実に外来や病棟で患者を目の前にして自力で診断をつけなければならなくなった時、どのような認識の働かせかたをするであろうか。

人間の認識は、一般に「問いかけ的認識」と呼ばれるように、必ずそれまでに自らが形成し、蓄積してきた認識である像から、それもとくに自らの観念レベル、信条レベル、思想レベル、つまりは人格レベルの認識である像から対象に問いかけるものである。

だが、これは一般性的問いかけであり、いうなればベテランの認識である。それでは、医師としては初心者である者の問いかけはどのようなことになるのかといえば、人格を一般性として把持したうえでの知識的問いかけとなる。具体的には、自分の人格と、医師としてはまだ人格化していない初心者としての知識的人格との二重性で問いかけることになる。

したがって、はじめて医師が患者を目の前にしたばあい、自らの人格を背後においたうえで、自らのアタマのなかにある知識的な病気の像を総動員して患者の事実に問いかけていくことになる。自らのアタマのなかの病気の像とは、当然に講義で教わり、教科書で学んだ病名とその症状および検査所見が知識として蓄積しているものである。

たとえば「おなかが痛い」と訴える患者を目の前にすると、「診断学」の教科書のなかの「腹痛」という項目が、そして腹痛の鑑別診断としてのいくつかの病名が「胃潰瘍、胆石症、虫垂炎、大腸炎……」とただちに思いうかぶことになる。そこで、この患者の病気はこのなかのどれに該当するだろうかと、痛みの部位や痛みかた、その他の症状の有無など聞きながら診察し、また尿や血液の検査をして、その結果アタマのなかにある病気の知識のどれかと、目の前の患者の示している事実が一致した時に病名がわかった、すなわち診断がついたと、医師としては知識から、人格としての自分からはほっとするということになる。

そして、この過程を無慮数万とくりかえすことによって、自らのアタマのなかにある病気の像が、たんなる教科書や文献で学んだ知識の像としてだけでなく、自らが患者をみて診断し、治療した、そして成功し、時には失敗した具体的なイキイキとした現実からの像との重なりとして形成され、現実に患者を目の前にした時に、それらの像から病気の事実に問いかけ、必要な事実をたちどころにとりだして病名を確定し、的確な治療を行なえるようになった医師が名医と呼ばれることになっていくのである。

だが、この過程で初心の医師に、ひとつだけ大きな誤謬への道が待ち構えることになる。それは、自らの人格としての感性を医術そのものに置きかえてしまうという誤ちである。簡単には、医術の実力をつけていく過程の研鑽を、人格としての医師の心を磨くことだと錯覚して、その錯覚からいつのまにか医術力の向上の努力を怠って、ボランティア的に患者に同情して一緒に悩むだけになる、あのヤブ医者への道である。かつての私も、あるいはそうであったといえよう。だが、これに関してはのちほど詳しく説くこととする。

以上が、医師が行なっている医療実践のうち、診断に的をしぼったばあいの現状である。すなわち、まさに吉利が『内科診断学』のなかの「診断の論理」で示したように、「症状」および「検査所見」からの「疾患名」の検索が、現在「診断」と呼ばれる医師の実践の内容なのであり、ここには少しも、「医療実践において、どのような事実に遭遇しても、こうすればよいと示してくれる確かな指針」は存在しない。なぜなら、このような診断方法では、前節で具体例をあげて説いたように、見事にパターン化された病気の診断以外には役だてることができないからである。

　しかしながら、このように説いてきても読者のなかから、とくに当事者である医師の間からは、いまだに不信、不審の反論の渦が巻きおこることは充分に予想される。その内容は大きくふたつに分けられるであろう。

　ひとつは、「症状および検査所見から疾患名を検索することが診断である、とすることが誤りであるなんて、そんなバカな。現に医師は皆このようにして診断し、何の不都合もないではないか」というものであり、もうひとつは、「それが診断でないとするなら、いったい診断とは何なのか。それを提示してみろ」というものである。

　これは、現場の医師の立場にたてば、当然と思われる反論である。したがって、この両者について少し説いておかなければならないであろう。そして、これを説いていくことが、前節の最後にだした問い「名医が何人集まって鳩首協議しても、名診断は学問的論理を抜きにしては不可能に近いのはなぜか」への直接の解答となるはずである。

　さて、前者に対しては「このような診断では大いに不都合がある。不都合どころか、このことによって現在の医療実践がどんなに危うい基盤の上に立っているか」を事実を提示することによって明らかにしなければならない。

　また後者に対しては「診断とは何か」を学問的に説くことになる。これは、一般的に技術と科学の関係を考えればわかるように、当然に「病気とは何か」の科学的医学体系の構造論を展開してはじめて説けるものであるから、本格的な論考は稿を改めてということになるが、ちょうど読者からこれにかかわる質問もあったことなので、簡単ながらその質問に答える形で、後者から説いていくことにしたい。

第四節　科学的な診断とは本来どうあるべきか

　ここでとりあげる読者からの質問は、端的には第二節で引用した『内科診断学』のなかの、吉利の診断の定義に対する私の評価にかかわるものであり、具体的には以下である。

　第二節では吉利が「診断の論理」と銘うって展開したなかには、なんら「診断の論理」はなく、むしろ総論の冒頭部分に、吉利は「診断の論理」とは知らずに「診断の論理」を提示していることをみた。再度引用すれば以下である。

「診断(diagnosis, δια through, γνῶσιδ knowledge)とは、医師の接する患者について、その患者のもっている異常状態を正確に把握し、これによって適切なる処置を下すための根拠を得るプロセスである。」

「しばしば診断とは病名を決定することであると考えられて診断名という言葉も用いられるが、診断は、決して単に病名を決定することのみが目的ではなく、全体としてながめた患者という人間の示すあらゆる異常を正しく把握することである。」(『内科診断学』前出)

この吉利の「診断の論理」に対して、私が「現象論としてはおおむね正しい」と評したのであるが、「これはいったい、どういうことか」というのが質問だった。すなわち、「たんにおおむね正しい、ではなく、現象論としてはとつけ加えたのはどういうことか。現象論としては……というからには、診断の論理には現象論以外の論理もあるのか……」というものであった。

これは熱心な読者ならではの真摯な質問であると同時に「診断とは何か」を考えるうえで重大な問題であるので、あえてここでとりあげることにしたのであるが、本来これは論理学の問題であって、きちんと説くには相当に枚数を必要とする。したがって、ここは簡単に、一応理解していただくレベルで説くにとどめるしかないので、質問者にはあらかじめ諒を得ておきたい。

さて、さきほどの質問に対する端的な解答は一般的に説くならば以下である。

論理というものは、対象のもつ性質の一般性であることはたしかである。それだけに、論理というものを初心者はその一般性レベルからのみ思考しがちである。たしかに初心者にはこれでよいのであるが、学問的研究を行なおうとする学者にはこれではどうしようもないのであり、それを簡単に別の具体性で説くならば次のようになる。

たとえば、数はひとつの論理であり、数学は数の論理からなりたっているとは、一般性からはそのとおりであるが、これでは初心者にしか通用しないだろう。せめて、数学には、算数としての数の論理、式の計算としての数の論理(これにも一次式、二次式、三次式…があり)、代数としての数の論理、微分積分としての数の論理というように、構造に立ちいれば、二重三重の論理となることは常識としてわからなければならない。

この具体例をふまえて考えてみればわかるように、学問的論理にはそれぞれレベルがある。すなわち、現象論的論理もあれば、構造論的論理もあれば、本質論的論理もある、ということになる。これはいったい、どういうことか。

そもそも論理とは、対象的事物・事象のもつ共通な性質を一般性として把握したものであるが、対象的事物・事象はさまざまな性質を立体的に有しているものであるから、どのような観点からどのレベルの共通性をとりだすのかによって、とりだされた論理は、現象論的レベル、構造論的レベル、本質論的レベルと、それぞれにレベルが異なってくるのである。

ここで、現象論、構造論を理解していただくために、まずは我々が対象を事実的に把握するばあいにどのような把握のしかたをするか、を考えていただきたい。

我々が対象をとらえるばあい、どのようなばあいもまずは対象の現象をとらえることになる。というより、対象はまずはなんらかの形(象)として現われるものであり、形(象)として現われなければ、我々はそれをそれとしてみてとることは不可能なのである。したがって、我々はまずは現われた形(象)でしか対象をみてとれないわけであるから、それだけにどうしても、対象を現象形態からとらえるしかないということになる。

しかしながら我々は、その対象に興味をもったばあいに、その現象だけで満足できるならよいが、たいていはそうはならない。たとえば、おいしい料理を食べた時は、これはどんな材料なのか、どんな作りかたなのか、と興味をもつことになるのである。

それだけに我々は、料理のばあいのように、目にみえる部分の背後にある目にみえないものを明らかにしたいと願望した時、その願望をかなえるために、対象の現象を構成している中身、すなわち構造へと分けいっていくことになる。

ここでこの構造とは、学問としての用語である。つまり現象の内部にある実体の構成、成りたちであり、具体的イメージとしては、現象形態として眼前にある建物の内部、すなわち建築物でいう骨組みを想いうかべて、「あんなふうなものか」とまずは理解していただけばよい。

たとえば、医学の歴史においては、腑分け＝解剖も対象の構造に分けいるひとつの手段であった。人間で現象しているのは、全体としての体であり、部分としては、頭があって、胴体があって、手足があって、というものであり、それをいくらためつすがめつ眺めてみたところで、体の内部の構造は絶対に外からみてとることはできないが、そんな内部がいわば構造であり、その内部を理論として論じるのが、体を外からみて論じる現象論に対して、いわば構造論なのである。

しかし、その体の内部の現象していない構造をどうしてもみたいという欲求および必要性に迫られた人間が、腑分け＝解剖という手段によって体内の構造に分けいり、その結果、筋肉や骨、さらに心臓、肺臓、肝臓、胃腸などの内臓を見事に、あたかもはじめから外にあったものであるかに錯覚できるほどに現象させたのであった。そして、さらに人間の欲求は、それら現象させた構造である器官の、さらなる内部構造へと分けいるため、さまざまな手段を創出することによって、組織の構造、細胞の構造をも次々と、いわば外へと現象させてきたのである。

人類は歴史上このようにして、あらゆる対象に対して、まずは興味をもった対象の現象を把握することに始まり、それがわかることをとおして、あるいはそれがわからないために、そこからその背後にある目にみえない構造へと分けいり、その構造を大きく現象させることによって、その構造と現象形態とを相互規定的に、あるいは相互浸透的に理解することにより、あるいはさらなる大きな疑問をもつことによって、さらにその内部構造へと分けいる過程をくりかえし、対象をより見事に、事実的・論理的に究明してきたのである。これが人類の歴史のひとつの過程である。

以上が対象を事実的また論理的に把握していく過程であるが、これに対して、自らの専門とする対象を、この事実的・論理的なレベルではなく、事実を一般性として把握し、さらにその一般性の論理を学問的に把握しようとするとどうなるであろうか。

これがすなわち学問への道であり、こうしたことが学問としての成果なのである。

別言すれば、学問体系とは上巻に説いたように論理の体系であるから、学問的に把握するということは当然に論理的に把握するということである。すなわち、学問とは専門としての対象的事実を出発点としながらも、事実を事実的に究明していくのとは異なり、その事実に貫かれている共通な性質の一般性を究明していくことにある。

そもそも、論理の体系である学問体系は、哲学的体系であろうと、科学的体系であろうと、形式的には必ず、現象論、構造論、本質論を有するものであり、この形式をとらないかぎり学問体系とはいえないことは、くりかえし説いてきたとおりである。

現象論とは、対象の目にみえる部分を論理化し、理論化したものであり、構造論とは、対象のもつ目にみえない構造に立ちいって、そこを論理化し、理論化したものであり、本質論とは、さらにそこから、対象とする事物・事象のすべてを貫く一般性を、構造論をふまえてその本質、すなわちあらゆる個別性・特殊性を捨象して残る性質を理論化したものである。したがって、これをふまえるならば、どのような対象をも、学問的に把握するということは、対象の論理性をこのように、現象論的に、構造論的に、そして本質論的に把握することであり、そうでなければ学問的といってはならないものである。以上の、論理学のイロハともいうべき一般性をふまえて、さきほどの問題について説いていこう。

問題をあらためて提示するなら以下である。

「吉利が示した診断の論理、すなわち『診断とは、医師の接する患者について、その患者のもっている異常状態を正確に把握し、これによって適切なる処置を下すための根拠を得るプロセスである』は、現象論としては、正確にいえば現象論的論理としてはおおむね正しい、とはいったい、どのようなことなのか」である。

　これまで一般的に、論理にはレベルがあること、すなわち現象論的論理、構造論的論理、本質論的論理があることを説いた。したがってここでは、その一般論に照らして、吉利の診断の論理が現象論的レベルであって、少しも診断の構造に分けいって導きだした論理、すなわち構造論的レベルの論理ではないことを示すと直接に、科学的学問体系を構築するとは、対象の構造に分けいって、構造論的論理を導きだす過程を積み重ねることによってはじめて可能であることを説くことになる。

　さて、吉利の「診断の論理」をもう一度読んでいただきたい。これは、医師の行なう医療実践を現象的にみて、その一般性をとりだしたものである。それは医師が日々行なっている診療の状況を具体的に思いうかべていただけば、すぐにわかるであろう。

　患者が医師の前に来たばあいに、医師は患者のどこにどのような異常があるのかを知るために、まずは患者の訴えを聞き、それに基づいて診察し、必要なら検査を行なう。そしてその結果、「どの部分に、どの程度の、どのような性質の異常があるか」を明らかにして、それに応じて治療の方針、たとえば薬を使おうとか、手術を行なおうとかを決定することになる。

　このような、医師であれば誰でもが日々行なっている医療実践である「診断」を現象形態的にとらえ、一般的に表現したものが上記の吉利の「診断の論理」である。逆からいえば、なんら診断の構造には立ちいっていない、立ちいろうともしていないから、けっして構造論的論理にはなりえず、現象論的論理といわれるのである。

さて、それではここから学問構築に向けて構造論的論理を導きだしていくにはどうしたらよいのであろうか。それは、診断という現象の奥にひそむ、本来ひそんでいるはずの構造に分けいっていかなければならない。ここで分けいらなければならない構造は大きくふたつある。

ひとつは、「異常状態」とはどのような構造を有しているのかであり、もうひとつは「異常状態を正確に把握する」にはどのような過程的構造をもたなければならないか、である。前者はまさに、科学的に「病気とは何か」を究明し構築される科学的医学体系の構造論である病態論をもってはじめて明らかにされるものであり、後者はその病態論をふまえて実践する技術論である診断論の確立をまつことになる。

したがって、ここからさきの学問的展開は、これから徐々に明らかにしていく科学的医学体系の創出をまっていただくことになるが、ここでは本節のテーマである構造論的論理を質問者に少しでも理解していただくために、前者の問題をとりあげ、簡単ながら説いておきたい。

さて、病気とはたしかに人間にとって「異常状態」である。しかし、一般にそもそも「異常」とは「正常」に相対立する概念であって、「正常」がわからずに「異常」がわかることはない。すなわち、人間にとっての「異常状態」である病気をわかるには、まずは人間にとっての「正常状態」である生理構造がわからなければならないということになる。

このように説くと、読者の方々からはただちに「そんなことはわかっている、常識というものだ。だからこそ医学部においても看護学部においても、まずは生理学を学ばされるのであろう」との声があがりそうである。

形式的にはまさにそのとおりであるが、問題はその生理学の内容である。ここでその内容に深く立ちいる余裕はないが、結論からいえば、現代の生理学はたんなる膨大な事実のモザイク的集合体にすぎず、なんら論理的・理論的に整序されていないために、病気への過程的構造を解明する基盤としての生理学（正しくは生理論）からはほど遠いのが現状である。

これについては、「現代医学を問う」の「ガイトン生理学批判(1)〜(5)」(『綜合看護』第二三巻第二号〜第二四巻第二号所収)で、我々の措定した「生命の歴史」から解く生理論のうち、まずは手始めとして腎臓論を展開しておいたので参照していただきたいが、本来人間にとっての「異常状態」である病気を解明する基盤としての生理論とは、人間が生きているとはどういうことかが論理的に解かれていなければならない。簡単には以下である。

病気を解明するためには、人間が生きている構造を論理的に次の三重構造として把握しなければならない。第一は、人間を貫く生命体一般としての構造であり、第二は、高等動物であるヒトとしての構造であり、第三は、人間としての構造である。

第一の構造は、どのような生命体においても生きていることの本質を担う代謝である。代謝とは、生命体に特有の運動形態であり、論理的には「どんな瞬間においても自分自身でありながら他のものであり、他のものであると同時に自分自身である」という矛盾した形態を維持している構造である。そしてこの代謝は、摂取―自己化―排出という過程的構造を有しているが、まさにこの代謝こそが、生命体を生命体として存在させている生理構造なのである。

第二の高等動物であるヒトとしての構造とは、「代謝＝運動(代謝と運動の直接的同一性)」から、「代謝」と「運動」へと二重構造化的発展を遂げた高等動物としての生理構造であり、第三の人間としての構造とは、本能統括の構造から認識統括の構造へと質的変化をとげた人間特有の生理構造であり、ここにこそ人間における病気を解明する最大の鍵があるのである。

この人間の生理の三重構造について、ここで詳しく説く余裕はないので、前述の「ガイトン生理学批判」を参照していただくとして、重要なことはこのように発展した構造を有する人間の代謝も、あらゆる生命体の代謝と同様に外界との相互浸透によって維持されているということである。摂取―自己化―排出という代謝の過程的構造をみれば容易に理解していただけると思うが、人間も外界である自然および社会と自らの相互浸透を不断に行なうことによって生活している(自らの生命を維持している)のであり、人間の生活はこの過程のすべてが直接に把持されているのである。

さて、これが人間の一般的生理構造であるが、「異常状態」である病気とは、「正常状態」に相対立する概念ではある。しかしながら、この「異常状態」は最初から「正常状態」に対立してあるのではなく、すなわち「正常状態」とは別に「異常状態」が生じるのではなく、あくまで正常な生理構造が量質転化的に歪んでいく過程を必ず有するものである。端的には、「異常状態」とは「正常状態」が過程的に、つまり徐々にあるいは急激に量質転化して生じたものなのである。

したがって、「異常状態」である病気を解明するためには、病気として現象した結果のみならず、必ずこの「正常状態」から歪んでいく過程、すなわち量質転化していく変化そのものをも射程に入れなければ、真に病気を解明することは不可能であることをしっかりとわからなければならない。ヘーゲルの「結果がただちに現実的な全体ではなく、その結果を生ずるにいたった生成とあわせて全体なのである」(『精神現象学序論』山本信訳、中央公論社)は、ここでもまさに至言なのである。

では、この生理構造が歪んでいく量質転化の過程とは何かといえば、まさに外界との相互浸透にかかわっての歪みの過程、すなわち生活過程の歪みなのであり、これが徐々にあるいは急激に量質転化して病気となるものなのである。こうして、人間が人間自体として外界と無関係に歪むことは、どのようなばあいにもありえず、必ず外界との相互浸透によって歪んでいくことをふまえれば、病気を解明するには、実体の病気であろうと、認識をも含めた機能の病気であろうと、必ず外界との相互浸透の過程である生活の構造に分けいらなければならないことが明らかになるのである。

さて、本題に戻ろう。問題は、吉利の「診断の論理」は現象論的論理でしかない、ここから学問構築に向けて、構造論的論理を導きだしていくにはどうしたらよいのか、であった。

吉利は「診断とは……その患者のもっている異常状態を正確に把握し……」と書いたが、この「異常状態」ひとつにしても構造論的論理を導きだそうとするならば、その構造に分けいって、最低まずは以上に述べた構造を把握しなければならないものである。

吉利はつづいて「しばしば診断とは病名を決定することであると考えられて診断名という言葉も用いられるが、診断は、決して単に病名を決定することのみが目的ではなく、全体としてながめた患者という人間の示すあらゆる異常を正しく把握することである」と書いている。

これは、たしかに慧眼といってよい。しかしながら吉利自身は、この言葉の本当に意味するところは残念ながらわからなかったようである。すなわち、「全体としてながめた患者という人間の示すあらゆる異常を正しく把握する」ためには、吉利が『内科診断学』のなかに収めた膨大な知識である、病気の結果としての症状および検査所見に該当する事実を探すだけでなく、正常の生理構造が歪んでその「異常状態」に至ったその過程的事実を生活のなかに探すことでもあるからである。結論的にわかりやすくいえば、本来の診断とは、病気の一般論をふまえつつその患者個人の生活過程に分けいって「ああだったからこの人は、このような異常状態になった、ならざるをえなかったのだなあ」と納得できる必然性をまずは引きだすことなのである。これによってはじめて「適切なる処置を下すための根拠を得る」ことが可能なのであり、これなしには、治療は対症療法に終始せざるをえない。

たとえば、「胃が痛い」という患者の診察をし、内視鏡検査をして胃潰瘍を確認したにしても、この患者がどのような過程を経て胃潰瘍になったのかの個別的事実がわからなければ、結果としての胃潰瘍に対する一般的な治療で終わってしまう。その結果、消化性潰瘍に対する薬物療法は、H_2ブロッカーの開発、さらにはプロトンポンプ阻害剤等の登場により、その治癒率を飛躍的に向上させることとなったが、一方再発も多いと嘆くことにもなるのである。

それでも、胃潰瘍のばあいは、胃潰瘍に至る過程が、一般的には防御因子と攻撃因子のバランスの乱れとしてそれなりに解明されてきているから、医師も一応は「食事は？　アルコールは？　タバコは？　ストレスは？……」と生活過程のチェックを行なうであろう。

しかし、生活のなかに、正常な生理構造が歪んで病気へと至る過程的構造が存在することは、すべての病気に貫かれる一般性なのであるから、どのような病気の診断に際しても、必ず生活過程のなかに、病気へと至った必然性を見いだせなければならない。これが本来の診断なのであって、肝臓病においても、関節リウマチにおいても、気管支喘息においても、さらにはアルツハイマー病や自閉症においても、まったく同様である。

以上、吉利の「診断の論理」が現象論的論理であること、それに対して診断の学問的な構造論的論理を導きだしていくとはどのようなことなのか、が少しは理解していただけたであろうか。さらにさきに説いたように、技術論である診断論を構築するには、一方に「病気とは何か」の科学的論理体系がなければならないことも納得していただけたであろうか。このように、科学的医学体系と直接に構築された診断論であってはじめて「どのような患者を目の前にしても、こうすればよいと示してくれる確かな指針」となりうるのである。

これに関しては、上巻で科学的看護学体系と看護実践の関係ですでにみたとおりである。『科学的看護論』(前出)において提示された方法論は、看護の本質論はもちろんのこと、一方で科学的に創出された構造論である対象論をしっかりと把持していたからこそ、「これまでに看護の方向性を見出せなかった例はなく」(薄井坦子著「『科学的看護論』とその展開」『看護MOOK No.35、看護理論とその実践への展開』、金原出版)と断言することができる確かな指針として存在できているのである。それに対して、現在の医療実践の危うい基盤をみるにつけ、医学においても、科学的医学体系を創出すると直接に、現実の医療実践を導いてくれる技術論である診断論を確立し、医療の質的転化をはからなければならない。これこそが医学者の責務であると肝に銘ずるしだいである。

本節では、熱心な読者の真摯な質問に対して解答するなかで、論理にもレベルがあることを「診断とは何か」を解くと直接に説いたのであるが、少しはわかっていただけたであろうか。最初に書いたとおりに、これはすぐれて論理学の問題なのである。さらに論理学について理解するためには、「一般教養」および「学的一般教養」の学びを必要とするのであり、それについては、『医学の復権』(前出)を参照していただきたい。

第二章　病態論不在の医療実践の現実

第一節　病気への過程をみない診断はなぜだめなのか

さて、前章では、少し難しい展開となってしまったので、ここで、これまでの流れを整理してさきへ進むことにしたい。そもそも本書は「科学的学問体系とは何か」をメインテーマに掲げ、科学的学問体系のある看護学と、科学的学問体系のない医学について論じてきたのであるが、それに対して「はたして実践家に学問体系は関係があるのか」との問いかけがなされ、それへの解答を展開しているところであった。

端的な解答は、「実践家にとって、自分の専門分野に科学的学問体系が存在することがまさに必要である」ということであったが、これを上巻においては「科学」と「技術」との区別と連関の一般論をふまえて、科学的看護学体系と看護実践で検証した。

すなわち、看護実践においては科学的看護学体系があるからこそ「どのような事実に遭遇しても、こうすればよいと示してくれる確かな指針がある」ということを検証したのであった。

それに対して医療実践はどのようなことになっているのか。結論から述べるなら、医療実践には「どのような事実に遭遇しても、こうすればよいと示してくれる確かな指針はない」のである。なぜこのように断言できるのかといえば、これまで一般的に「技術」と「科学」の関係で示したように、また看護実践と科学的看護学の関係で明らかにしたように、「確かな指針」とは、まさに科学的学問体系があってはじめて創出される一般論、すなわち本質論を内に含む理論ないしは理論レベルの論理があってこそ可能なのであり、それ以外のものでは可能とはなりえないからである。

しかし、このような結論を示したところで現在の医療の一見はなばなしくみえる進歩、発展、そしてその実力を疑うことのない人達からは「医療はそんなに不確かなものではない。げんにこれだけ病気が確実に治っているではないか」との猛烈な反論がわきおこることは充分に予想されるので、現実の医療の構造に一般的また具体的に立ちいることにしたのである。

そして医療すなわち医師の行なう実践である診断と治療の現状を端的に示すものとして、診断の優秀な教科書とされている『内科診断学』(前出)をとりあげたのであった。

この書を理論的に検討することによってまず明らかになったことは、「診断の論理」と銘を打ちながら「診断とは何か」が論理的に、すなわち一般的、構造的に少しも解明されていないということであった。つまり現在もっとも優秀といってよい教科書においてさえも、学問体系というレベルからすれば、理論はおろか論理の片鱗も存在していないのであり、これでは実践を導く科学的理論である「確かな指針」は望めるはずもないということになる。

それではいったい『内科診断学』には何が示してあるのかといえば、理論や論理とはほど遠い診断の具体的方法である。そしてその方法とはどのようなものかといえば、結局のところ症状および検査結果からの病名の検索である。これが現在の「診断学」の中身であり、まさにこれが医療現場における医師の診断と呼ばれる実践の中身なのである。

すなわち、目の前にいる患者の症状と検査の結果を正確に把握し、病名をつけることができれば医師は「診断」をしたことになる。したがって、多くの知識を蓄え、自らの経験を積むことによって、この過程が自らの実力として技化し、迅速にしかも正確に行なえるようになった医師のみが名医と呼ばれるレベルで実存できることになる。

しかし、ここでさらに問わなければならないのは、それではこのような名医達は「どのような患者を前にしてもこうすればよいと示してくれる診断上の確かな指針」を手に入れたのであろうか、ということである。

答は残念ながら否である。その方法が症状および検査結果からの病名の検索の方法であれば、これまでにすでに解明されて見事にパターン化されている病気でなければわかりようがないし、またその患者自身においても病気が完成しつつあり、見事に症状がそろったばあいでなければ診断がつかないということになる。これではとうてい「確かな指針」を手にしたことにはならない。したがって、ここであらためて問わなければならないのは、そもそも本来の診断とは何かであり、現在の診断に大きく欠落しているのは何か、そして診断における「確かな指針」とはどのようにすれば構築することができるのか、である。

医療における診断とは、現象的には医師が患者の病気がどのような状態にあるのかを把握することであるが、この患者の状態の把握とは、現在という時点での患者の状態の把握とともに、現在あるその状態に至った生活レベルでの過程の把握でなければならない。なぜなら、医師が行なう医療実践の目的はあくまで患者の病気を治すこと、すなわち患者の異常状態を正常状態へと回復させることにある。これが治療なのであり、診断はあくまで治療を行なうためのまともなプロセス、いうなれば前提条件であれば、当然に診断は治療に役にたつ診断でなければならない。

では、治療を行なうためには、本来どのような診断が必要かといえば、現在患者の陥っている異常状態を正確に把握すると同時に、なぜ、どのようにしてそのような状態に陥ったのかの過程を生活の流れともども把握するところに成立する判断が必須ということになる。

それがなぜかを端的にいうならば、結果が同じだからといって、そこに至る過程が同一であるとは限らず、正常から異常へと歪んできた過程の違いによって、その歪みを正常へと回復させる過程、すなわち治療過程もそれによって当然に異なるからである。

まず、もっとも簡単な例として「慢性下痢」を考えていただこう。

「慢性下痢」とは文字どおり、一般的には慢性的に下痢が続いている状態をいうのであるが、それはたんなる結果であり、なぜどのようにしてそのような状態に陥ったのかには、個人によるそれぞれの特殊性、個別性がある。

たとえば、食事に大きな問題があるばあいもあれば、学校や職場でのストレスに問題があるばあいもあり、また幼い頃からの排便習慣に起因するものもある。さらに同じように食事の問題にしても、子供の頃からの食習慣にかかわるばあいもあれば、思春期の過食・拒食に遠因があるものもあり、さらに成人になってからのアルコールの摂取に原因があるものもあるといった具合にである。

このように、慢性的に下痢が続いている状態としてはたしかに同じであっても、そこに至る過程が違うということが事実的に存在し、また考えられる以上は、一人の患者を前にした時、一般的に下痢の治療は当然に行ないながらも、それと直接に、その特殊性的、個別性的治療すなわち、その個人の事実の過程性にみあった治療を行なうのでなければ、その患者の「慢性下痢」は治らない、あるいは一見治ったようにみえても、必ず再発するということになりかねないのである。

したがって「慢性下痢」の診断とは、現在の症状および検査結果から「慢性下痢」と確定することではなく、慢性的な下痢状態となったその過程をも含めて、つまりその患者の状態を過程性を含んだ全体性として充分に把握することが肝心なのであり、それが本来、治療にとって必要な判断すなわち診断であるはずなのである。

しかしこのように説いてくると、通常の医師からは次のような反論があるはずである。

「現在医療の現場で行なわれている診断とは『慢性下痢』などという症状そのままの病名をつけることではなく、慢性的な下痢が続いている患者を診た時に、それがどのような病気からきているのかを明らかにすることである。だからこそ『内科診断学』にも『慢性下痢の鑑別診断』として詳しい表があげられているではないか。」

これは事実としてはたしかにそのとおりである。しかし論理的にはその鑑別診断の内容も「慢性下痢」との診断の内容と少しもかかわるものではない。これはいったいどういうことか。

まずは『内科診断学』のなかの「表４－６　慢性下痢の鑑別診断」(次頁)をみていただこう。この表は「便の性状」「発熱」の有無、「腹痛」の有無、随伴する「他の症状」「理学的所見」と「診断の決め手」となる検査方法があげられ、それらの項目を使って、「慢性小腸炎」「過敏性大腸」「潰瘍性大腸炎」「腸結核」「クローン病」「大腸癌」「スプルー」「続発性吸収不良症候群」「膵性下痢」を鑑別するものである。

これはまさに、現在みられる症状と検査結果から病名を確定する作業以外の何ものでもなく、この病名が確定すれば、現代医療においては「診断はついた」ということになる。

つまり、これでは少しも、「慢性的な下痢」という状態に至った過程の必然性をも含めて、

表 4-6　慢性下痢の鑑別診断

疾患名	便の性状	発熱	腹痛	他の症状	理学的所見	診断の決め手
慢性小腸炎	下痢 酸性臭気ある泡沫状(醱酵性下痢) または腐敗臭強い(腐敗性下痢)	−	+	腹部不快感 膨満感 腹鳴	臍周辺の圧痛 グル音	レ線
過敏性大腸	1日数回,特に午前中に多い 粘液(+) 夜間排便(−)	±	+〜++	腹部不快感,鼓腸,悪心,嘔吐	部位不定の圧痛,圧痛ある 腸管の触知	レ線 内視鏡
潰瘍性大腸炎	粘血膿便	±〜+	−〜+	食欲不振 貧血 関節炎など	圧痛ある腸管を触知	
腸結核	早朝に下痢または便秘・下痢交代		+	腹部不快感	しばしば回盲部に圧痛ある抵抗〜腫瘤を触れる	レ線 内視鏡 生検組織の培養で結核菌の証明
クローン病	下痢,血便(−)	+	+〜++	肛門部病変 瘻孔形成	腸索の触知 瘻孔形成	レ線 内視鏡
大腸癌	右側結腸では下痢,下部では粘血便,下痢〜便秘	−	±	不定の腹部症状 貧血	時に腫瘤を触れる 直腸指診で触れることもある	レ線 内視鏡
スプルー	不定の下痢 灰色〜黄色 泡沫多く水〜泥状 酸臭があり,脂肪を多く含む			鼓腸 疲労感 貧血,舌炎	舌炎 るいそう 貧血	小腸レ線検査 吸収試験(とくに脂肪) 小腸生検
続発性吸収不良症候群	下痢,脂肪便		−〜+	体重減少,浮腫,貧血,舌炎 その他不定の腹部症状	貧血,浮腫 時に手術瘢痕	吸収試験 原疾患の鑑別
膵性下痢	脂肪便		±	不定の上腹部症状	上腹部に膵に一致して抵抗〜腫瘤を触れる	糞便検査 膵機能検査 吸収試験

『内科診断学』(前出)

患者の全状態を把握しようとはしていないのである。

しかし「このような診断で何がまずいのか。ここまで病名が確定すれば充分ではないか」との反論があるかもしれない。それへの解答はただひとつ、「これでは必ずしも有効な治療が行なえないから」である。たとえば、鑑別診断の表にあるように「粘血膿便、食欲不振、貧血という症状及び内視鏡所見」から「潰瘍性大腸炎」という診断が確定したばあい、それによって本当に有効な根本的治療が行なえるのであろうか。

答は残念ながら否である。くりかえし説いているとおり、「潰瘍性大腸炎」といわれる状態を呈しているばあい、その現在の状態とともに、その人がなぜそのような状態に至ったのかの日常生活レベルにおける過程がわからなければ、根本的な治療は行なえない。したがってそのとおりに「潰瘍性大腸炎」は現代医療においては「原因不明の難治性疾患」とされ、治療は困難を極め、その結果、「急性電撃型は激烈な症状で発病し予後不良。大多数例は増悪と寛解を長期にわたり繰り返す」(『必修内科学』藤田拓男他著、南江堂)ということになるのである。

またたとえば、腸の生検組織の培養から結核菌が検出され、「腸結核」と診断されたばあいも同様である。たしかに「腸結核」と診断されれば当然に抗結核剤の投与がなされるわけであるが、これだけでは不充分である。なぜなら、同じように結核菌が体内に侵入しても「腸結核」になる人間と、ならない人間がいることを思えば、なぜその人間が「腸結核」になったのかの必然性を、その人間の生活過程に分けいってつかんでおかなければ、根本的な治療はなしえず、たとえ腸結核は治ったとしても、また論理的に同一の病気になるかもしれないということである。

しかしながら、このように説いてくると、現場の医師からは、次のような声があがるはずである。それは「そんな難しいことを診断で要求されたら大変なことになる！　現代医学が総力をあげてもその原因や病態生理が解明できていない病気なのに、我々が個々の患者で、その人がなぜそのような病気になったのかなど引きだせるわけもない」というものである。

これはまさにそのとおりである。医療の現場において、そのような診断すなわち、治療方針が決定できるように患者の現在の状態およびそこに至った過程を把握することができていないのは、現在は医師の責任ではなく、医学者の責任なのである。それはなぜか。

これは「医学」と「医療」の、さらに一般的には「科学」と「技術」の定義を思いだしていただけばよい。「科学」とは、対象としての事実から論理を導きだし、一般的法則にまで高め体系化した認識であるのに対し、「技術」とは、法則的認識の実体化・実際化への使用過程を称するもの、すなわち認識の対象への適用にかかわる概念であった。したがって「技術」は、対象の論理構造の体系化された認識である「科学」を把持し、それを対象に適用できる時に最高のレベルを有することとなる。

さて、診断とは医師が行なう医療実践すなわち技術である。したがって上記の一般論に照らしてみるならば、本来の見事な診断ができるためには、対象の論理の体系化された認識である科学としての「医学体系」を把持していること、さらにそれを対象に適用できる技術理論、すなわち「診断論」が存在することが必要である。そして、これらの理論を創出するのは、医師ではなくまさに医学者の責務なのである。そもそも「医学体系」の構造は大きく「病態論」「治療論」およびその背後を貫く「生理論」からなるものであることはさきに示したとおりであるが、「診断論」を構築するにあたり、直接に前提となるのは当然に「病態論」である。

これは「病気とは何か」の理論なしに、病気の診断を導く理論を創出することが可能かどうかを考えれば、すぐにわかっていただけるであろうが、現在この科学的に創出された「病態論」がないからこそ、その対象への適用理論としての科学的な「診断論」がなく、その結果、診断は経験主義に支えられたこれまでみてきたような状態となっていて、必ずしも有効な治療方針をうちだすための基盤となりえていないのが現状である。

したがって医療のレベルの真の意味での質的向上をはかるためには、まずはこの「病態論」を科学的に構築することが、医学者に課せられた重大な任務なのである。私もほぼ「人間の生理構造」を究明し、「人間の生理論」を構築した現在（その成果の一端を『看護の生理学(1)(2)(3)』〈現代社〉にて発表した）、この「病態論」構築へ向けて、理論と実践の両面から粒粒辛苦の毎日であり、遠からず科学的な「病態論」を提示することができると思うのでそれまで待っていただくこととし、ここではとりあえず簡単に、ここでの主題である「医学」と「医療」の観点から、問題点を指摘するにとどめたい。

そもそも病気とは一般的にいうならば、人間の正常な生理構造が、外界との相互浸透の過程において、徐々にあるいは急激に量質転化して歪んだ状態になったものである。したがって歪んだ状態である病気がわかるためには、まずは人間の正常な生理構造の常態がわからなければならず、また外界との相互浸透の過程的構造である生活の構造がその過程性においてわからなければばならない。

さらに人間の正常な生理構造がわかるためには、人間へと至った歴史的過程、すなわち地球上に地球から相対的に独立した存在として誕生した単細胞生命体から人間へと進化した過程がわからなければばならず、そこをふまえたうえで、生命体のもっとも発展した形態である人間の生理構造を、生命体一般としての構造、高等動物であるヒトとしての構造、人間としての構造の三重構造として論理的に解明しなければならなかった。

そして、そのような生理構造を有する人間が病んでいくのは、生きているという構造そのものである日々の外界との相互浸透(これは自然的外界と社会的外界とに論理的に分けられるが)の過程のありかた、すなわち過程的実存形態の歪みから生じるものであるから、病気がわかるためにはその相互浸透の過程の構造、すなわち人間の生活過程の構造をまずは論理的に解明しなければばならないのである。ところが、現代医学においては、病気へと至る過程的構造論がないのはもちろんのこと、その重要性に気づこうともしないで、病気の結果である現象的事実の収集に血道をあげているのが現状である。したがって我々はここでも、世界の論理構造を究明したヘーゲルの、次の言葉をしっかりと思いおこさなければならない。

「あることがらにかんし、問題は、目的とされているもののうちにつきるのではなく、それを実現する過程のうちに存する。また、結果がただちに現実的な全体ではなく、その結果を生ずるにいたった生成とあわせて全体なのである。目的は、それだけが取り出されるならば、生命のない一般的なものにすぎないということは、それに向かう意図が、まだ現実性をもたないたんなる駆りたてにすぎないのと、同様である。そして、むきだしのままの結果は、それに向かってきた動きから離れた屍《しかばね》にほかならない。」（『精神現象学序論』）

このヘーゲルの言は、「世界がその一般性において過程の複合体である以上、どのような分野のどのような対象の究明においても、この一般性をふまえて具体的事物・事象をみてとるべきである」という真理なのであり、医学が対象とする病気においてももちろんこれは例外ではなく、当然に病気の究明は、「その結果を生ずるにいたった生成とあわせて全体」として究明しなければならないということにある。

これに対して、病気の結果である現象的事実のみをみることに習熟した医師、とくに完成したあるいは完成しかけた病気ばかりを相手にする大学病院や大病院の医師からは、「そんな、病気になってしまったからこそ受診した患者を前にして、そこに至った過程の事実などどうやって診てとることができるのか……」との疑問が当然のように生じるかもしれない。

それに対する端的な答は、再び「だからこそ病気の理論が必要なのだ！」ということになる。科学的な病気の理論とは、個々の病気の生成・発展の事実から論理をとりだし、その論理の特殊性の一般的把握から、しだいに病気の事実全体に共通する本質レベルの一般性を導きだす作業をなし、またその一般性と特殊性の統一をはかるなかで、一般的な理論体系として創出されたものであるから、どのような個別の病気を前にしても必ずその一般性が貫かれているものである。

さらにその病気の理論の構築過程にもう少し具体的に立ちいるならば、まずは医師として日常的に診療し、あるいはカゼ、下痢などという自らも時々体験することによってその事実を知りつくしている、簡単な構造を有する病気(実はカゼとは事実的に簡単だからこそ難しい論理構造を有しているのであるが、これはいずれ病態論で説くこととして)の論理構造をたぐることによって、病気の一般論を仮説的に定立し、その一般論からさらに個々の病気の構造に分けいる過程をくりかえすことにより、その一般論を検証すると直接に、病気の構造論、現象論を構築していくのであり、その過程をくりかえすことによってこそ病気の一般論は構造論、現象論を有することになり、その過程を大きく見事にふまえることによって、学問的なまともな本質論へと転化していくことになるものである。

　したがって本質論を有した病気の理論であれば、これ以上に病気を解くのに「確かな指針」はなく、これをもってすれば、どのような病気を目の前にしても、つまりそれがたとえ難病といわれているものであろうと、またはじめて出現した病気であろうと、その病気の過程的構造に分けいり、その構造を現象させせられるはずなのであり、それができてはじめてその病気の理論は、科学的理論の名に値するものとなりうるのである。

　しかしここで、念のため再度述べておかなければならないのは、このような科学的病態論がただちに医療実践に役にたつものではないということである。すなわち科学的病態論が医療実践に役にたつためには、つまり真に「確かな指針」として医療現場で役にたつためには、もうひとつの媒介性を必要とする。これが、法則的認識の実体化・実際化への使用過程である技術の理論としての「診断論」である。この「科学的病態論」を把持した「科学的診断論」を手にすることによってこそ、医療ははじめて「確かな指針」を手にすることになるのである。それでも「それが本当に役にたつのか」という不信・不審に対しては、いずれ「科学的病態論」を構築し、それをふまえて「科学的診断論」を創出することによって納得していただくしかない。

　しかし、一般的・論理的には看護実践における「科学的看護論」の有用性として上巻でみてきたとおりである。さらに科学的な看護の方法論、すなわち技術論が提示されてのちも、それを実践家が使用できるようになるまでには、これまた苦難の道があったことも、上巻でみてきたとおりであるが、その道程こそが、看護の方法論の進化・発展を促したものであり、その結果「これまでに看護の方向性を見出せなかった例はなく」と断言できる最高の方法論として完成してきているのである。したがって、医療においても、看護に負けない「確かな指針」を示すことができるように、医学者としては「科学的医学体系」の創出に全力を注がなければならず、私自身もそれに全生涯をかける覚悟での研鑽の日々なのである。

以上、医師の行なう医療実践のうち、診断に的をしぼり検証した結果、そこには現在診断するにあたり「どのような事実に遭遇してもこうすればよいと示してくれる確かな指針」のないことが明らかになった。そこでその結果をふまえて、冒頭に掲げた問い、「そもそも本来の診断とは何か」「現在の診断に大きく欠落しているのは何か」「診断における確かな指針とはどのようにして構築することができるのか」に答えてきたのであるが、おわかりいただけたであろうか。

要約すれば、本来診断とは治療を行なうために患者の異常状態を全的に把握することであるが、それは結果として現われている状態だけでなく、そこに至る過程の状態すなわち異常状態を現わすに至った必然性を把握することにある。しかしながら、現在行なわれている診断は病気へと至った過程の把握が大きく欠落し、結果として現象している症状および検査結果から病名を決定することになっているため、その診断が有効な治療へと結びつかないばあいが多い。

そのような現実に対して、本来の診断を行なうための「確かな指針」とは、まずは科学的に「病態論」を構築し、それをふまえてそれを実践に適用するための技術論である「診断論」を確立することによってはじめて手にすることができる、というものであった。

第二節　経験主義的な高血圧治療への不安

さて、ここまで説いてきても、日々医療実践を行なっている医師はもちろんのこと、看護師、患者の方々からは、まだまだ次のような反論が予想される。それは「医療の現実はそんなにひどいものではない。たしかにいまだに原因や治療法がわからない病気もあるにはあるけれど、それはまさに難病といわれる一部の病気であって、ほとんどは症状および検査結果から的確に診断を下し、治療し、げんに患者は治ってきているのではないか」というものである。

しかし、医療の現場は残念ながらそのように楽観視できるものではない。いまだに診断のつかない病気があり、また診断がついても治療の方法がわからない病気があるという事実は、現在容易に診断し、治療している病気にも実はその根底をゆるがす大問題が存在していることを示唆するものである。

それは、今日の病気の診断および治療は、これまで一般的にみてきたように、科学的に創出された理論を媒介にしたものではなく、経験の集積に基づいたものであるから、実に危うい基盤の上にたっているということである。ここでは、それをなかなか納得しがたい読者のために、その危うい基盤の上にたっているという具体的事実を二、三示すことにする。
たとえば次の文章を読んでいただきたい。

「アナベルがどうして白血病になったのか、だれも知らない。Mも僕も、がんの発生を研究している。しかし、アナベルが白血病になっても僕たちには何もすることができなかった。それを予防することも、治すこともできなかった。自分たちの無力を思うばかりである。

ひとりの患者を目の前にしたとき、どうしてその人ががんになったかをいうことは難しい。ヘビースモーカーが肺がんになったとき、だれでも彼の長い間にわたる喫煙が肺がんの原因と考えるであろう。胃がんの患者をみたとき、その人のそれまでの食生活のなかに、発がん物質であるニトロソアミンの作られやすい条件があったのではないかと疑う。しかし、大部分の人のがんでは、何がその原因であったか分からないままに終わってしまう。」

（『がん細胞の誕生』黒木登志夫著、朝日新聞社、一九八三年刊）

このように、現代のガン研究の最先端で研究しているガン研究者が、自らの娘の白血病に対して何もできなかった、どうして白血病になったのかさえ知ることもできなかった、という事実が現代医療の厳しい現実を如実に物語るものである。

これに対しては「ガンこそは現代医療が直面している最大の難関である以上、今しばらくはいたしかたないのではないか」との弁護の声があるかもしれない。しかしこの現状は、何も最大の難病とされているガンに限ったことではない。

たとえば、医師なら毎日のように診療している病気である高血圧についても、論理的には同一の現状でしかないのである。その証拠に教科書の「高血圧」の項を開いていただけば、次のような記載が目に入るはずである。

「**概念**　本態性高血圧は原因不明の高血圧をいう。これは原因の明らかな二次性高血圧を除外した診断名であるが、中高年齢者にもっとも多くみられる。高血圧自体の予後は比較的良好であるが、しばしば脳、心、腎の合併症を併発し、それによって死亡する。各種の二次性高血圧との鑑別を考慮しながら治療を行なう。」（『必修内科学』前出）

このように、もっともありふれた病気といってよい「高血圧」でさえ、その大部分が「本態性」、すなわち原因不明であると、堂々と(?)教科書に記載してある。そのようにしか記載できないのが、恐ろしくも情けない現状なのである。

さらに教科書のページをめくると、「○○症候群」という病名がすぐに目につくはずである。「ネフローゼ症候群」「レイノー症候群」「上大静脈症候群」「溶血性尿毒症性症候群」……数えあげればきりがなく、また最近はあろうことか「慢性疲労症候群」という病気が実在すると、世界の大きなトピックスとなっている。そもそもこの「症候群」というのは、病気の結果である症状のみに着目し、同一の症状および検査結果を現わすものをひとつにまとめて病名をつけたものであり、なんらその病気への過程的構造に立ちいることができないことの証左である。

病気の解明は、このような現状であるから、なぜどのような過程を経てそのような状態に至ったか、至らざるをえなかったかを必然性として解くことのできる病気はほとんどないといってよく、結局わからないために、その原因を遺伝に求め、遺伝子と病気との相関を実証しようとする研究が花ざかりである。さらにはあろうことか、認識が外界との関係で歪んだものでしかない精神病さえも遺伝だとして恬として恥じない、一流大学で教鞭をとっている精神科医もいるのである。

このように説いてくると、医療を受ける立場からは、当然に次のような不安がよせられるであろう。それは「病気がその程度にしかわかっていないとしたら、現実の治療はいったいどういうことになっているのか」という不安である。

端的には、現在の治療は対症療法、すなわち結果として現象した症状に対する治療である。これはたとえば前述した「高血圧」の治療をみていただけばわかる。

「**治療**　食事とくにNaの制限、生活管理、薬物療法が重要である。

本態性高血圧に対する薬物療法としては、副作用の発生を考慮しながら薬物の選択を行なう。対症的ではあるが、長期間の薬物による降圧は、確実に合併症の発生をおさえ、延命効果がある。ただし、薬物投与は長期間にわたるため副作用の発生に注意することが必要である。」(『必修内科学』前出)

「高血圧」が本態性すなわち原因不明である以上、対症療法の域をでないのは当然といえるであろう。このように、現在の治療は結果として現象した症状に対する治療であり、しかもそれは経験的に試行錯誤をとおしてうみだされてきた治療なのである。

たしかに、私もこれらの治療を全面的に否定するつもりは毛頭ない。現実の病気と格闘しながら歴史的に先人達によって積み重ねられ、現在も積み重ねられつつある治療がそれなりに有効であることは、現実に私自身医師としての日々の診療において、患者の病気が治る、あるいはよい状態へと回復することによって実感しているものである。

しかしながらその反面、常に現在行なっている治療に大きな不安を抱いていることも事実なのであり、そのような医師は私一人ではないはずである。それは、現在定立されている治療、すなわち医療という小社会において正しいと公的に認知されている治療が本当に将来にもわたって正しいのであろうか、もしかして将来的には誤りと断定されるようなことがないのであろうか、という不安である。なぜなら、科学的理論からではなく、経験的に導きだされた治療は、まさにその経験の範囲のなかでのみ真理なのであって、あらたな経験が加われば誤謬に転化しないともかぎらないからである。

たしかに医師は、現在の社会的医療の水準から逸脱しない医療行為を行なっている以上、法律的にその責任を問われることはない。これはたとえば、「未熟児網膜症」の訴訟問題において、未熟児に酸素療法を行なうと、「未熟児網膜症」になる危険性があるということが、医療のレベルで社会的認識として確立される前であれば医師の過失は問われず、確立されてのちは医師の過失が問われた、という事実によってわかることである。

しかし、問題はそのような法律問題ではなく、医師としての良心の問題であり、誇りの問題であり、真の意味での自らの人間性としての責任の問題である。

結局何がいいたいのか、とつめよられそうであるが、端的には、現在の治療は経験による試行錯誤の積み重ねである以上、将来にわたっても絶対に正しいという保証がない、ということである。

たとえばさきの「高血圧」の治療にもその事実をみることができる。現在医療現場で広く治療の手引きとして用いられている『今日の治療指針』（日野原重明、阿部正和監修、医学書院、一九九〇年刊）には次のように記してある。

「**薬物選択の基準**　上記の各種降圧薬の実地上の選択は自由である。かって世界保健機構（WHO一九七八）では、第一段階で利尿薬またはβ遮断薬を用いて、それで降圧不十分な場合には、段階式に他剤を追加していくという積み重ね方式を示した。多くの大規模な臨床治験もほぼその方式で実施され、そのお蔭で降圧療法の第一目標、すなわち脳卒中は激減した。しかし、もう一つの目標とされていた冠動脈疾患は期待されたほどには減らなかった。その理由の一つとして、利尿薬の代謝系副作用（高脂血作用、催糖尿病作用、低カリウム血症、高尿酸血症など）が心配され始めた。そして、従来の盲目的に段階を踏む方式が反省され、そのような冠動脈疾患のリスクの高い患者に対しては利尿薬を避けるか、または極力少量にとどめるべきことが叫ばれ始めた。かくして今までの押し着せ式の段階式降圧薬使用法でなく、個々の患者のリスクを考慮した上での、あつらえ方式の治療法がとなえられ始め、たとえば一九八六年にはZanchetti私案なるものが提示された。また米国合同委員会でも、一九八八年報告書に正式にそのことをとりあげ、四種の薬剤の中から第一選択を自由にした。この一九八八年合同委員会報告はまさに今日の治療指針をまとめたもので、その特徴は、①非薬物療法の重要性を再認識して降圧療法の基本姿勢としたこと、②その上に乗せる最初の薬の選択も、患者の病態に応じて自由にしたこと、③二番目の薬は従来のように盲目的に他剤を積み重ねるのでなく、次の三つの方法を示した。すなわち

(i)　第一薬の上に第二薬を加える。

(ii)　第一薬を減量して第二薬を加える。

(iii)　第一薬を中止して別の薬に替える。」

このように、わずか十年間で高血圧の治療方針が「押し着せ式の段階式降圧薬使用法」から、「非薬物療法の重要性を再認識して降圧療法の基本姿勢とし」、さらに薬物療法も「個々の患者のリスクを考慮した上での、あつらえ方式の治療法」へと大きく変更されたのである。

たしかに、その十年間の実践の結果を総括し、一般的からより特殊的・個別的な治療方針を提出できたことは評価される、という意見もあるかもしれない。しかし十年間、日々この「段階式降圧薬使用法」を金科玉条の治療方針として高血圧患者の治療を行なってきた医師にしてみれば、「利尿薬の代謝系副作用」の問題なども「そうだったのか」で済まされるものではなく、これが経験的治療方針の限界であるならば、そのような試行錯誤の経験的方針以外にもっと確固とした将来にもわたって正しいといえる指針を切望するのは当然であろう。

第三節　対症療法としての解熱治療のこわさ

さて、医療現場を見渡せば、さらに恐ろしいことに、今でも誤った治療法がまかりとおっている例は枚挙にいとまがないのが現実である。

そのいちばん身近な例は、発熱に対する治療である。現在どのような病気であろうと、発熱を伴って医療機関を訪れると、ほとんど例外なく解熱剤が処方される。しかし、この治療は一般的には誤りである。「熱があるから熱を下げよう」とは、まさに対症療法の典型であり、少しもその発熱の構造に分けいっていないものである。

発熱とは何か、については、『医学の復権』(前出)および『〈改訂版〉育児の生理学』(現代社)に少しばかり説いておいたので、そちらを参照していただくことにするが、病気における発熱とは、端的には通常、代謝を活発にすることによって回復過程へと導く生理的反応なのであり、そのため、このような正常な合目的的な生理反応である発熱を、無理に薬剤で下げるというのは、一般的には回復過程を妨げるものとなるというべきである。

したがって発熱を伴う病気については、その発熱を生じている原因、すなわち体を代謝が通常の状態以上に活発にならなければならない状態へと陥らせているその原因を治療すると同時に、一般的にはその発熱状態を無理に下げないこと、すなわち保温が必要となる。

ただし物事はみな条件づきなのであって、特殊なばあい、たとえばそのような活発な代謝が続くことがなんらかの障害をひきおこすばあい、具体的には高熱により脳の代謝が活発になりすぎて痙攣をひきおこす、いわゆる熱性痙攣になりやすい幼児とか、脳そのものが自らひきおこした発熱で冒されかねないばあい、あるいは心臓疾患で発熱による循環系への負荷に耐えられないばあいなどには、やむなく解熱剤が必要ということになる。

そのような特殊なばあいを除けば、発熱の際にはその原因となる病気への治療を行ないながら、発熱を必要としない状態、つまり熱がしだいしだいに下がるようになるまでじっと安静を保つことが回復への王道なのである。ところが、肺炎で高熱が続く幼児に対して頭を冷やすのはよいとしても、とにかく熱を下げなさいと、腋下やソケイ部にまで氷嚢をあてて冷やすように指導する大病院の小児科医が現実には存在するのである。

代謝を活発にしなければならない必要性によって発熱し、その発熱が代謝の活発化を支えているという当然に起きてくる生理状態にあって、その熱を外界へと強制的にどんどん放出させることが、また熱を保持しようと、幼い体にどれほどの負担を強い、消耗させるか、将来成長を阻害する原因となったらと考えると恐ろしいものがある。

これなどは、病気そのものの症状としての特殊な発熱、たとえば麻酔中にみられ、突然に異常な筋硬直を起こし高熱となり極めて死亡率の高い「悪性高熱症」と呼ばれる状態や、脳の病気により体温の統括に異常をきたした結果としての発熱などと、正常な生理的反応としての一般的な発熱との区別が論理的につかないために、前者のばあいに必要な冷却という特殊的治療を発熱の一般的治療に解消してしまった恐ろしい例であるといってよい。

病気における保温の重要性については強調してもしすぎることはないが、これは全身的病気のみならず局所的病気についても同様である。

たとえば打撲や捻挫をしたばあい、整形外科で一週間、二週間、時には一ヵ月も冷湿布の治療を行なっていることが往々にしてあるが、これなども、回復過程には熱を平常より高めに保つこと、いいかえれば代謝を活発にすることが必要だということが生命体の一般性であることを考えれば、冷やすのはせめて当日ぐらいにして、翌日からはむしろ温めなければならないことは、すぐに答がでるものである。

これに関しては、良識的な整形外科が次のように書いている。

「外傷を受け、局所熱感および痛みの強いときは、最大四十八時間に限って冷湿布する。」
（『整形外科学』御巫清允編集、朝倉書店）

そして「長期慢然と湿布をするのは考えものである」とし、その害について、「冷湿布により血行を阻害し、自然の治癒力を抑制して治りを悪くしている場合が少なくない。極端なことをいえば、治りを悪くするための努力を金と暇をかけてせっせとしているようなものである」（同上）と説いている。これはまさにそのとおりである。

しかしここでの問題は、整形外科学の教科書でことさらにこのような警告を発しなければならない状況が、診療現場においていまだに存在しているという事実を示しているということである。

このように、医師が診療において毎日のように遭遇する発熱ひとつにしても、たんに熱があるから下げよう、というなんら対象の構造に分けいらない対症療法に終始しているのが現実である。もっとも、最近になってようやく研究者の間では、発熱が免疫系を活性化しているなどの事実を明らかにし、また発熱できない状態にした動物では、細菌やウイルスの感染で死亡率が高くなるなどの実験結果から、発熱の役割をみなおそうとする動きもあるが、これらについてはいずれ詳細にとりあげて論じることにしたい。

第四節　アトピー性皮膚炎治療の現場における大混乱

さて、もっとも一般的な発熱についてこのような状態であれば、あとは推して知るべしであるが、最近、アトピー性皮膚炎においても次のような問題が大きくとりあげられることとなった。まずは、一九九〇年に発表された次の論文「厳格食物制限により成長障害を呈したアトピー性皮膚炎の十五症例」の要旨を読んでいただきたい。

「厳格食物制限により身長の伸び不良、体重増加不良~減少、頭囲の伸び不良、精神運動発達遅延を呈したアトピー性皮膚炎十五症例を経験した。乳児十症例では母乳栄養で、母の厳格食物制限による母乳不足、母の体重減少、精神症状、貧血、児の著明な成長障害、貧血、低蛋白血症、低亜鉛血症がみられた。食物制限によりアトピー性皮膚炎は改善せず、むしろ悪化した例が多い。アトピー性皮膚炎に安易な食物制限は慎むべきである。」（西　美

和他、『小児科臨床』第四三巻第六号、一九九〇年、日本小児医事出版社）

なぜここでこの論文をとりあげたかというと、この論文は現在医療の現場で現実に行なわれているアトピー性皮膚炎への食物制限治療に対して、管見でははじめて、事実をもって警鐘を鳴らした画期的なものだったからである。

そもそもアトピー性皮膚炎とは、一九三三年に皮膚科医によって提唱された病気であり、日本においても増加の一途を辿っており、社会問題にまでなっているが、その原因については諸説いりみだれ、いまだに解決はついていない。したがって、それに対する治療は、医療現場である皮膚科でも小児科でも内科でも大混乱をきたしているのが現状である。そのなかで一九八〇年代に、アトピー性皮膚炎の原因は食物アレルギーであるとする研究がさかんに行なわれ、その結果、原因と思われる食物をいっさい食べさせないとする「食物除去法」が治療法として一部現場で行なわれるようになった。

たとえば、この論文でとりあげられた十五症例は次のような現状であった。

「十五例全例に当科以外の小児科で、厳格な食物制限が行われていた。乳児十例では、母乳栄養で母が卵製品、乳製品、豆類、肉類の厳格な制限をし、さらに米、パンも制限していた母もおり、ヒエ、アワ、サツマイモを主食に、野菜を主とした副食の食生活をしていた。また経管栄養剤を経口摂取していた母もいた。母の厳格な食物制限は、〇・五～八カ月間も続き、母の体重減少(数kg〜十五kgも減少した例もある)、不安症状、イライラ感、うつ状態等の精神症状が出現したり、貧血がみられた母もいた。当然母乳は不足していたが、母乳のみを続けていた例、母乳に特殊ミルク(森永MA-I、明治七〇六、六〇五、六〇五-Z)を併用していたが哺乳量は少なかった。離乳食は卵製品、乳製品、豆類を完全除去し、サツマイモ、野菜を主として与えていたが、母は何を与えてよいか困惑していた。」(同上)

そしてその結果、次のような状態に陥っていたのである。

「五例に定頸の遅れ、座位の遅れ、あるいは一度定頸があったのが不定頸になった等の精神運動発達の遅れがみられた。全例に食物制限による身長の伸び不良と体重増加不良〜減少、また一部に頭囲の伸び不良がみられた。食物制限の一部〜完全中止により身長の伸び、体重の増加、頭囲の伸びは改善した。症例十四、十五の兄弟では食物制限中止しても元へのcatch-upはみられなかった。」(同上)

このように、発育・発達までも阻害してしまうような治療法が、いわゆる民間療法ではなく、現代医療の最先端にある大学病院や市中病院の小児科において現在も行なわれていることは大問題といわなければならない。

そうしたなかで、一九九〇年に上記の論文をもってようやくにして厳格食物制限により、成長障害をきたした症例が事実として提示されることにより、食物制限という治療法は再検討を余儀なくされることになったのであるが、その間、生涯でもっとも大切な体および脳の発育・発達期に、発育・発達に必要不可欠な食物を制限された子供達はいったいどうすればよいのであろうか……。

本来食物制限の是非は、人間とは何か、人間にとって食事とは何かの一般論をしっかりふまえていれば、十年間の歳月をかけ、痛々しい犠牲を払うことなしに、科学的、論理的な思考からは即座に解答のでる問題である。

ところが現実は、アトピー性皮膚炎の食物制限について、日本小児科学会が今に至っても次のようなあいまいな声明をだすのがやっとの実力なのである。

「アトピー性皮膚炎の食事療法について

日本小児科学会広報委員会

日本小児科学会は、小児の日常診療でみられる種々の問題についての正しい考えを、その時点での日本小児科学会の見解として広報委員会を通して一般に普及させることをおこなっています。

つきましては、最近アトピー性皮膚炎に対する食事制限について常に混乱がみられるので、アトピー性皮膚炎の食事療法について、さきに日本小児アレルギー学会の意見をまとめていただくことを依頼しておりましたが、今般、次の通り回答をいただいたので参考までに掲載いたします。

なお、この問題については、関連の分野でも研究途上の状況であるので、下記は、運営委員三名の私見として寄せられたものであります。

記

食物アレルギーが増えてきている。食生活の内容の多様化、高蛋白、高栄養食の普及、早期離乳などによりアトピー性皮膚炎や気管支喘息の原因として食物が関与している例をしばしば経験する。

しかしながら、食物が原因であっても、同時に、家屋塵中のダニ、その他が原因である例も多く、また、食物が原因であることを確定する方法も未確立であるため、その診断と治療において混乱をみている。

診断は特異抗体の検索と除去・誘発試験によるが、前者の信頼性は必ずしも高くはない。治療は原因が食物であると確定した場合には、その食物とそれを含むすべての食品を摂取しないようにする。特に窒息・全身性ショックなどの重篤な症状を誘発する可能性のある際は厳格に指導し、幼稚園・保育所・学校などの給食関係者への連絡をとるようにさせる。しかし、極端な除去食の強制が栄養・発育障害をひきおこすことも報告されており、さらに、集団生活においてはいじめや登校(登園)拒否などの問題も起きている。

臨床的には、ゆるやかな除去食、たとえば加工(加熱)処理を加えた食物を与え、同時に抗アレルギー薬の投与を行うことにより、ほぼ問題なく食生活を送ることができる例が少なくない。

また、食物アレルギーは年齢が進むにつれて outgrow する(なくなっていく……編集部注)ことが多いので、除去食実施中も、半年に一回くらいは原因について再検討を加えるべきである。

小児科医は食物アレルギーについての十分な知識と理解をもち、慎重に対応することが望ましい。

日本小児アレルギー学会
運営委員　馬場　実
〃　三河　春樹
〃　寺道　用晃」

これではいくら私見とはいっても、何もいわないに等しく、あまりに無責任である。

なぜかといえば「食物が原因であることを確定する方法も未確立である」といいながら、「原因が食物であると確定した場合には」といい、また「その食物とそれを含むすべての食品を摂取しないようにする。特に窒息・全身性ショックなどの重篤な症状を誘発する可能性のある際は厳格に指導し、幼稚園・保育所・学校などの給食関係者への連絡をとるようにさせる」といいながら、すぐそのあとで「極端な除去食の強制が栄養・発育障害をひきおこすことも報告されており、さらに、集団生活においてはいじめや登校（登園）拒否などの問題も起きている」といい、要するに対立する考えかたを並べるだけであり、結論も「ゆるやかな除去食、たとえば加工（加熱）処理を加えた食物を与え、同時に抗アレルギー薬の投与を行なうことにより、ほぼ問題なく食生活を送ることができる例が少なくない」「除去食実施中も、半年に一回くらいは原因について再検討を加えるべきである」と、なんともあいまいなものに終わっている。これでは現場の小児科医にとって、なんらの指針になりえず、ますます混迷の度を深めることは火を見るより明らかである。

このアトピー性皮膚炎については、『〈改訂版〉育児の生理学』（前出）に説いているので、そちらを参照していただきたいが、食物制限とのかかわりについて簡単に説けば以下である。

結論からいうならば、アトピー性皮膚炎に対する食事療法ならばともかくも食物制限療法は誤りである。なぜならば、サルから人間への進化とは食の面からとらえるならばその多様性にあったといえるものであるから、人間が人間として健康であるためには、できるだけ数多くの食物をとることが、その大きな条件となるからである。

したがって大事なことはけっして、何かをとってはいけないことではなく、アンバランス的に何かだけをとりすぎてはいけない、つまり偏らずに何もかもとらなくてはいけないということなのである。だからこそ、医学博士で女子栄養大学創立者であった香川　綾がつくりあげた四群点数法などにみられるように具体的にわかりやすく一日最低三十品目の食品をとるように、との食生活指導もなされているのである。

それなのに、厳格な食物制限をして食物の品目を減らし、なかでも人間にとってもっとも重要である米、卵、牛乳、大豆などの食物をとることを禁止することが、成長障害、貧血などをおこしてくるのはもちろんのこと、体の一部である皮膚の状態を不健康とし、アトピー性皮膚炎をますます悪化させることとは、誰が考えてもすぐにわかる理屈である。

またさらに説くならば、人間の体はとりいれた食物によってつくられていくのは当然であるが、それはたんに体がとりいれた食物によってつくられるという単純な構造ではなく、成長期であればあるほどにとりいれること自体、またとりいれたものを自己化する過程自体も、その食物との相互浸透としてつくられていくものであるということである。

したがって、その食物をとりいれないということは、成長期であればあるだけますますその食物をとりいれられないという体をつくりだしているのであり、それがついに量質転化して実体化してしまったら最後、たしかにそれをとりいれればそれを自己化できずに、重篤な障害をひきおこしてしまうという構造をもつのである。

この論理構造が理解できれば、成長期に食物を制限することが、それももっとも重要である米、卵、牛乳、大豆などを除去することが、逆に将来にわたってどれほどのマイナスをうむかは自明のこととなる。ただ、内臓の発育・発達に応じてそれらをとりいれてよい時期があるのであり、離乳の進めかたはけっして急いではならず徐々に慎重に行なわなければならないのは当然である。以上の人間と食物との相互浸透については『看護の生理学⑴』（前出）に説いておいたので参照していただきたい。

しかし、この程度の、レベルからいえば中学生程度の論理性も欠落し、経験至上主義であるために、アトピー性皮膚炎の誤った治療を正すのに、十年以上の歳月を必要とするのが現代医療の恐ろしい現実なのである。

さてここで経験至上主義について言及しておくならば、経験至上主義のばあい、個々の事実が正否の判断の唯一の根拠となるのであるが、事実を事実としてみてとるのは人間の認識であり、それは問いかけ的認識、すなわち自らの主観から対象に問いかけるのが人間の認識の一般性なのであるから、本来これほど不確実なものはないともいえるのである。

これはわかりやすい例では、諺に「幽霊の正体見たり枯れ尾花」とあるように、こわがっていると枯れ尾花でしかないものを幽霊とみてしまうことでわかっていただけると思うが、これと論理的に同一のことが、医療において起こっても何も不思議はないのである。つまり、アトピー性皮膚炎の原因を食物アレルギーとして、厳格な食物制限を推し進めてきた医師達には、それを正しいと確信させるだけのなんらかの事実が当人達としてはあった、ということである。それは食物アレルギー説を信じるに足る事実、つまりその患者が卵を食べたから発疹がでたとか、牛乳を飲んだからかゆくなったとかの訴えを知って、そこから食物制限療法を正しいとするあまりに、食物制限をしてみたら、たまたまよくなったばあいがでてきたりすると、次にはよくはなっていないのによくなったと誤認しかかったのかもしれないし、またほかの要因が主因で一時的にはよくなったかにみえる事実すらも食物を制限したためと信じたかったのかもしれない。

しかしながら、このような個々の事実の提示ではなんら客観的な正否を判断する根拠にはなりえないのである。それを理解するためには、たとえば次のような歴史的事実を思いおこしていただけばよい。それは、現在どんな医師からも一笑に付される瀉血という体内から血をぬく治療法が、つい最近、少なくとも十九世紀のクロード・ベルナールの時代までは、正当な治療法として多くの病院で肺炎などの患者に対してさえ堂々と行なわれていたのであり、ベルナールの師、フランソワ・マジャンディーがこの治療法に反対し、フランスの科学アカデミーで大論争をまきおこしたというのは有名な事実である。

このように、今からみれば明らかに誤った治療法であっても、それをあたかも正当であるかのように信じさせる事実があったからこそ、当時それを支持する医師達が多数いたということなのである。

それでは、その個々の事実の真偽をみきわめ、その治療法が正しいかどうかの判断の基準となるのはいったい何か。これこそがこれまで一貫して説いてきたように、科学的に構築された一般論なのである。これをわかっていただくために、もうひとつ現代医療において大混乱をきたしている病気をとりあげて説くことにする。

第五節　学会を二分しての夜尿症についての大論争

ここでとりあげるのは、夜尿症である。なぜ夜尿症をとりあげるのかの理由はふたつある。

第一の理由は、夜尿症は古くはヒポクラテスの時代から現在に至るまで、多くの研究がなされ論議がつくされてきたにもかかわらず、いまだにその原因および治療法についての一致した見解が得られていないばかりか、現在の日本の夜尿症研究の最先端においてすら、夜尿症の原因と治療についてはもちろんのこと、そもそもどのような状態を夜尿症というのかについてさえ、意見が真っぷたつに分かれ、大激論がかわされているからである。

第二の理由は、私の学問的研鑽の流れのなかで、夜尿症を論理的に解明し、「医学の復権」および『育児の生理学』で、当時の定説批判という形で論じておいたのであるが、その後私の理論を実証することになる研究論文が発表されたため、一度ぜひとりあげたいと思っていたからである。さて、まず一九八六年に「医学の復権」で定説を批判した当時の、夜尿症研究の状況をふりかえっておくと以下であった。

そもそも夜尿症とは「四歳以上の子供が眠ったまま排尿をしてしまう現象」をいうのであり、現象論的にはこれが衆目の一致するところであって、これに異存はない。しかし、「日常しばしば診療したり相談されたりする、いわばありふれた小児科の病気のなかで、夜尿症ほど、起こり方や治療法について体系立てがされずに、ああだこうだと、いろいろのことがいわれているものは、ほかにはないようです」(『夜尿症』三好邦雄著、一九八八年発行第二版、医歯薬出版)と、長年の夜尿症研究者である小児科医がいうように、夜尿症の病態については昔から、心理的ストレス説、睡眠障害説、自律神経障害説などさまざまな研究からさまざまな説が唱えられてきたが、どれも万人を納得させるものではなかった。

そのようななかで、十数年前欧米から抗利尿ホルモンが夜尿症に関与している可能性があるとの報告がだされるやいなや、日本の夜尿症研究者がそれにとびつき、精力的にデータ収集がなされた結果、夜尿症の多くは抗利尿ホルモンの分泌不全が原因であるとの考えが一気に主流となったのである。その説は簡単に説明すれば以下である。

抗利尿ホルモンとは、脳下垂体後葉から分泌されるホルモンであり、血液中を運ばれ腎臓の尿細管において働く。その働きは血液中から濾過された尿から水分を再吸収させ、その結果尿を濃縮させるものである。そして、人間においては通常夜間に抗利尿ホルモンの分泌が増加し、それによって尿が濃縮され、夜間尿量が減る。つまり、正常では朝まで排尿しなくてよい状態となるのに対して、夜尿症はなんらかの原因で抗利尿ホルモンの夜間の分泌増加が充分でないために、尿が濃縮されず多尿となり遺尿（おもらし）してしまうというものである。

したがって夜尿症の治療はその見解にのっとり、従来より治療の三原則といわれてきた「あせらず、おこらず、おこさず」をしっかり守ることに加えて、抗利尿ホルモンの投与（これはやはり当時開発された抗利尿ホルモン製剤であるデスモプレシン点鼻薬を使用）が有効であるとの結論がだされ、そのような治療が臨床現場で行なわれるようになったのである。

さらに当時のＮＨＫの番組「ウルトラアイ」が、これを夜尿症の最近の見解として大きくとりあげたため、まさに抗利尿ホルモンの分泌の異常が夜尿症の原因であるとの説が、広く定説になったかのような観があるのが、その頃の状況であった。

しかしながら、科学的な立場からするとこの説は、端的には誤りであったため、一九八六年に発表した「医学の復権」において、次のようにまずは一般的に指摘しておいたのである。

「この認識を無視した生理学、正確にいえば認識を絡ませようにも絡ませる認識論的実力を有しない生理学は、いたるところで誤謬を生んでいる。たとえば最近の夜尿症に関する見解もその典型である。それは抗利尿ホルモンの分泌不足が夜尿症の原因であるとの説である。すなわち、腎の尿細管にて水分の再吸収を促す抗利尿ホルモンの分泌が不足するため尿量が増え、その結果、夜間に排尿＝おもらしするというものである。したがって夜尿症の治療として、ホルモンを充分に分泌させるため、夜絶対に起こさず熟睡させることという指導がなされ、さらには不足している抗利尿ホルモンを投与することさえなされつつある。しかし端的にはこれは誤りである。夜尿症はけっして抗利尿ホルモンの不足が直接原因ではない。それは、夜間同じように尿が多くたまっても、そのことによってちゃんと目を覚ましてトイレに行く子供もいることが証明している。夜尿症は、認識と生理機能の発達過程から生じる問題としてとらえなければならない。すなわち『なにゆえ夜尿症となるか』の解明は、おもらしがあたりまえの赤ん坊が成長するに従い『おしっこ』といえるようになり、さらには夜も尿意によって目を覚ましてトイレへ行けるようになる過程がどのようなものであるかがわかって、はじめて可能なのである。これは一言でいえば『おもらしするな。トイレでしなさい』という、自らの頭のなかで自らに命令してくる認識＝自己規範形成の過程であり、すぐれて認識論の問題なのであり、ホルモン分泌の多少というタダモノ論ではけっして解けないものである。」（『医学の復権』前出）

さて、それから七年たった頃、夜尿症の解明、そして治療はどのようなことになっていたのであろうか。

その現状を端的に示すのが、一九九一年七月に、当時の夜尿症のトップレベルの研究者達が集まって行なわれた「第二回夜尿症研究会」の記録(Therapeutic Research ; vol. 13, no. 6, 1992 ; Life Science Publishing Co., Ltd.)であり、このシンポジウムの概要は以下であった。

まずは「夜尿症の主たる原因は、抗利尿ホルモンの分泌異常であり、抗利尿ホルモンの投与によって七〇〜八〇パーセントは治る」という報告がテーゼとしてだされ、次にそれに対してほかの研究グループから、「抗利尿ホルモンの分泌異常が夜尿症の原因か」と題して、さきのテーゼに対するアンチテーゼがだされ、両者の間で激論が交わされ、結局のところ結論がでなかった。

したがって医療現場においては、それぞれの主張に基づいて、まったく対立したそれぞれの治療が行なわれていたのが当時の状況だったのであり、現在も同様である。

そして、この状況こそが、これまで本書において一貫して説いてきた「実践家にとって自分の専門分野に科学的学問体系が存在することがまさに必要である」ことを如実に証明するものである。すなわち、医療がいつまでも医術のレベルから大きな一歩をふみだすことができないから、つまり医術レベルから論理性をもった医学レベルの医療へ大きくふみだせずに、医術のままで医学と称している現実があるからであり、それはつまり真の医学が少しも論理化ないし理論化されず、ましてや科学的に体系化されていないからである。具体的には「病気とは何か」「治療とは何か」の理論が構築されていないからこそ、夜尿症という個別の病気を目の前にした時に、どう解明してよいかわからず、混乱に陥ってしまうのである。

科学的に「病気とは何か」の一般論が措定されていれば、それは当然に個々の病気である夜尿症にも貫かれているわけであるから、その病気の一般論を「確かな指針」として夜尿症の事実の構造に分けいり、夜尿症を解明できるのであるが、現在その「確かな指針」がないからこその混乱ぶりなのである。

それでは、それがいったいどういうことなのかを具体的にみていくこととする。まずは、夜尿症の概念および治療について、真っ向から対立している二つの説を示さなければならない。

最初は、現在（二〇〇〇年）も抗利尿ホルモン関与説を強く主張している代表として、「夜尿症研究会」のシンポジウムにおいて座長も務めていた埼玉県立小児医療センター腎臓科の赤司俊二の論文「夜尿症の新しい治療」（『小児科診療』第五四巻第一号、一九九一年、診断と治療社）から、その要点を提示する。

まず夜尿症の「病因」について赤司は、「夜尿症の根本的病因は身体的発育の未熟性、特に排尿機能に限定した遺伝的発育の未熟性である」としている。そして「排尿機能そのものの未熟性の詳細」を明らかにするために、健常児と夜尿症児の「起床時尿比重」「昼間一回排尿量」「昼間尿及び起床時尿の尿量、尿浸透圧、尿抗利尿ホルモン濃度」「血漿抗利尿ホルモン濃度の日内変動」を測定し、その結果を以下のように記している。

「夜尿症児では起床時尿比重、昼間一回排尿量とも健常児と同程度のものも存在するが、平均起床時尿比重は有意に低く、昼間一回排尿量も少ないものの頻度が高い。」(一〇二頁の図1、図2参照)

「昼間尿滲透圧、AVP(抗利尿ホルモン)濃度については健常児および起床時尿比重の高い夜尿症と起床時尿比重の低い夜尿症との間に差は認められないが、起床時尿滲透圧、AVP濃度は起床時尿比重の低い夜尿症で有意に低値であった。」(一〇三頁の図3参照)

「起床時尿比重の低い夜尿症と高い夜尿症の血中AVP濃度の日内変動を比較しても尿AVP濃度と同様な傾向を認めている。」(一〇三頁の図4参照)

そして以上の結果から

「即ち起床時尿比重の低い夜尿症では昼間は問題ないが、夜間睡眠時でのAVP分泌増加とそれにともなう尿量の減少が不十分であることが推測された」として、

「AVP分泌の日内リズムは昼間と夜間睡眠時を比較すると夜間睡眠時に分泌増加が認められ、それにともない夜間尿比重の増加、夜間尿量の減少がもたらされ、このAVPの日内リズムは発育とともに確立されると考えられている。起床時尿比重の低い夜尿症児ではこのAVPの日内リズムの発達が十分でないために夜間多尿傾向となり夜尿を生じると考えられる」と結論づけているのである。

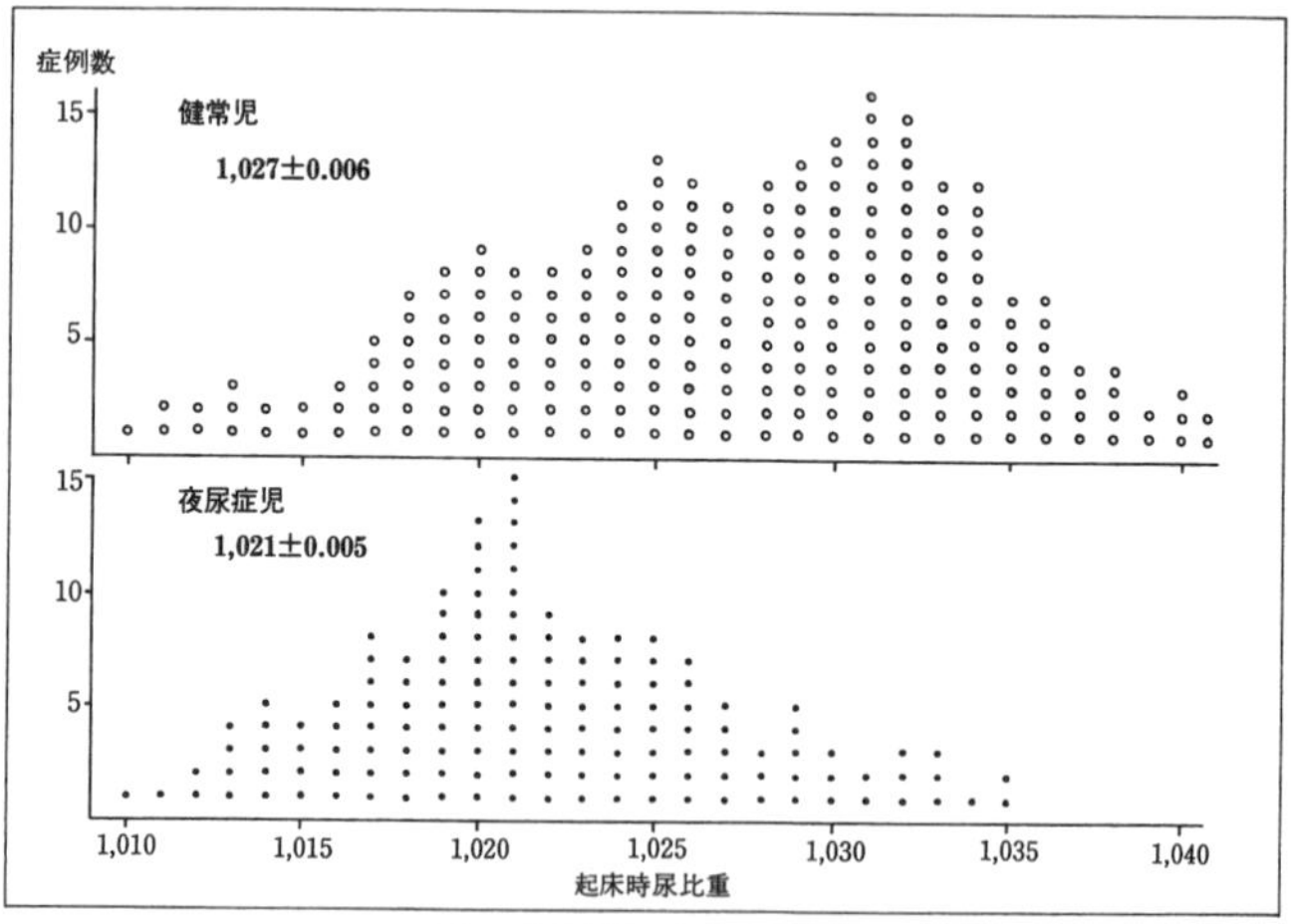

図１　夜尿症児の起床時尿比重

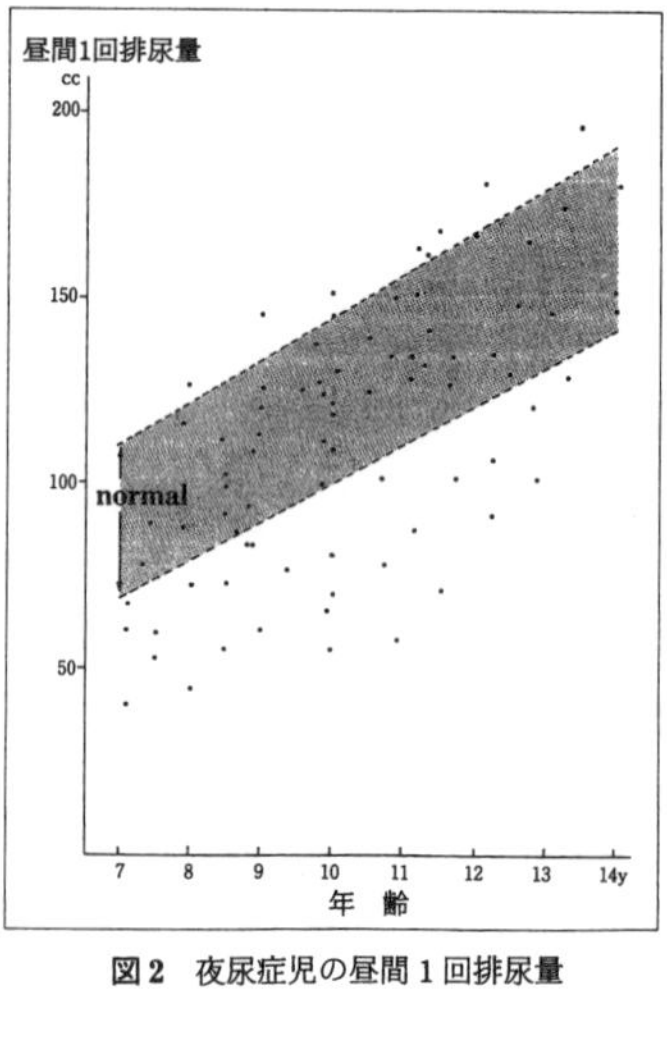

図２　夜尿症児の昼間１回排尿量

「夜尿症の新しい治療」（赤司俊二『小児科診断』Vol. 54, No. 1, 1991）

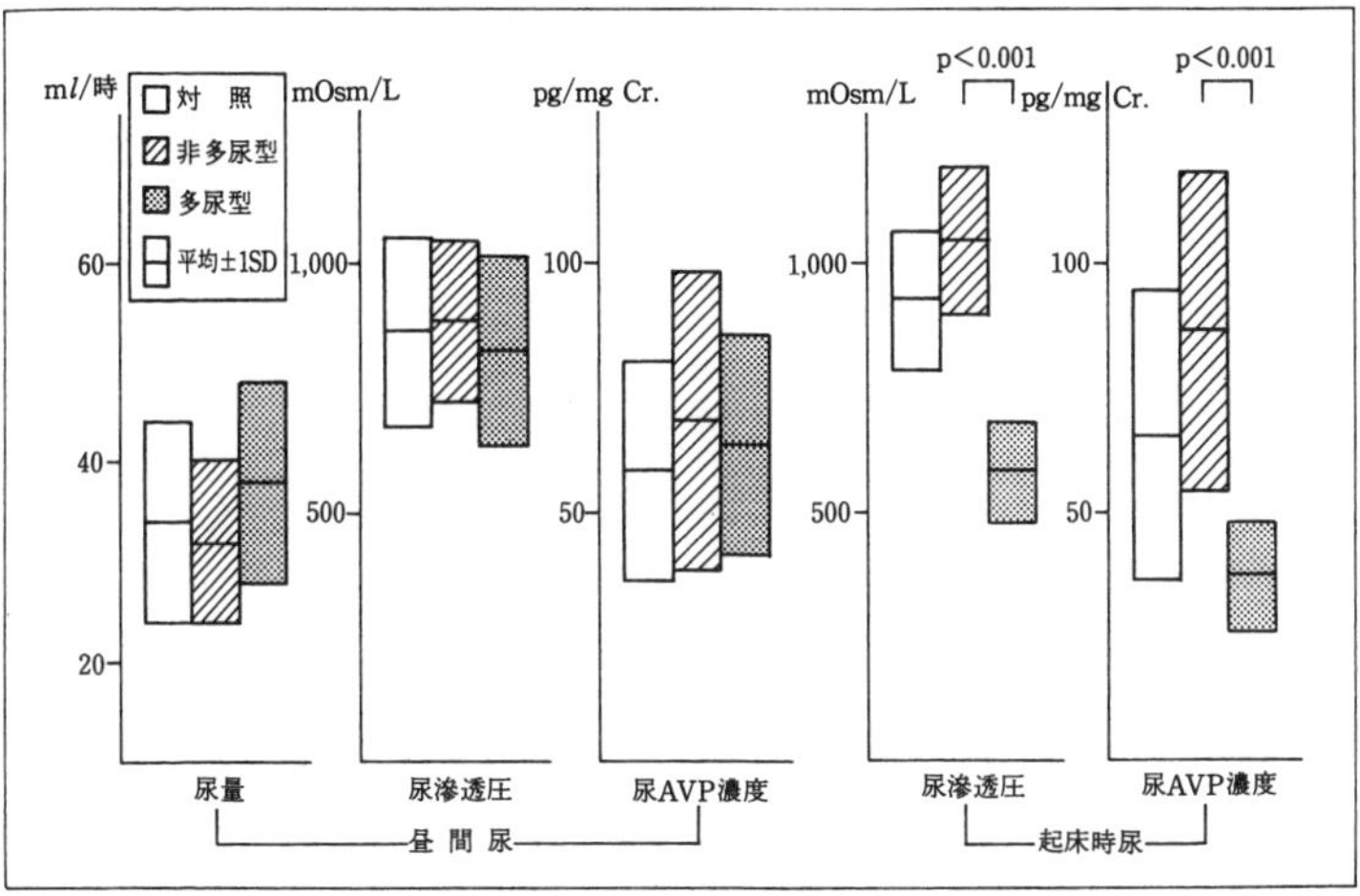

図3　夜尿症児の水分代謝

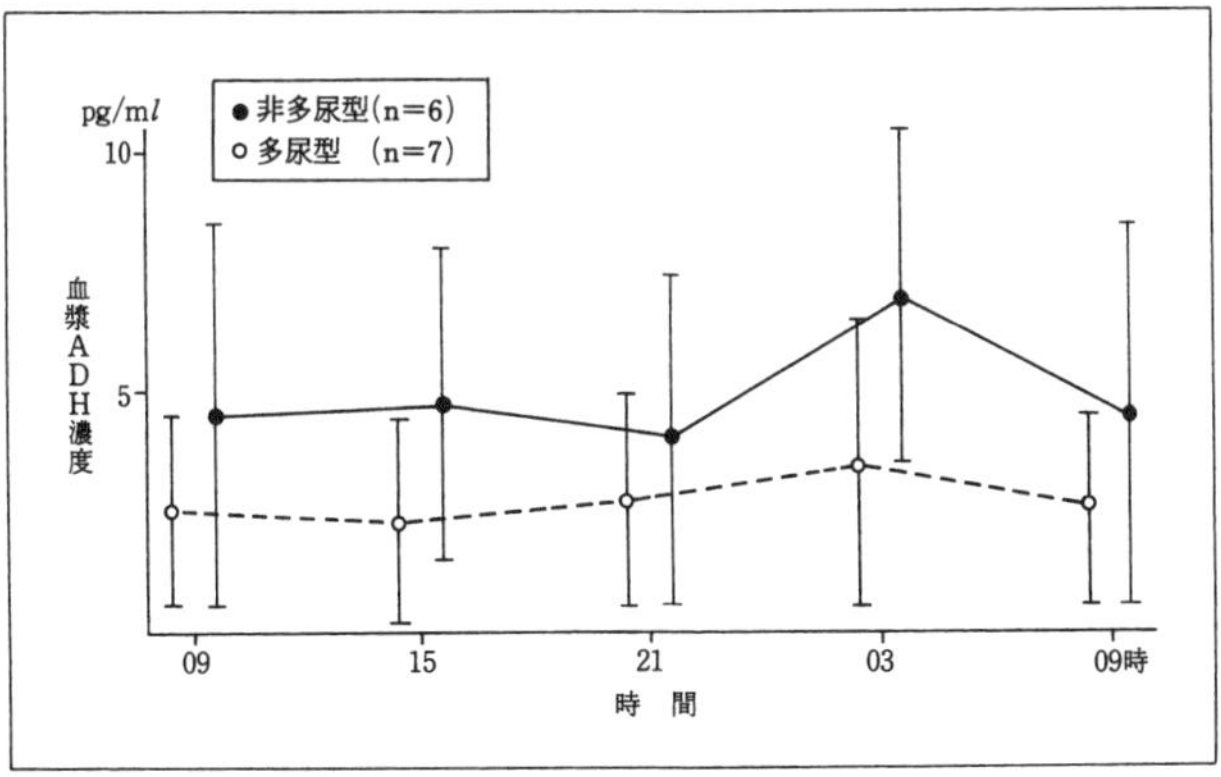

図4　血漿ADH濃度の日内変動

「夜尿症の新しい治療」（赤司俊二
『小児科診断』Vol. 54, No. 1, 1991）

さらに赤司は、夜尿症はこの多尿型のほかに、機能的膀胱容量が少ない膀胱型もあるとして、夜尿症を四つのタイプに分類しているが、ここでは多尿型のみとりあげておく。なぜなら、ここで述べられた多尿型がもっとも多く夜尿症の約五〇%を占め、しかもあとで示すように、その病態および治療法について大きく対立しているのはこの多尿型であるからである。

さてこのように、夜尿症の多くが「AVPの日内リズムの発達が十分でないために夜間多尿傾向となり夜尿を生じる」と断定した赤司は、治療については次のような方針を出している。まず「従来より述べられている、あせらず、怒らず、起こさず」の指導を行ない、そのなかで次のように強調している。

「また夜間睡眠中のAVP分泌を高め、夜間の機能的膀胱容量を増大させる最も生理的な刺激は夜間熟睡することであり、小児は尿意の刺激程度では覚醒できない深い睡眠をとっているのが生理的であり、その深い睡眠が排尿機能以外の全身の成長発達にも不可欠である。夜尿の時間を見極めて起こしたり、条件づけ、あるいは薬物療法により夜間の覚醒をうながし見かけ上夜尿を消失させる治療法を小児に適応することは慎重でなければならない。」

さらに「就寝前二〜三時間の飲水、飲食の制限」をし、それに加えて、「薬物療法の基本は多尿に対しては抗利尿ホルモンを第一選択」としており、その効果については、「抗利尿ホルモン点鼻療法は多尿型夜尿症の九〇パーセント以上に著効を示す」との結果を提示している。

以上が、夜尿症に関して現在も主流となっている「抗利尿ホルモン分泌異常説」を代表する論文の要旨である。

それでは次に、夜尿症研究会のシンポジウムにおいて、この「抗利尿ホルモン分泌異常説」を否定し、独自の夜尿症についての見解を発表した論文「抗利尿ホルモン分泌異常が夜尿症の原因か」（河内明宏、Therapeutic Research；vol. 13, no. 6, 1992；前出）の要旨を示す。これは、京都府立医科大学泌尿器科によって行なわれ、発表されてきた一連の研究の結果である。

まずこの研究は、共同研究者の渡辺 決が記しているように、「夜尿とは睡眠中に排尿をしてしまうことであるから、これを理解するためには、睡眠機構と排尿機構の両方を研究しなければならない。しかしこれまでの研究では、どちらか一方に重点を置くことが多く、睡眠機構と排尿機構を同時に調べた研究はほとんどなかった。」（「病態生理わかり体系的治療が可能に」『日経メディカル』第二〇巻第九号、一九九一年、日経BP社）として、睡眠機構を脳波で、排尿機構を膀胱内圧で終夜同時に測定したものであり、（一〇六頁の図1参照）、その結果は以下のようであった。

「図2は正常者および夜尿症の三病型の膀胱内圧脳波終夜同時測定のシェーマである。

正常者の場合、睡眠中に膀胱にある一定の量の尿が充満すると、first bladder contrac-

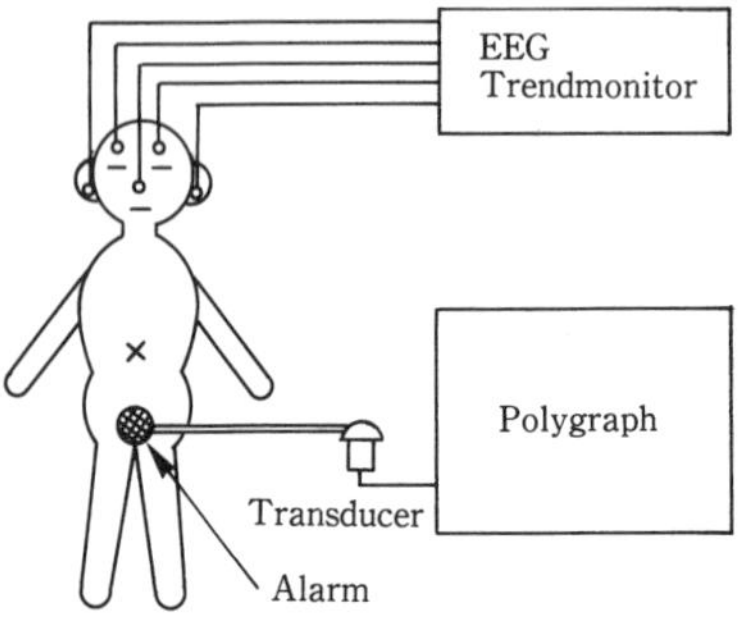

図1　膀胱内圧脳波終夜同時測定のシェーマ

表1　夜尿症分類（1985/4～1990/12）

病　型	膀胱内圧	脳　波	経 験 数
I	正常型	反　応	418（57%）
IIa	正常型	無反応	61（ 8%）
IIb	過活動型	無反応	251（34%）
合　計			730例

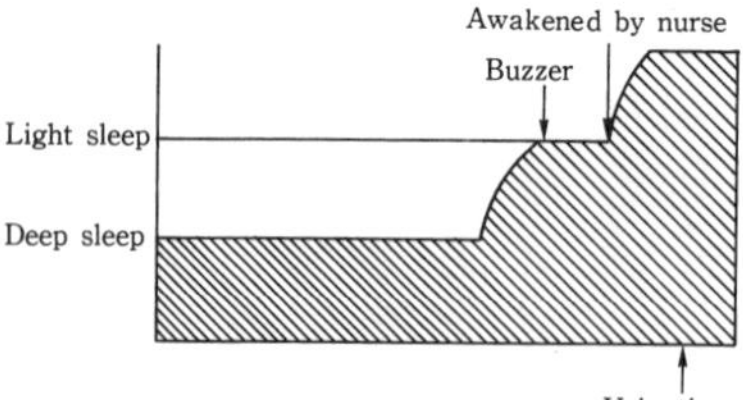

図3　治療中のEEGのシェーマ

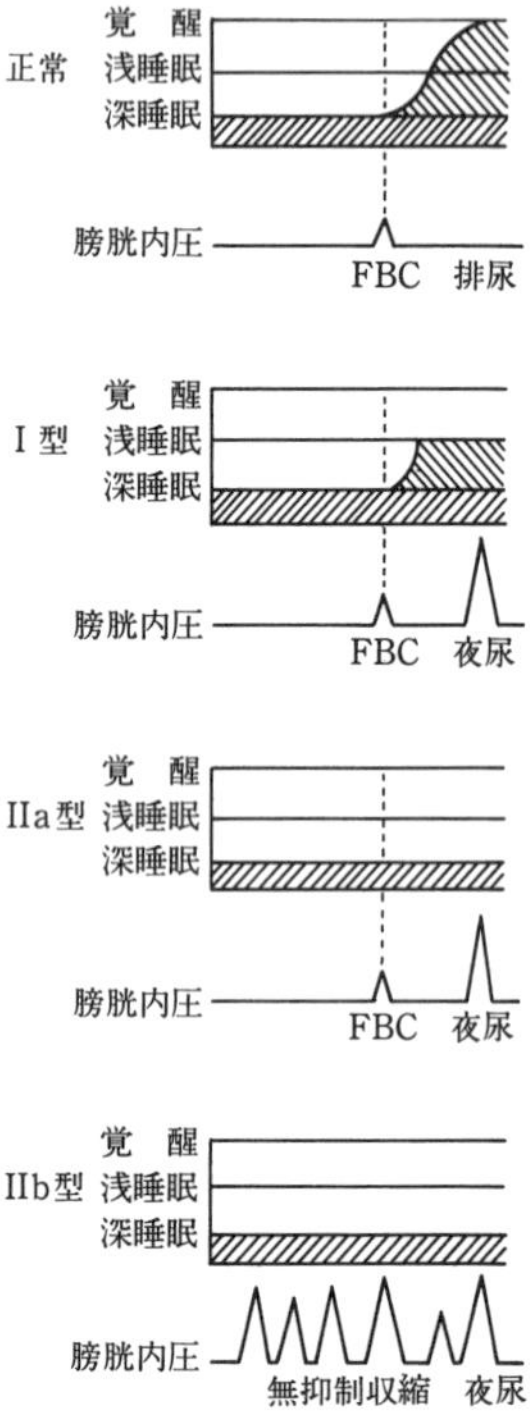

図2　正常者および夜尿症3病型の膀胱内圧脳波終夜同時測定のシェーマ

「抗利尿ホルモン分泌異常が夜尿症の原因か」（河内明宏『Therapeutic Research』Vol. 13, No. 6, 1992）

表2　夜尿症治療器成績
(1987/7～1990/12)

治　癒	55例（ 21%）
有　効	140例（ 52%）
不　変	73例（ 27%）
合　計	268例（100%）

「抗利尿ホルモン分泌異常が夜尿症の原因か」（河内明宏『Therapeutic Research』Vol. 13, No. 6, 1992）

tion——FBCとわれわれが呼んでいる小さな膀胱の収縮が生じる。その直後に脳波が深い睡眠の状態から浅い睡眠の状態に急激に移行し、覚醒し排尿する。

それに対してI型夜尿症においては、正常者と同様にFBCが生じた後、脳波は急激に浅い睡眠の状態に移行する。しかし完全な覚醒に至らずに夜尿をする。IIa型夜尿症においては膀胱内圧は正常でFBCが生じるが、脳波は全く反応せずに深い睡眠のまま夜尿をしてしまう。IIb夜尿症においては睡眠中にのみ膀胱に無抑制収縮を生じ、この収縮とFBCの区別がつかないため脳波は全く反応せずに深い睡眠のまま夜尿を生じてしまう。

表1は一九八五年四月より一九九〇年十二月までに膀胱内圧脳波終夜同時測定を施行した七三〇例の夜尿症患者の分類である。」（「抗利尿ホルモン分泌異常が夜尿症の原因か」前出）

そしてこの夜尿症の分類に基づいて治療を施行しているのであり、具体的には次のような方法である。

「**図3**はわれわれがI型夜尿症に対して独自に開発した夜尿症治療器の原理を示してい

る。Ｉ型夜尿症の場合、ＦＢＣに伴って脳波が急激に深睡眠から浅睡眠に移行した段階で覚醒する学習ができていないと考えられる。このため図３に示すごとく脳波の深睡眠から浅睡眠への急激な変化をとらえてブザーを鳴らす治療器を開発した。この治療器により夜尿前に覚醒する訓練をするわけである。」（同上）

その結果、治療成績は表２（一〇七頁参照）に示したとおり有効率七十三％であった。

以上、夜尿症の病態および治療法について、現在真っ向から対立しているふたつの説について示した。その対立点を要約すれば以下である。

前者は、「多くの夜尿症の原因は夜間における抗利尿ホルモンの分泌増加が不充分で、夜間尿量が増加するためであり、抗利尿ホルモンを夜間充分に分泌させるためにはけっして起こしてはならず、画期的な治療法として抗利尿ホルモン剤の投与があり、これは九〇パーセント以上に著効を示す」というものである。

後者は、「多くの夜尿症の原因は、初発膀胱収縮によって脳波が浅睡眠型になった時点で覚醒し、排尿するという学習ができていないことにあるのであり、したがって治療は、その時点をとらえて覚醒訓練をすることであり、そのために考案された治療器によって七十三パーセント有効との治療成績を得ている」というものである。

このふたつの相対立する説を前にして、読者のみなさんはどう考えられるか。そして何よりも現場の医師、とくに日常診療や健診で夜尿症の相談を受ける小児科医は、どちらの説を正しいとして治療するのか、の決断をいやおうなしに迫られることになるが、いったいどのように考えればよいのであろうか。

さて、このふたつの対立した説の是非を考えていく際に、おそらくみなさんが困惑されるのは、両者の示しているデータが、ともにたしかに事実らしい、ということであろう。

すなわち、前者に載っているデータをみれば「なるほど、夜尿症児の起床時尿比重の平均値は健常児に比して低く、起床時尿抗利尿ホルモン濃度も低い。したがって、夜尿症児は抗利尿ホルモンが不充分なために尿が濃縮されず多尿となり、夜間もらしてしまうのであろう」と納得することとなる。また後者の論文のデータをみれば、「なるほど、正常なばあいは、膀胱からの刺激がくれば睡眠が浅くなり覚醒するのに対して、夜尿症児は、眠りは浅くなっても覚醒には至らないからおもらしをしてしまうのだな」と、これまた納得してしまうことになる。

これはいったいどういうことか。どのように考えればよいのか。

一般的な結論からいうならば、部分というのはその部分だけをみて判断すると誤ってしまう、あくまで部分は全体の部分なのであるから、正しいか正しくないかの判断はその部分だけを検討するのではなく、全体の部分として検討し判断しなければならない、ということである。

すなわち本書上巻のなかで「群盲象を評す」の故事を引用して説いたとおりに、同じ尾の研究でも、尾だけをみて箒《ホウキ》のようだとして尾を研究したばあいと、生きている象の全体の姿をきちんとみてとったうえでその尾を研究したばあいでは、おのずから尾に対する究明そのものが異なり、当然に結論も違ってくるのであるから、尾の研究も必ず生きている象全体の尾として究明しなければならない、ということと論理的には同一である。

これを具体的に、今回の夜尿症の問題について説けば以下のようになる。

まず、論文を読んで、実験結果として示された図表をみれば「夜尿症児の起床時尿比重は低く、起床時尿滲透圧及び尿抗利尿ホルモン濃度が低い」のは事実として確からしい。

また「夜尿症児が膀胱からの刺激に対して覚醒できない」のも事実として確からしい。

しかし問題は次である。すなわち、これらの事実をどのように解釈するのか、である。

一般的にいえば、解釈は事実とは相対的独立の関係にある認識であるから、あるひとつの事実に対して、いうなればどのような解釈も可能ということになる。したがって、ひとつの事実に対するひとつの解釈が正しいか否かの判断は、その事実だけをいくら詳細に検討しても不可能なのである。では、その解釈の正否の判断はいったいどうすればよいのか。

それはさきに説いたように、その事実を含む全体を検討することによって、その事実の解釈がそれを含む全体のなかに矛盾なく位置づけられるか否かで判断しなければならないのである。

すなわち、わかりやすくいえば、全体をきちんと筋を通して説明しきることができているかどうか、である。

以上を具体的に検討するために、まず夜尿症の対立する二説をもう少し構造的に整理してみることとする。

まず、両者ともに夜尿症というものを、現象的には「夜間眠ったまま排尿する状態」ととらえることに違いはない。しかしながら、その構造的把握は両者で大きく異なる。

前者は、「夜間多尿」を夜尿症の原因としている。これはどういうことかといえば、正常な人間は夜眠ったら朝まで排尿しない、つまり膀胱に尿を一晩溜めておけるのが常態である。ところが、夜間の尿量が多くなるために膀胱からあふれてしまうのが夜尿症であり、したがって夜尿症を治すとは、朝まで排尿しないで尿を溜めておけるようにすることである、というものである。それに対して後者は、「夜間覚醒できないこと」を夜尿症の原因としている。これはつまり、正常な人間は尿意を感じたら目を覚ましてトイレへ行って排尿するのが常態であるが、夜尿症は目を覚ますことができないのである。したがって夜尿症を治すとは、尿意を感じたら目を覚ませるようにすることである、ということになる。

このように両者は、夜尿症の現象的把握は同一でも、構造的把握はまったくといってよいほどに異なる。そしてそれは、人間の夜間における正常な排泄のありかたのとらえかたに規定される。したがって、人間の夜間の排泄の常態をどうとらえるかは、夜尿症を考えるうえでまず根底に据えられるべき大問題であって、さきの「夜尿症研究会」のディスカッションにおいても、さまざまな混乱した論議を重ねたあげく、結局そこに辿りつき、座長より次のような問いかけがなされている。

「いみじくも山口先生は覚醒できる、できないの問題ではなくて、夜間の最大膀胱容量に尿量がおさまるのか、おさまらないのかが夜尿症の本態であると。河内先生のほうは、そうではなくて、それによって覚醒できるかできないかが夜尿症の本態であると、その二つの根底的な違いのような気がするのですが、他のフロアーの先生方から意見をお聞きしたいと思います。」(「ディスカッション」Therapeutic Research；vol. 13, no. 6, 1992)

そして、それに対しては、次のような事実が提示された。

「①保育園児と小学生の普通の子供(夜尿症を除く)七四四例の調査で、毎晩起きておしっこに行く子は六％、時々起きておしっこに行く子が十八％、合計二十四％が夜間尿意で起きてトイレに行っている。

②一度も夜間排尿をしたことがない子供でも、実験的に膀胱内圧をかけると、すなわち尿意を催す状況にすると排尿のために目を覚ます。

③腎臓病で夜間多尿状態となった子供は、一晩に何回でも目を覚まして排尿する。」

以上の事実から導きだされる論理は、ふだんは夜間排尿しない子供でも、排尿を要する状況になれば、目を覚ましてトイレに行くことができるというのが正常である、ということである。

これは、ふだん夜間排尿しなくても、スイカを食べたりビールを飲んだりして多尿になれば、必ず目を覚ましてトイレに行くという自らの日常的事実を考えあわせてみても、人間は必要な状況になれば覚醒して排尿できるということが常態である、すなわちそれができるようになることが人間としての排泄習慣の完成であるということは容易に納得できるであろう。

さて、これらの事実を提示されれば、さきに引用した赤司の論文のなかの「小児は尿意の刺激程度では覚醒できない深い睡眠をとっているのが生理的であり」との主張は誤りであるということになる。ところが、これだけの事実を提示されても、その事実を認めようとせず、ディスカッションの統括をする立場で座長である赤司が、「神経の先生も含めて、私も小児科の医者ですが、夜子供が尿意で起きるのが正常であるとの考えは、どうしても理解できません」と、正当な反論ができずにたんなる感情論を吐露しているのは、学問とか理論からは遠くかけ離れたなんとも淋しい現実である。さらに同じ説を唱える他の研究者からも、「(夜間)中途覚醒はある意味において布団おねしょにかわるトイレおねしょのようなものである」との、常識からするととうてい理解しがたい発言もとびだしている。

本来個別研究は、研究によるあらたな事実の提示にこそ、その存在意義があるのであり、研究者は事実の尊重が命のはずである。それなのに客観的事実を自らの感情に左右されて事実として認めないとは、学者とはもちろんのこと個別研究者と名のる資格もない、というべきであろう。しかし、このような現実をみて、あるいは読者のなかには「夜尿意を感じてトイレに行くのは誰もが日常経験していることであり、けっして異常ではない。それなのにどうしてそれを『トイレおねしょ』などという異常状態と考えることができるのだろう」と不思議に思われる方もいるかもしれない。

たしかにそのとおりである。しかし、それにはそれなりの理由がしっかりと存在するのである。それは先述したように、個別研究者は全体から切りはなした部分のみにかかわり、その部分で究明した結果を無条件に全体へと拡大して解釈してしまうからである。象の尾を象から切りはなして研究し箒のようだという結論を象全体に拡大してしまうようなものである。

つまり、まず夜尿症とは抗利尿ホルモン分泌不全からくる多尿によるものと断定してしまえば、正常はそれに対して、夜間尿量が少なく朝まで排尿しないもの、とするのは当然の論理強制すなわち、いやおうなしにそのような結論しかだせないということである。そのとおりに「抗利尿ホルモン分泌不全説」をとる研究者が次のように発言している。

「私はこの研究のスタートが、一次性夜尿症の主たる原因がバゾプレシン（抗利尿ホルモン・筆者注）分泌不全だろうというところからで、結局先ほどの話で大体七割ぐらいは主たる原因がバゾプレシン分泌不全によるもので、残りの三〇％がよく原因がわからないがその他の原因だろうという結論に至っています。残念ながらそれ以上の病因については検討しておりません。」（「ディスカッション」同上、傍点は筆者）

これがまさに全体をみることなしに、いきなり部分に突入し、そこからしか全体をみることができない個別研究者の宿命ともいうべき現状である。

さて、このように説いてくると、読者のなかからは次のような疑問の声があがるかもしれない。「これまでの説明で、たしかに正常では夜間でも尿意があれば目が覚めるのに対して、目が覚めないのが夜尿症であることは理解できた。しかし一方、赤司らのあげた事実、すなわち夜尿症児では起床時尿比重が低い、あるいは抗利尿ホルモン濃度が低い、という事実はどうなるのか、それは事実ではない、誤りであるというのか」というものである。

これはもっともな疑問である。しかしこれに対しては、さきにあげた論文のなかで、河内明宏が次のように解いている。

「近年、夜尿症の原因として夜間の抗利尿ホルモン分泌不足による夜間多尿が話題となっている。しかし前述のごとく、夜間多尿が夜間の覚醒のみにより改善されるなら、これは夜尿症の原因というよりも、夜尿症であるがために夜間尿意を感じないことの結果ではないだろうか。すなわち夜間、膀胱に尿が充満し尿意を感じると、抗利尿ホルモンが分泌され尿量を減少させる。しかし尿意を感じない夜尿症の患者の場合には抗利尿ホルモンの分泌が不十分で尿量が減少しない。以上のような仮定が可能である。夜間睡眠する人間にとって安眠を妨げないために尿意を感じると尿量が減少すれば、非常に好都合である。」

（「抗利尿ホルモン分泌異常が夜尿症の原因か」前出）

このように、反対説の事実を事実として認めたうえで、自らの事実から得た自らの論理でその事実には筋を通そうとしたこの展開は、個別研究者としては実に見事といえる。そしてさらに、この仮説を証明するための実験を三つ行ない、その結果を提示している点でも非常に優れているのであるが、その実験については紙面の都合上ここでは割愛する。

ただし、ここで強調しておきたいのは以下である。それは、一般的には先述したように事実はどのようにも解釈することができるということであり、したがって、その事実の解釈が正しいかどうかは、その事実からではなくその事実を含む全体がその解釈で矛盾を生じないか、全体としてきちんと筋がとおるかどうか、から判断しなければならないということである。

具体的には、今示したように夜尿症における抗利尿ホルモン不足という事実も、それを夜尿症の原因と解釈することもできるし、その結果と解釈することもできるのであり、そのどちらが正しいかは、夜尿症の全体の構造がどちらで破綻なく解ききる（論理性として一貫して解く）ことができるのか、にかかっているのである。これはほかに原因不明とされている病気、たとえばアルツハイマー病における老人斑やアルツハイマー神経原線維変化の位置づけについても同様のことがいえるのであるが、これらについてはいずれとりあげて論じることにしたい。

さて、この夜尿症に関して、どちらが全体として筋がとおっているか、すなわち夜尿症のすべての事実を破綻なく説明できるかは、これまでみてきたとおり「覚醒障害説」であることは、読者のみなさんにも納得していただけたと思う。しかし、本当の問題はまだこれからである。それはいったい何か。

　それは今回の夜尿症をとりあげた目的にかかわる。その目的とはそもそも「実践家にとって自分の専門分野に科学的学問体系が存在することがまさに必要である」ということを検証することであった。すなわち、一般的に「科学」と「技術」の関係で明らかにしたように（上巻参照）、医療実践において「どのような事実に遭遇しても、こうすればよいと示してくれる確かな指針」とは、科学的医学体系があってはじめてもつことが可能になる、ということの検証であった。そのとおりに、今回とりあげた夜尿症にしても、いまだに科学的医学体系がないために、構造的には「病気とは何か」「治療とは何か」の理論がないために、個別研究者がそれぞれに部分にかかわって提示した事実を目の前にして、日本のトップクラスの研究者達が侃侃諤《カンカンガク》諤《ガク》の討論をしたあげくに、なんの結論もでず、結局ディスカッションの座長が「このシンポジウムのまとめなどおこがましくて全くできませんが、本日のお話の中から問題点なり、あるいは夜尿症の中のいろいろな病型的な手掛かりは出てきたのではないかと思いました」と述べるしかない有様なのである。

　それに対して——これがいちばん理解し納得していただきたいことであるが——今回ここで夜尿症の対立する二説をとりあげ、その構造に分けいり、その正否の判断をすることにより結論をだすことができたのはなぜか、である。結論から述べるなら、これこそが背後に科学的一般論を有しているから、なのである。ここでの一般論とは、直接には「夜尿症とは何か」を解明した「夜尿症一般論」であるが、それを構築するには、夜尿症の事実的研鑽はもちろんのこと、「病気とは何か」の「病気の一般論」が必要だったのである。

第六節　科学的「夜尿症一般論」はどのようにして構築されたのか

前節では「病気の一般論」に貫かれた「夜尿症一般論」を「確かな指針」として把持しているからこそ、現在も大混乱を続けている夜尿症研究および診療に対して、何が正しく、何が誤っているのかの結論が出せたのであると説いたところまでであった。

それでは、「病気の一般論」から説く「夜尿症一般論」とはどのようなものであるのか、が本節のテーマとなる。

「夜尿症一般論」すなわち「夜尿症とは何か」については、『育児の生理学』(前出)に少し詳しく説いておいたので、そちらを参照していただきたいが、その要旨は以下であった。

夜尿症とは、現象的には四歳以上の子供が眠ったまま排尿をしてしまう状態をいう。しかし構造的には、眠っている間に尿意を感じても目を覚ましてトイレへ行くことができずに、そのまま排尿してしまうのが夜尿症である。

そして、少数の器質的疾患によるものを除けば、大部分はいわゆる習慣性であり、したがってこの問題の解決のためにはまず、「人間の排泄の習慣はどのようにしてつくられるか」から考えなければならない。つまり、昼でも夜でも、おもらしがあたりまえの赤ん坊が、どのようにして眠っていても尿意を感じて起きられるようになるのか、の過程を知らなければならない。その過程はどのようなものであるのか。

まず、おもらしがあたりまえである赤ん坊も尿意は感じている。尿意とは、尿が溜まったことによって体から送られてくる信号で形成される認識であり、いわば本能レベルの認識である。つまり、動物にも備わっているものであって、たとえば猫は尿が溜まったという体からの感覚があるからこそ、庭の隅などに行って排尿するのである。人間の赤ん坊もよく観察していると、おむつをぬらす前に表情や動きでそれとわかることがあるし、夜尿症の子供も、寝ていて体が動いた時にトイレに連れていくと、排尿することがよくあるのである。

しかし、尿意を感じた人間が「人間らしい排泄のしかた」ができるようになるには、人間社会のなかでの教育・学習が必要である。それでは通常家庭において、どのような教育・学習、いわゆる排泄のしつけがなされるのであろうか。

まず最初は、赤ん坊のおむつのとりかえである。赤ん坊はぬれたおむつをとりかえてもらうことによって、ぬれた感覚と乾いた感覚との違いを体験し、しだいにぬれた感覚を不快と感じていくようになる。

次の段階では、赤ん坊を排尿のある頃をみはからってトイレへ連れていくことが行なわれる。これは尿を溜める膀胱の発育により、排尿の間隔が延びてくることによって可能となるのであり、母親の「さあ、シーシー」という言葉かけによって、うまくでるとほめられる、というくりかえしのなかで、おしっこをトイレですることを覚え、それを快と感じていくようになる。

そして、その積み重ねによってようやく自分から「シーシー」といえるようになるのであるが、それも最初のうちはおしっこをしたあとでいうことが多い。それは、尿意がまだ明確には意識されないことと、それを表現に結びつける学習が積まれていないため、「おしっこをしてぬれた」という明らかな現象をもってしか表現できないからである。

それに対して「おしっこのでる前にいいましょうね」とか、「トイレでするのがおりこうさん」といった働きかけがなされ、うまくおしっこのでる前にいえた時はほめられる、という体験をとおして、また本人がぬれた感覚を不快と感じることによって、「おしっこのでる前にいって、トイレに行ってしなければならない」ということをしだいに学習していくことになる。

この学習が進むと、「尿が溜まった」という自らの体の内部からの信号に注意深く耳を傾けるようになり、さらにそれを表現していくようになるのであり、ここに至って尿意がはっきりと意識され、それに基づいてトイレへ行って排尿するという行動ができるようになる。つまり日中においては人間としての排泄のしつけが完成したといえる。これが通常、一歳半から二歳前後である。

さて、問題は次の段階である。日中、自ら尿意を感じて「おしっこ」といえるようになったこの時期でも、まだ睡眠中はおもらしが普通である。では、日中はちゃんと「おしっこ」といえるのに、夜にいえないのはなぜか。さらに、もう少し成長すると、夜も尿意を感じた時に目を覚ますようになるのはなぜか。

それは端的には、認識の発達（＝技化《ワザカ》）の問題であるが、それを説くためには、日中尿意を感じ「おしっこ」といってトイレへ行って排尿できるようになったのは、生理構造的にどのようなことであったのか、を解いておかなければならない。

そもそも、尿を溜める膀胱および尿を送りだす尿道は、二重の神経支配を受けている。ひとつは認識の関与しない自律神経であり、これは膀胱に尿が溜まると反射的に膀胱を収縮させる。しかしそれにもかかわらず、ある程度排尿しないでがまんできるのは、尿道に存在している括約筋が収縮しているからであり、この括約筋は認識が直接に関与する体性神経支配である。つまり、人間の意志によってある程度まで括約筋を収縮させ、排尿を抑えることができるのである。

赤ん坊がおもらしをするのは、排尿を抑える認識がまだ育っていないため、その認識によって働かされる神経・筋肉の機能が充分に発達していないからであり、それに対して、排泄の教育・学習によって「おしっこ」といってトイレへ行けるようになったということは、膀胱および尿道から尿が溜まったという刺激を脳が受けとり、「おもらしするな、おしっこはトイレでしなさい」という、自らの認識の命令にしたがって、神経を介して括約筋を収縮させ、「おしっこ！」といってトイレに行くまでがまんできるようになった、ということである。

このように、自らのアタマのなかで、自らに命令している認識は、認識論では自己規範と概念規定されている。この自己規範が日中に働きやすいのは、覚醒時は意識が強く働くからであり、睡眠中に働きにくいのは、睡眠中は脳の認識機能が全般的に低下して、尿意も自己規範も弱まってしまうからである。したがって、睡眠中も尿意を強く感じることができ、その自己規範が自らに強く働きかけられるようになれば、尿意で目を覚ましてトイレへ行けるようになるのであり、そのためには、日中尿意を感じたら「おもらしするな！トイレへ！」という自己規範に基づいた行動をくりかえしのうえにくりかえすという訓練、つまり教育・学習の過程が必要である。しかもこの過程は当然にジグザグコースを辿るものであり、その時にうまくいってほめられたり、逆に失敗して叱られたり恥ずかしく思ったりすることなどのくりかえしのうえのくりかえしをもくりかえすことによって、尿意の感じかたとその自己規範をしだいに強くしていくことが大切なのである。

そして、それをくりかえすことによって、その自己規範が自らの認識のうえで強められるのみならず、その自己規範で実体がしだいしだいに神経的に統括可能となっていく結果、排尿を抑制することにより、膀胱・尿道の神経・筋肉が実体的に排尿をがまんできる構造として成長・発育していくのである。さらに、睡眠中尿のでそうな頃をみはからって起こしてトイレへ連れていくのも、受動的ではあっても、「尿意→目を覚ましてトイレへ」という行動をくりかえすことで、それが習慣化し、逆に「おもらしするな！ トイレへ！」という自己規範を強めていくことにもなるのである。

以上のような訓練＝教育・学習の過程をへて、睡眠中も尿意を感じたら目を覚まして、トイレへ行って排尿できるようになるのが、人間としての排泄のありかたの完成であるが、これは通常四歳ぐらいから可能となる。しかし、四歳で突然おもらしがなくなるわけではなく、この排泄の過程が完全に技化《ワザカ》する小学校低学年くらいまでは、条件によっては時々おもらしがあるのは当然であり、したがって通常は四歳を過ぎても毎晩のようにおもらしをするばあいを、医療の世界では夜尿症と呼んで問題視していくことになる。

つまり、夜尿症とは、特別な器質的疾患のあるものを除けば、これまで述べてきたように、睡眠中に尿意を感じても排尿にかかわる自己規範が充分に働かず、したがってがまんをして目を覚ましトイレへ行くことができない状態なのであり、それはこれまで説いてきたような人間としての排泄習慣獲得のための訓練、すなわち教育・学習のいずれかの過程に問題があるといえるのである。したがって、夜尿症の治療の目的は、現象的におもらしをさせないことではなく、あくまで睡眠中でも尿意を感じたら目を覚まし、トイレへ行けるようにすることであり、そのためには「おもらしするな！ トイレへ！」という自己規範を強める働きかけが重要であり、また尿意を感じる頃に起こして目を覚まさせて排尿させる働きかけも必要となる。

以上が一九八七年に刊行した『育児の生理学』のなかで、夜尿症について説いた内容の要旨であり、これが「夜尿症とは何か」、すなわち「夜尿症一般論」なのである。

当時は、前説で提示した「多尿説(抗利尿ホルモン分泌不全説)」が大きくとりあげられ夜尿症の定説となりつつあった時期であり、それに対して真っ向から反対を唱えたのが、以上の「夜尿症一般論」であった。そして、京都府立医大泌尿器科グループによる「夜尿症は覚醒障害である」との原著論文(Watanabe, H. et al.: A Proposal for a Classification System of Enuresis Based on Overnight Simultaneous Monitoring of Electroencephalography and Cystometry, Sleep, Vol. 12, No. 3, 1989)が発表されたのが、二年後の一九八九年であったのであり、これは前節で提示した内容をみていただければわかるように、私の発表した「夜尿症一般論」を事実で見事に実証してくれるものであったのである。

さてそのような歴史的な経過はここではおくとして、次に説かなければならないのは以下である。すなわち『育児の生理学』に示した「夜尿症一般論」はどのようにして確立されたのか、つまりその過程的構造の問題である。なぜなら、それを不問に付しては、読者の方々にそれが「科学的一般論」であることを納得していただけないだろうからである。

端的に結論から述べるならば、この「夜尿症一般論」は、一方で仮説的「病気の一般論」を掲げ、一方で事実の研鑽を積み、その一般論から事実へ、事実から一般論への、認識ののぼり・おりの過程をくりかえすことによって確立されたものである。それは、いったいどのようなものであったのか。事実の研鑽とはここでは、小児科医として夜尿症児の診療にとりくむのはもちろんのこと、自らの子育ての過程での赤ん坊の排泄のありかたの観察、排泄のしつけの試行錯誤、また排泄のしつけに関するお母さん方の悩みの相談などのすべてを含むものであった。

また、当時星美学園短期大学で育児学の講義を担当していたため、赤ん坊からの排泄のしかた、および人間としての排泄のしつけのありかたを教えなければならず、生理学書や権威ある育児書はもちろんのこと、母親向け月刊誌の記事に至るまで渉猟したのも、事実の収集のひとつのありかたであった。

しかしながら、ここでもっとも強調しなければならないのは、このような事実の研鑽だけでは「夜尿症一般論」は措定できるものではない、そんな次元の低いレベルのものではなかった、ということである。自らの専門的対象である事実を追い求め、事実のみを積み重ねていったのでは、自らの専門的対象に貫かれる一般性およびその構造性を浮上させることは不可能である。

なぜなら、対象とする事実は多種多様であるのみならず、ひとつの事実もさまざまな性質をあわせもっているために、その無限ともいえる、しかもどのようにも解釈できる対象的事実を目の前にして、そこに貫かれる共通な性質を一般論として把握すること、すなわち共通な性質を論理化していく過程を経ることによって(簡単には、事実から論理を導きだし)、その論理の特殊性の一般的把握からしだいに事実全体に共通する本質レベルの一般性を導きだしていくことは、不可能といえる大難事だからである。

したがって、事実のみにかかわる個別研究者は、そのような過程を経ることが不可能といえるほどに難しいだけに、どうしても一般論を構築することはできず、自らが取捨選択した事実の一般性、すなわち特殊性を導きだすことができるのがもっとも優秀な研究者の上限なのである。しかしながら一方で、もっとも優秀な研究者ほどに、一般論を把持したいという願望が強烈であるから、どうしても論理形成の過程の一般性をふまえないままに(ふまえることが不可能なだけに)、往々にして自らの導きだした特殊性を直接的に一般性として押しあげたい情熱に負けてしまうところに、大きな踏みはずし、すなわち誤謬を生じてしまうことになるのである。たとえば、前節で提示した夜尿症の「多尿説」は、夜間多尿を証明する事実のみを収集し、そこから導きだした特殊性を、それに反する事実には感情的に反発し無視することによって、夜尿症の一般性へと押しあげてしまった典型的な例であったのであり、これがどれほど誤りであったかについては、前節を参照していただきたい。

さて、それでは一般論を措定するにはどうすればよいのか。「科学的一般論」であるからには、あくまで事実から導きだした論理の一般的な把握でなければならないのであるが、事実の研鑽だけではそれをいくら積み重ねても一般論の構築は不可能であるというならば、ではいったいどうすればよいのか、が問題となってこよう。そこで必要となるのが、仮説的であれ「一般論」を大きく厳しく、しっかりと掲げることなのであり、その「一般論」を「確かな指針」すなわち論理的方法として事実の構造に分けいり、さらにそれらの事実から「一般論」を検証する過程をとおして事実の構造性が論理化されるレベルで明らかになり、またそれらがしだいに法則化レベルで論理化される流れでその「一般論」が完成されていくのである。

このように説くと、読者の方々からは次のような声があがるかもしれない。「ちょっと待ってほしい。一般論を構築するのに、最初にその一般論が必要だとはどういうことか。夜尿症とは何かをこれから考えようとする時に、夜尿症とは何かがわかっていなければならないなんて大きな矛盾ではないか」というものである。

それはたしかにそのとおりである。研究者レベルの人々がこのような疑問をもつのは無理もないことである。しかしこの意見を学者がもつとしたら、これは大きなまちがいなのである。なぜならば、この見解のまちがいは、一般論にはその対象の広がりによってさまざまなレベルがあるということが理解されていない！　ということであり、これは学者にとっては致命的であるからである。これは次のように具体的に述べれば、すぐにわかっていただけるであろう。つまり、「夜尿症一般論」を構築するのに必要な一般論としては、まずはその夜尿症をも含む「病気の一般論」だったのであり、その「病気の一般論」を「確かな指針」として事実の構造に分けいることによって、はじめて「夜尿症一般論」を構築することができたということであり、さらにつけ加えるならば、それと直接に「病気の一般論」もより確かなものとして検証されていったということなのである。

さて、その「確かな指針」となった「病気の一般論」とはどのようなものであったのか。これについては、六九頁にある第二章第一節に記しておいた、「そもそも病気とは一般的にいうならば…」から、「すなわち人間の生活過程の構造をまずは論理的に解明しなければならないのである」までの十五行をもう一度読み直していただきたい。

それを読んでいただいたとして、では、その「病気の一般論」をどのように「指針」として「夜尿症一般論」を構築できたのかについて説いていくことにする。

ここでまず重要なのは「病気とは人間の正常な生理構造が歪んだ状態になったものである」ということである。つまり、病気はポックリ病も含めたどんな病気であれ、ある時突然に生じた異常状態なのではなく、人間の正常な生理構造が歪んだ結果としての状態なのであるから、歪むには歪む過程が、すなわち「外界との相互浸透の過程において、徐々にあるいは急激に量質転化する」過程が存在するということなのであり、したがって、病気を解明するためには、病気として量質転化してしまった結果ばかりではなく、量質転化する過程をみなければならず、さらにそのためには、まずは人間の正常な生理構造をしっかりと把握しなければならないということになる。

すなわち、「夜尿症とは何か」を究明するためには、夜尿症の子供達に現象している事実のみを対象とするのではなく、おもらしがあたりまえである赤ん坊が、通常人間として誰もがふつうに行なえる、夜尿意を感じて目を覚まし、トイレに行けるようになるのはなぜなのか、つまり人間としての排泄の正常な発育・発達のありかたを知らなければならないのであり、それがわかってはじめて、その歪みの結果としての「夜尿症とは何か」がわかる、ということが、この「病気の一般論」から導くことができたことなのである。

このように書くと、「過程が大切である」という教育を受けている看護界の読者からは「それはあまりにもあたりまえのことなのではないか」という不審の声があがるかもしれない。しかし残念なことに、医学界においては、それは少しもあたりまえのことではないのであり、夜尿症についての討論にしても、結果として現象している事実の解釈のみに終始しているのが現状なのである。

さて、このように「病気の一般論」を「確かな指針」として、夜尿症を解明するためには、まずは「人間としての排泄の正常な発育・発達のありかた」を知らなければならないことが明らかになったのであるが、では「人間としての排泄の正常な発育・発達」はどのようにして知ることが可能だったのであろうか。

結論から述べるなら、そのためには事実の研鑽とともに、さらにもうひとつの一般論、すなわち、「人間一般論」が必要だったのである。それはいったい何か。

それがさきに引用した「人間の生理構造を、生命体一般としての構造、高等動物であるヒトとしての構造、人間としての構造の三重構造として論理的に」把握することであったのである。すなわち、人間にとって排泄とは何か、の問題もこの人間としての三重構造から解明していかなければならなかったのであり、そうすることによってはじめて解明することができたのである。それがどのようなことかは、簡単に説けば以下である。

人間はあくまで生命体であり、したがって生命体としての本質に貫かれている。非生命体にはない生命体としての本質とは何かといえば、それは「生きている」ということであり、その構造は代謝といわれる〈摂取―自己化―排出〉の過程を不断にくりかえすことによって自らを維持していることである。したがって、生命体としての人間も当然にその代謝過程を自らの構造として有しているのであり、排尿という現象は〈摂取―自己化―排出〉の排出の一構造として、生きるのに必然的な過程であるといえる。さらに人間は、単細胞などの単純な構造体である下等動物と違い、運動を専門に担う「運動器官」、それを支える「代謝器官」、そしてそれらを統括する「統括器官」に大きく分化した構造体として論理的にとらえることができる高等動物であるヒトとしての構造を有する。

そのような構造を有するヒトにとっての排尿とは、運動と代謝のバランスのうえにたち、脳によって統括されるものとなる。すなわち、摂取しだいでいつ排出してもよい単細胞などと異なり、運動と休息のリズム、それを支える代謝のリズムに応じて、排尿そのものにもリズムが必要となるのであり、そのためにこそ尿を溜めるという構造が必然化されたのであり、それらのすべてを統括しているのが脳なのである。

さて、動物の排尿については以上の、脳の本能的統括の構造で説けるのであるが、人間のばあいにはさらにもう一重の構造を有するのであり、その構造こそが人間の排泄を大きく規定してくるものであり、これなしに夜尿症を解明することはできない。それはいったい何か。

それは、人間は脳の機能としての認識がその生理構造を統括するということである。それについては「現代医学を問う・ガイトン生理学批判」(『綜合看護』前出)、および『看護の生理学(1)(2)(3)』(前出)に説いておいたので、詳しくはそちらを参照していただきたいが、排尿にかかわっては以下となる。

人間以外の動物のばあい、排尿は本能に基づいて行なわれる。すなわち、いわゆる尿意があるばあいには、危険のない条件で、危険のない場所で排尿をするわけであるが、これは生まれつき備わっている本能に基づいての行動であり、しつけられて覚えるものではない(もちろん、飼い猫など、人間が飼うことによって本能を狂わせているものは例外である)。

それに対して人間のばあい、排尿したいことを感じるのは本能であるけれども、いつ、どのように排尿するかはその時々の生活状態での認識が決めるのである。それはみなさんが日々行なっている排尿のプロセスを思いおこしていただけばよい。我々は尿意を感じたばあいには、自らの意志でトイレへ行き、自らの意志で排尿する。たしかに我々は通常「自らの意志で」ということさらに意識することなくこの行動をとるのであるが、しかしこの行動は生まれつき本能として備わっているものではけっしてなく、生まれてから生活過程のなかで獲得した・されたもの、すなわち生まれてからの教育・学習によって形成された認識によって可能となった行動なのである。ここに、人間としての排泄のしつけの重要性が存在する。つまり、人間のばあいは教育のしかた、学習のしかたによって、排泄のありかたは異なってくるということなのであるが、そのことによってまた排泄にかかわる実体の発育のありかたがかわってくる、という二重性を把持しているということなのである。

たとえば簡単な例では、よく「トイレが近い」とか、「トイレが遠い」とかいうけれども、これなどもたんに摂取水分量の違いによるのではなく、幼い頃からどのくらい排尿をがまんすることに慣れたのか、そしてその結果、生活過程での尿意にかかわっての認識のありかたが学習させられたのは当然として、それに加えて膀胱そのものや括約筋がそのことによってどれほどに発育したのかの違いでもあるのである。すなわち、母親が神経質に始終トイレに連れて行っていたとすれば、子供は実体としてではなく、少しの認識だけからの尿意でもトイレへ行くようになりやすいし、また母親自身が一日に三回くらいしかトイレへ行かなければ、子供もそんなものだと自然にそのように尿を溜めるようになっていく、といった具合に育っていくものである。

このように、人間のばあいには、ヒトとしての排泄の一般性は当然に貫かれてはいても、認識が排泄の個別のありかたにかかわってくるのであり、その認識は生まれてからの教育・学習によって形成され、発展させせられるのである、ということがわかることによって、「人間としての排泄の正常な発育」を明らかにしていくことが可能となったのである。

すなわち、人間の生理構造を三重構造として把握した「人間一般論」を「確かな指針」として事実の構造に分けいることにより、「人間としての排泄の正常な発育」を明らかにしたのが、『育児の生理学』からの要旨としてさきに示したものである。

さて、以上のことが明らかになれば、夜尿症の解明まではあと一歩である。「そもそも病気とは一般的にいうならば、人間の正常な生理構造が、外界との相互浸透の過程において、徐々にあるいは急激に量質転化して歪んだ状態になったものである」から、「人間としての正常な排泄」が歪んだ状態となっている夜尿症は、なんら遺伝などではなく、「人間としての排泄の正常な発育・発達」が外界との相互浸透によってつくられていく、その過程の歪みであるということになる。すなわち具体的には、夜間でも膀胱に尿が溜まれば、尿意を感じて目を覚ましてトイレに行くことができるようになるのが、人間としての排泄の正常な教育・学習による発育・発達の結果であるから、それができない夜尿症とは、その生活過程のいずれかの歪みの結果ということになる。

それは何か、といえば、特別な器質的疾患のあるものを除けば、ひとつは尿意を強く感じられないことであり、もうひとつは尿意を感じたとしても、「おもらしするな！　トイレへ！」という自己規範が強く働かないということであり、これはとりもなおさず、そのふたつをしっかりとつくる生活過程における教育・学習の不足である。

まず、尿意とはたしかに膀胱内に、ある一定量以上の尿が溜まった時に、神経を介して伝達される刺激によるものであるが、それを脳の機能である認識がどのように感じるかは、その個人のそれまでの教育・学習のありかたによるのであり、またその時々の条件によるのである。

この尿意のような、内界からの反映像が、教育・学習によってどのように発展していくのかについては、私の認識論の師である海保静子が、『育児の認識学』(現代社)のなかで像の発展として詳細に説いているので、ぜひ参照していただきたい。この書は、人間の認識とは何か、そして認識の発展の過程的構造とはどのようなものかを、まさに認識の誕生の原点から解いているものであり、科学的認識論の基礎を学問史上はじめて解きあかしているものであるから、味読していただきたいと思う。

次に「おもらしするな！　トイレへ！」という自己規範は、人間が社会的存在であるために、他の人間からの教育によってはじめて形成され、さらにそこへ他の人間とのかかわりが生じることによって加速されることで発展させられる認識である。

そもそも規範とは何かについては、弁証法を学ぶには現在最高の教科書である『弁証法はどういう科学か』(講談社)に、三浦つとむが次のように書いている。

「一つの集団なり場所なりに参加する人たちは、『こうする』『こうしてはならない』という、その行動についての意志の観念的な対象化が行われ、これが道徳とか規則とか規約とかよばれて、この客観的な意志に参加する個人の意志を従属させるかたちをとるのです。この客観的な意志を**規範**(Norm)とよびます。」(『弁証法はどういう科学か』前出)

このように一般的に規範とは、本能が弱まった人間が社会生活を維持していくために必要なものであり、その最高形態が国家の制定する憲法をはじめとする一連の法律体系なのであるが、個人のレベルにおいてもこのような「意志の観念的対象化」が行なわれ、生活に役だてられているのである。この規範については三浦つとむが、さらに『認識と言語の理論・第一部』(勁草書房)の「規範の諸形態」のなかで説いているので、もう少し引用しておこう。

「われわれには常識的に良心とよばれているところの精神活動があって、さまざまな機会に心の中で『かくせよ』『かくすべからず』と命令してくるのを経験している。心の中から出てくる命令であるから、現実の世界とはまったく別のところに由来するようにも思われるし、現に哲学者たちはこれを経験を超えた『価値の世界』から出てくるものだなどと説明している。このような心の中から自分自身になされる命令を**規範**とよぶのであるが、先験的だとか別世界だとかいう観念論的な解釈はすこしも必要ではない。これは認識の受けとる一つの社会的性格であり、われわれが社会的な関係で規定されながらもさらに社会的な関係を発展させるためにつくり出す、**意志の特殊な形態である。**」（『認識と言語の理論・第一部』前出）。

「いづれにしても、このように自己の意志が観念的に対象化されたかたちをとり、『外界』の客観的な意志として維持される場合には、ここに規範が成立したのであって、単なる意志と区別する必要がある。」（同上）

このように、規範とはその個人の属する小社会における生活過程のなかで「自己の意志が観念的に対象化されたかたちをとり、『外界』の客観的な意志」のように形成された認識であるが、この自己の意志はまさに「経験を超えた『価値の世界』から出てくるもの」などではなく、その個人の属する小社会関係のなかでの教育・学習によって形成されるものなのである。

したがって、排尿に関しての「おもらしするな！　トイレへ！」という自己規範も例外ではなく、周囲からの小社会的な働きかけによってはじめて形成されるものであり、だからこそ『狼に育てられた子』（J・A・L・シング著、中野善達・清水知子訳、福村出版）を読んでいただければわかるように、人間社会ではなく、狼のなかで育てられたアマラとカマラは「いつでもどこでもかまわず大小便をした」と記載されているとおりに、人間の生活としての排泄が身についていなかったのである。

以上のように、人間は尿意をしっかりと感じることも、また「おもらしするな！　トイレへ！」という自己規範をしっかりと形成することも、外界(このばあいは主として社会的外界)との相互浸透による認識の量質転化、すなわち技化の結果なのであり、夜尿症はこの量質転化が起きていない、逆説的にいうならば本来起こるべき量質転化が起きないという量質転化が起きてしまっている状態なのである。

第七節　「夜尿症一般論」を指針として具体的事例を解く

以上のように、「夜尿症一般論」は科学的「病気の一般論」および科学的「人間一般論」を把持し、夜尿症の事実と格闘する過程をとおして構築された「科学的一般論」なのである。

さらにこれが「科学的一般論」であることは、夜尿症の事例の検討に使ってみていただけばわかる。「科学的一般論」であるからには、対象とするどのような事実にもその一般性が貫かれていなければならないものであり、したがってどのような事例を検討する時でも、それが問題解決の「確かな指針」となるはずのものだからである。たとえばここに『夜尿症』(前出)という書がある。著者である三好邦雄は、前節で紹介した「第二回夜尿症研究会」のシンポジウムにも参加し、自らの豊富な臨床例をふまえて発言していた夜尿症研究の権威である。どのくらい権威であるかは次の文章で納得していただけるであろう。

「著者は過去十四年間、母校の東京医科歯科大学の小児科で夜尿症外来を担当し、途中から小児科医院を開業しましたから、現在は両方で夜尿症を扱っています。医学部に入学する前に文学部で心理学を専攻しましたので、小児の心理面と身体面のからみ合った疾患に取り組んでみようと考えましたが、そのとき、心理学時代に指導を受けた日本の行動療法の草分けである梅津耕作先生が、夜尿症の条件付け治療を日本に紹介され、かつ優れた治療成績を報告しておられました。」(『夜尿症』前出)

そして扱った症例は十二年間で一、三二五人ということであるから、症例数からいっても、また医学と心理学の両面から夜尿症にとりくんでいる実績からいっても、夜尿症診療および研究において権威といって異存はないはずである。そのとおりにこの著書には、著者の経験したじつに豊富な夜尿症の事例が記載されている。しかし結論から述べるならば、この著者三好邦雄は、科学的な「夜尿症一般論」がないために、正しい事実は数多く示しても、その論理性が少しもみえていないのである。たとえば以下の文章を読んでいただきたい。

「■睡眠中のトイレットトレーニングは存在しない■

夜尿がなくなるということは、朝まで膀胱が尿をためていられるようになるか、あるいは尿意刺激で目覚めてトイレへ行って排尿するかの、どちらかの状態になることです。

朝まで膀胱が尿をためていられる状態をつくりだすために、親はなんらかのトレーニングをするのでしょうか。なにもしません。おむつをしていても、朝まで乾いたままの状態になったら、おむつを外すだけのことです。朝まで膀胱が尿をためていられる状態は、中枢神経系の発達によって膀胱の排尿反射が抑えられるようになったにすぎないと考えられます。トレーニングの結果ではないのです。

夜中に尿意刺激で目覚めることができるのは、刺激の大きさと睡眠の深さの〝力関係〟において、覚醒刺激のほうが大きいからと考えられます。尿意で目覚める子どもたちも、トレーニングの結果目覚めるようになったのではありません。

しつけ(トイレットトレーニング)がうまくいかなかったために夜尿になるという素朴な誤解は、まだまだ残っています。早く姿を消して欲しいものです。

親の無反応は、目覚めを消す

せっかく尿意刺激で夜中に目覚めても、また眠ってしまえば尿は漏れてしまう場合があります。目覚めたら、起き出してトイレへ行って排尿してこなければなりません。目覚めることと、起きて排尿しに行くことは、別々の行動なのです。

目覚めた子どもに、わきに寝ている親が『おしっこかい。トイレへ行っておいで』と声をかけることが、ねむい子どもにトイレへ行く行動をとらせることはしばしばあります。

親が気づかないと、また眠ってしまって夜尿をしてしまうのです。

条件付け法で尿意で夜中に目覚めるようになった子どもを、すぐにひとりの部屋に寝かせると、ふたたび覚醒できなくなって夜尿が再発する例が少なくありませんが、同じ心理的機序と考えられます。この場合、なにも毎晩子どもが目覚めたときに親が声をかけなくても、ただ同じ部屋に親や兄弟が寝ているだけでも明らかにトイレへ行く行動をとるうえに支持の力になりえます。夜中に目覚めたとき、周りに家族が寝ていると安心してトイレへ行って帰って来られる。誰もいない部屋でポツンといると、淋しさや孤独の感情でじっとしているうちにふたたび寝てしまうというような差が、あるのかもしれません。

こうしたトイレへ行く行動への支持の、重要性を示す一例があります。

〈症例25〉　Y・N　二歳　男児

二歳半ごろまで、尿意があると母親のところへきて、〃おしっこ〃と言い母親はトイレへ連れて行ったが、患児は自分でズボンの操作ができるようになり、同時に母親は内職を始めて患児が〃おしっこ〃ときたとき、母親はつっけんどんな反応を示したり、反応をしなかったりするようになった。すると尿をたらたらと漏らし出して〃おしっこ〃と言ってこなくなった。

筆者は、患児が〃おしっこ〃と言ってきたとき母親が以前のように的確な反応を示すことと、そのさいチョコレートを口のなかに入れてやることを指示した。すぐに毎回、患児

は〝おしっこ〟と言って母親のところへくるようになって、昼間遺尿は消失した。」（『夜尿症』前出）

さて、これを読んで読者のみなさんはどう思われるであろうか。結論から述べるなら、ここでの最大の問題は、著者である三好が夜尿症の原因としてトイレットトレーニングの役割をきっぱりと否定しながら、一方で提示している事実はトイレットトレーニングの重要性を示唆する以外の何ものでもない、という大いなる矛盾である。これはいったいどういうことか、少し説いてみることにしよう。

まず、「夜尿がなくなるということは、朝まで膀胱が尿をためていられるようになるか、あるいは尿意刺激で目覚めてトイレへ行って排尿するかの、どちらかの状態になることです」とある。これは事実としてはまったく正しく異論のありようもないことである。しかしながらここに着目したことは正しくても、そこにとどまっているだけでは、これは学問的レベルからは現象論のレベル以外のなにものでもない。つまり、これは学問への端緒についただけであり、本来はここからが出発点となる。事実そのもののレベルなのである。

前者の「朝まで膀胱が尿をためていられるようになる」は、たしかに夜尿という現象は消失するけれども、夜尿の構造は内に含んだままである。つまり、これまで説いてきたように、これでは本来の人間としての排泄のありかたを身につけたことにはならない。なぜならこれでは、溜められる以上の水分を摂取した時には、再び夜尿として現象してしまうからである。本来、人間として夜尿がなくなるとは「尿意刺激で目覚めてトイレへ行って排尿する」ことができることでなければならない。

次に「夜中に尿意刺激で目覚めることができるのは、刺激の大きさと睡眠の深さの〝力関係〟において、覚醒刺激のほうが大きいからと考えられます」とあるが、これもたしかに現象としてはそのとおりであるが、問題はその構造である。その構造がわからないと「尿意で目覚める子どもたちも、トレーニングの結果目覚めるようになったのではありません」と結論づけることになってしまうのである。

人間のばあい、尿意をしっかり感じるのも、覚醒するのも、まさに教育・学習、つまりいわゆるトイレットトレーニングの結果であることは、これまで、「人間一般論」から説いたとおりであるが、ここで注目していただきたいのは、著者である三好が後半に提示した事実こそが、まさにトレーニングそのものである！　ということである。

すなわち、「目覚めた子どもに、わきに寝ている親が『おしっこかい。トイレへ行っておいで』と声をかけることが、ねむい子どもにトイレへ行く行動をとらせることがしばしばあります」ということが、さらには「夜中に目覚めたとき、周りに家族が寝ていると安心してトイレへ行って帰って来られる。誰もいない部屋でポツンといると、淋しさや孤独の感情でじっとしているうちにふたたび寝てしまう」ということが、排尿の自己規範形成ができるかどうかの重要な過程なのであり、これこそがまさにトイレットトレーニングそのものなのである。

つまり、このように周囲に人がいることの安心感、周囲からの言葉かけで子供はトイレへ行くのであり、ここがなぜかはすぐれて認識論の問題である。フランスの小説『にんじん』(ルナアル著、岸田国士訳、岩波文庫)を味読レベルでお読みになったことのある方には私が何をいいたいか、すぐにおわかりいただけるはずである。子供にとって、眠いのに暗いトイレへ行くのは少なからず勇気がいることなのであり、その時に周囲から安心させる、あるいは励ます働きかけがあって、がんばってトイレへ行くことができれば、その積み重ねが「おもらしするな！　トイレへ！」という自己規範をしだいしだいに形成していくことになるのであり、逆に目を覚ましてもそのままふたたび眠ってしまったおねしょをくりかえすことが重なっていけば、つまりそれが生活のなかで許されていれば、「まあいいや、トイレへ行かなくても」という思いが量質転化してしまい、今度は目も覚まさなくなってしまうのである。

さらに、そのような自己規範は生まれつき備わっているものではなく、社会関係によってはじめてつくられていくことを明確に示しているのが、さきに引用した「症例25」である。

すなわちこれは、子供が尿意を感じ表現をしたばあいに、母親がきちんと人間の排尿行動を示してくれれば、子供のアタマに「尿意→母親へ→トイレへ」という自己規範が形成されていくが、尿意の表現にきちんとした対応をしないと、そのような自己規範が形成されていかないということを物語る事実である。

こうした、まずは日中において尿意および自己規範の形成がしっかりとなされるような働きかけが周囲から、意図的であれ無意図的であれなされることによって、認識力が全般的に低下した夜間においても、尿意および自己規範がしっかりと働ける認識までに、しだいに量質転化していくのである。したがって、三好がここに提示した事実こそがトイレットトレーニングの過程のひとつのありかたなのであり、この事実から三好は「尿意で目覚める子どもたちも、トレーニングの結果目覚めるようになったのではありません」ではなく、「トレーニングの結果目覚めるようになったのです」との結論を導きだすべきだったのである。このように、トイレットトレーニングとは排尿にかかわって、意図的であれ無意図的であれ、社会的につくられる全過程をいうのである。

さらに、この「おもらしするな！　トイレへ！」という自己規範をしっかりと形成させることがどれほど重要かを示す事例を同じく三好の著書のなかからもう一例紹介しておく。

年長児の治療意欲の欠如は問題

しかし、小学校中学年以上になって治療意欲が乏しい例は問題です。自我の成長に伴って、夜尿があることが恥ずかしくなって悩み出すのが当然ですが、過保護児童で日常生活の行動の主体が自分にない場合、行動の結果の責任も自分にありませんから、いつまでたっても治療意欲は出てきません。そればかりか、こうした年長児の治療意欲の欠如は裏にしばしば、治療過程が苦痛で治療をしたくない(夜中に強制覚醒されると、ひたすらあたたかい布団にもぐり込もうとする)気持ちが潜んでいて、治療の成立をはばんでいることがあります。

〈症例28〉　T・K　十四歳　男児――年長児の過保護例、治療意欲の欠如が治療の成立を妨げた

生来型で、毎晩漏らす、夜尿には本人は無関心である。落ち着きがなく、非常に不器用で、表面は調子がよい。

母親は、男の子ひとりなので、非常に過保護に育ててきた。日常生活で患児は、年齢に相応した自分の行動への責任感がなく、すべてやりっ放しで、母親が後ろからカバーして歩くような状態であった。夜尿を、自分の問題として感じることができない。学業成績は悪い。

条件付け治療を行った。ブザーは明け方に鳴るが、母親に起こされても、ただ動物的に、指示されたときだけトイレで残りの尿を出してくるだけである。指示されなければ、ぬれたパンツを廊下に脱いで、ぬれた布団に入り込んで寝てしまう。条件付けの効果は三か月以上あがらなかったが、母親が言うには、サッカーが大好きで、明け方に友だちが誘いにきて玄関のブザーを押すと、別人のように、ぱっと飛び起きて出ていくとのことであった。

その後、なお三か月ぐらい経過を観察したが、治療に反応しない。本人を呼んで、『経過しだいではクラスの先生とクラスの生徒たちに夜尿を明らかにして、皆で患児を励ますようにしてもらう』と告げたところ、初めて自分の問題としてとらえることができてブザーが鳴ると積極的に起きようとする態度をみせた。治療の結果、週一～二回の夜尿と、あとの晩は朝まで尿をしないで寝ていられる状態にまで至った。夜尿をしてもすぐ目覚めて、トイレへ行っている。母親は筆者の指示で、患児の過保護行動を改めつつある。

考　察：この症例で苦笑を誘うのは、好きなサッカーの誘いのブザーが鳴ると、同じブザーでもぱっと起床して出ていくことです。一方、夜尿を知らせるブザーには反応しない。動機づけ、ないしは心構えの差によって、同じブザーに対する反応が非常に違うことが分かります。

動機づけの方法は、一生懸命やったらごほうびをあげる、という正の強化はあまり有効ではありません。夜中にブザーでトイレに行ったとき、その場でチョコレートを口に入れることはできませんし、翌朝では時間があきすぎて効果がありません。また、現在の児童は、どうしてもこれが欲しいという品物があまりありません。むしろ〝夜尿〟という隠しておきたい事柄を、公にすると警告して、患児の気持ちを引き締める方法などを行うことがよいと考えられます。

この場合も、ただ『夜尿が治らなかったら皆に夜尿を明らかにする』と言ったのでは、患児は途方にくれかねません。あくまでも、夜中に起こされたら一生懸命自分も起きることが必要で、起こされても起きられなかったら皆に励ましてもらうというふうに、起きることに対する動機づけを行うことが必要です。」(『夜尿症』前出)

いかがであろうか。これを読んで読者のみなさんはどのように思われたであろうか。

まずはじめに断わっておかなければならないのは、この症例は夜尿症の治療としては実に見事！であり、それも科学的！というレベルで見事であるということである。なぜならば、夜尿症に対して抗利尿ホルモンを投与するといった即物実体的な治療が多いなかで、患児の生活過程に分けいり、「過保護に育てられ、夜尿を自分の問題として感じることができない」という個別性をみてとり、「治療意欲が乏しい例」という特殊性をおさえることによって、治療意欲を引きだす働きかけをし、成功しているからである。さすがに、医学と心理学の両面から十四年間夜尿症にとりくんできた著者の実力のほどを思わすに充分である。

しかし彼は名医といわれるレベルの研究者であっても、残念なことに学者ではなかったために、この見事な事例のもつ論理性をしっかりと把握し、夜尿症理論のなかに位置づけることができなかったのである。

この事例のもつ論理性は、「人間一般論」からみると明確になる。それはまさに、「排尿に関する自己規範が夜尿症児のアタマのなかで量質転化していなかったが、治療によってそれが自己規範として量質転化しかかってきたから夜尿が改善してきた」ということなのである。

そして、それまでこの子にとって「おもらしするな！トイレへ！」という自己規範が、知識としてはアタマにあっても、そしてそれが成長とともに積み重なってきてはいても、睡眠中目覚めさせて、トイレへ行く行動をとらせるまでに量質転化していなかったのは、この子が母親に甘やかされ、夜尿をしてもなんら困る状況がなかったからであり、それが突然に改善の方向へ向かったのは、生活過程の大変化、すなわち「夜尿をしたら先生や友達に知られる」という状況が生じ、それへの大いなる恥じらい、恐怖感等から、その自己規範が、自らの行動を規定してくる強力な意志として急激に量質転化しかかってきたからである。

このように、個別事例を検討する際にも、個別性・特殊性のレベルのみではなく、一般性のレベルでもおさえることができれば、その一般性はどのような事例の解明にも、またどのような問題の解決にも役にたつことが、理解できていくはずである。

たとえば、これまで説いてきた「夜尿症一般論」から考えれば、夜尿症の自然治癒の問題も簡単である。生来型の夜尿症、つまり生まれてからずっと夜尿が続いている子供が、小学校高学年から中学生になると、自然に(＝治療せずに)治ってくることが多いことは、夜尿症を診ている小児科医なら誰でもが経験することである。

この夜尿症はなぜ自然治癒するのかについては、三好邦雄もさきの著書『夜尿症』のなかで「夜尿症が自然治癒する機序についての研究は見当たりません」と書いているように、いまだに解明されてはいず、従来より、膀胱が発育して尿を多く溜めることができるようになるからだとか、睡眠が浅くなり覚醒できるようになるからだとか、いろいろいわれているが、これらは即物実体論・即物経験論でしかない。自然治癒に向かわせるもっとも大きな原動力は、社会関係から当人に自然成長的に必然化される自己規範の確立！なのである。それはどういうことか。

小学校高学年、さらに中学生ともなれば、自らの小社会の中心は家庭からなかば大人へ向けて自立(＝主体性ができかかる)しはじめたセミ大人としての誇りを内に秘めた友人関係へと移っていく。おもらしは、家庭では慣れていてなんら恥ずかしいことではなくても、友人の間では強烈に恥ずかしいこと、名誉にかかわることへと、価値が大きく変化していき、人生論レベルの生き死ににかかわることとなっていくのである。つまり、これは主体性をかけたレベルでの絶対に知られたくないことになってきているということなのであり、しかもこの時期に「林間学校」や「修学旅行」がたちあらわれてくる。それだけに、夜尿症の子供のアタマのなかにはいやがおうでも「おもらしするな！トイレへ！」の自己規範が、強烈にくりかえし形成されるようになり、ついには、睡眠中でも尿意を感じた時には目を覚まして自らをトイレへと行かせる意志にまで強烈に量質転化していくことになるということなのである。

このように、夜尿症において排尿にかかわる認識である自己規範の役割の重要性をしっかりと理解できれば、赤ん坊からのいわゆるトイレットトレーニングにおいて、この自己規範をしっかりと形成させるような働きかけをしていくことが夜尿症の予防になること、さらに夜尿症児に対してはなんとかこの自己規範を量質転化的に形成させる働きかけが必要になることがおのずとわかっていただけるであろう。

なお、このほかにも認識にかかわっての問題、たとえば夜尿症における「夢」の役割などを論じるべきであるが、紙面の関係上いずれとしたい。

さて、具体的な事例を示していろいろに説いてきたので、ここでこれまでの論旨を整理しておくこととする。

前節ではまず、一九八七年に『育児の生理学』のなかで発表した「夜尿症一般論」を提示し、次にそれがどのようにして措定されたのかの過程的構造を説いた。それは端的には「病気の一般論」および「人間一般論」を把持して、事実の研鑽を積むことをとおしてはじめて可能だったのであり、その意味で、提示した「夜尿症一般論」は科学的理論といえるものであった。

しかしここでもしかしたら、読者のなかには次のような疑問が生じている方がおられるかもしれない。それは「『夜尿症一般論』についてはわかった。しかしその時に使った『病気の一般論』や『人間一般論』はどのようにしてつくったものなのか。もしそちらが科学的に構築されたものでなければ、それを使ってつくった『夜尿症一般論』だって科学的とはいえなくなるではないか」というものである。

たしかに、疑問としてはもっともである。しかし、ここで提示した「病気の一般論」も「人間一般論」もまさに「科学的一般論」であることを断言しておく。これについては、これまでに発表してきた論文およびこれから発表していく論文によって最終的に提示する全体系でわかっていただくしかないが、簡単には以下である。

ここで使用した「病気の一般論」とは『医学の復権』（前出）以来説いているように、医学の科学的体系化を決意し、出立して十数年培った論理学的実力によって、二十年近くにわたる日々の診療実践をふまえて導きだした「病気の一般論」をまずは仮説的に掲げ、そこから個々の病気の事実の構造に分けいり、それを論理化し、一般化することをくりかえすことによって確かめられてきている「病気の一般論」なのである。この「病気の一般論」をふまえて構築する「科学的病態論」は、いずれ医学体系の一構造論として発表し、江湖の評価を仰ぎたいものである。

また「人間一般論」も、これまた培った論理学的実力により、我が研究会の総力をあげて、生物学的事実の研鑽、認識論的事実の研鑽、および古今東西のあらゆる文献を渉猟した結果構築したものであり、この「人間一般論」を背後から支える「生命の歴史」については、我が研究会の精鋭達によりその概略を入門者向けに『看護のための「いのちの歴史」の物語』（本田克也・加藤幸信・浅野昌充・神庭純子著、現代社）と題して二〇〇七年に出版されているので、充分に学んでいただきたい。さらに、学者として不可欠である論理学的実力の形成過程については、『医学の復権』(前出)に「学への道たる『一般教養』とは何か」に詳しく説いておいたので参照していただきたい。

以上のように、ここで提示した「病気の一般論」も「人間一般論」も充分に科学的に構築されたものであるから、それらを「確かな指針」として事実の研鑽を積むなかで構築された「夜尿症一般論」も科学的であると断言できるのであり、だからこそ、これまた夜尿症のどのような問題の解決にあたっても「確かな指針」とすることができるのである。

そして、その証明のひとつが第五節で俎上に載せた論文の検討であったのである。すなわち、現在日本の夜尿症研究は「多尿説」と「覚醒障害説」が真っ向から対立し、侃侃諤諤《カンカンガクガク》の討論の末どちらが正しいのか結論がだせない状態であるのに対し、「夜尿症一般論」を「確かな指針」として把持することにより、「多尿説」は誤りであり、「覚醒障害説」が正しいとの結論を提示することができたのであった。前節では、その把持した「夜尿症一般論」はどのようなものであったのか、さらにそれがどのようにして構築されたのかの過程的構造を説きあかしたのであるから、それを理解したうえで、再度第五節の論文を読んでいただき「一般論」から事実を解くことの意味をぜひ納得していただきたいと思う。

最後にひとつ、次のことを付加して本節の論を終わりにしたいと思う。

それは、第五節でとりあげた「覚醒障害説」についてである。この原著論文は、前述したように、『育児の生理学』(前出)で「夜尿症一般論」を発表した二年後の一九八九年に発表されたものであり、その後も同じく京都府立医大泌尿器科グループによって精力的に研究が進められ、その成果が報告されている。

たしかにそれらは、当の研究者が、「夜尿症の原因や治療については統一した見解がなく、医師や研究者にとっても困惑することが多い疾患であった。しかしここで述べた分類により、これまでの研究上の論議や矛盾は一挙に解決され、夜尿症を統一的に考えることができるようになり、その病態生理に応じた体系的治療が可能となった。」(「病態生理わかり体系的治療が可能に」(前出)と自負しているように、さきの研究会での評価はどうあれ、夜尿症診療においては画期的と称してよいものであったのである。

その具体的内容については、第五節に提示しておいたのでもう一度参照していただきたいが、評価すべき点は大きくふたつある。

ひとつは、睡眠機構と排尿機構の両方を研究することにより、夜尿における覚醒障害を見事に事実で証明してみせた点であり、これは私の発表した「夜尿症一般論」を実証してくれることとなった。

もうひとつは、夜尿症の六〇%を占めるⅠ型夜尿症(これについては第五節の論文参照)が「膀胱充満にともなって、脳波が浅睡眠型になった時点で覚醒し、排尿するという学習ができていないのが原因と考えられる」として、夜尿直前の急激な脳波の変化をとらえて警報を鳴らすという治療器を独自に開発し、成果をあげていることである。

夜尿症の治療においては「起こすな」というのが従来よりの鉄則とされており、現在でもそのような指導が大半を占める。それに対して『育児の生理学』においては、「睡眠中尿の出そうな頃をみはからって起こしてトイレへ連れていくのも、受動的ではあっても、『尿意→目を覚ましてトイレへ』という行動をくりかえすことで、それが習慣化し、逆に『おもらしするな！　トイレへ！』という自己規範を強めていくことにもなるのである」と説いたのであるが、現実には「尿の出そうな頃をみはからう」のが難しく、神経質に起こしすぎれば逆に夜尿を助長することにもなりかねず、治療上の大問題であったが、これを解決してくれたのが先の治療器であったといえる。

このように、京都府立大泌尿器科グループの診療および研究は、画期的であり見事であるといえるのであるが、残念ながら「病気の一般論」および「人間一般論」を把持した「夜尿症一般論」がないために、また限界も存在するのである。たとえばそれは、夜尿症に至る過程的構造を解明できないということである。夜尿は「覚醒し、排尿するという学習ができていないのが原因と考えられる」といっても、その学習の構造に立ちいることができなければ、結果として「夜尿症の原因は遺伝である」などということになりかねないのである。

そのとおりに、同じ京都府立医大泌尿器科グループから提出された「夜尿症の症例対照研究」と題した論文のなかで「小学校高学年を対象に夜尿症の原因についてケースコントロールスタディを行った。夜尿の病因には、遺伝、家庭環境、排尿状況などが関与し、身体発育、排尿習慣の獲得、睡眠、学習運動能力などは関与していないように思われた。」(「夜尿症の症例対照研究」寺崎豊博他、『西日本泌尿器科』第五三巻第一号、一九九一年、日本泌尿器科学会西日本総会)などと結論づけられているのである。

これでは、第五節で紹介した「多尿説」を主張する赤司俊二が、ではどうして夜尿症児は多尿になるのか、すなわち抗利尿ホルモンの分泌増加がなぜ夜間不充分になるのか、の過程的構造を解けずに、次に記すように、「特に排尿機能に限定した遺伝的発育の未熟性である」と結論づけたレベルと、結局のところ同じだといわざるをえない。

「著者が過去十年間に夜尿外来で診断した六歳以上の夜尿症児約一、五〇〇例の臨床的背景の特徴を分析してみると、⑴加齢とともに自然軽快の傾向が強く、年長児の夜尿症は二次性徴発現時期に自然軽快する頻度が高い、⑵夜尿以外の心理的症状ないし自律神経症状を伴っているものは少ない、⑶発育歴、生活歴、既往歴に特徴的なものは見られない、⑷家族歴、兄弟、双生児で夜尿のみられる頻度が高く、病型(後述)も一致することが多い、⑸知能、運動機能は年齢相応である、などである。筆者は以上の夜尿症の臨床的特徴より夜尿症の根本的病因は身体的発育の未熟性、特に排尿機能に限定した遺伝的発育の未熟性であり、従来より強調されていた心理的病因は二次的なものであると考えている。」(「夜尿

症の新しい治療」前出）

ここで遺伝の根拠としてあげている「家族歴、兄弟、双生児で夜尿のみられる頻度が高く、病型（後述）も一致することが多い」という事実こそは、本来「人間一般論」をふまえれば、人間が同じ社会的環境にあれば同じようにつくられていくことの証明でしかないものである。

人間の病気においてその原因を確実な証拠もなしに遺伝とするのは、病気への過程的構造解明の放棄であり、それはすなわちその構造に分けいる論理的実力のなさを暴露するものであることを肝に銘じておくべきである。

また、さらに「覚醒障害説」の研究の限界のひとつは、たとえば夜尿症治療器による治療効果の違いの構造に立ちいれないことにもあらわれている。紙面の関係上詳しく説くことはできないが、第五節で紹介した治療成績で有効率七十三％とある有効例と無効例の違いは、尿意の感じかたのつくられかた、自己規範がどのレベルまで形成されてきているかの違いなのであり、これこそは「夜尿症一般論」を掲げ、認識論的実力を駆使して個別の生活過程の構造に立ちいっていくしか解決の方法がないのであり、けっしてアンケート調査による結果を統計的に処理しても解決されるものではない。

最後に、これはこれまで本書を読んでいただいてきた読者の方々には周知のことと思われるが、一言しておきたいことがある。

それは科学的とは、現在の医学界で誤解されているような、対象を数字や数式であらわすことではけっしてなく、あくまで事実からその共通性を把握し、それを法則性レベルの論理として導きだすことだということである。したがって、夜尿症を科学的に解明するというのも統計学的有意差云々ではなく、自らが経験した事例の事実、またさきに紹介した三好邦雄の『夜尿症』に示された事例のような事実から、自らの論理的実力によって法則性レベルの論理を導いてくることにこそあるものなのである。そしてさらにその学問的作業のうえに、それらの論理の共通性を導きだし、理論化し、体系化していくことが本来の科学への道なのであり、このような過程をへて構築された一般論こそが、実践にあたっての「確かな指針」となりうるのである、ということをしっかりとわかっていただきたいものである。

そしてこれが確かな指針であったことは、その問題を解いてから二十年経った二〇〇五年七月二十五日の「夜尿症、薬やめ再発、アラーム治療完治に効果」との、読売新聞の記事が証明してくれている。

つまりそこでは夜尿症に対して、抗利尿ホルモンを投与しても、薬をやめると多くのばあい再発するが、尿がでるとすぐに感知する「夜尿アラーム」をつけて寝て、アラームが鳴ったらトイレに行かせることをくりかえしていると、夜尿症が完治することが多いという、京都府立医大病院のデータが示されていたのである。

第二編

看護実践と医療実践

第一章　看護実践と医療実践の関係

第一節　看護と医療はなぜ協力しあわなければならないのか

これまで上巻よりひきつづき、看護学には科学的学問体系があるが、医学にはないこと、したがって看護実践には、「どのような事実に遭遇しても、こうすればよいと示してくれる確かな指針」が存在するが、医療実践にはそのような「確かな指針」が残念なことに存在しないことを説いてきた。本編ではそれをふまえて、では看護実践とは何か、医療実践とは何か、そして本来両者はどのような関係にあるのか、なければならないのか、さらにとくに「医師の本分」とは何かについて論じることとする。前にも述べたが、通常「医療」というと医師の行なう実践のみならず、看護、リハビリテーション等のすべてを含めた広義の概念として使われることも多いが、ここでは、医師の行なう実践を「医療」と呼ぶことにする。

そもそも、看護師が行なう看護実践と、医師の行なう医療実践とは共通の目的をもち、その共通の目的へ向けて両者が協力しあうことによってはじめてその目的をまともに達成することができる、という関係にある。その共通の目的とはみなさんが御存じのように、「病める人間、すなわち患者の健康状態を好転させる」ということである。両者は、この共通の目的のもとに、その目的を達成するためにそれぞれの専門性を担うのである。

では、それぞれの専門性とは何か。それは一九七四年に刊行された『科学的看護論』(前出)において明確に提示されたように、看護師の担う専門性は「患者の生命力の消耗を最小にするように生活過程をととのえること」であり、医師の担う専門性は「患者の病気の診断と治療」である。どのような患者に対しても、それは大病院であろうが診療所であろうが、入院であろうが外来であろうが、重症であろうが軽症であろうが、必ず両者の協力があればあるほどに「患者の健康状態の好転」という目的を見事に達成することができるのであり、一方だけではそれは中途半端になりかねないものである。

しかしながら、両者のこの「車の両輪」ともいえる関係を、とくに医師の側は充分に認識しているとはいえないのが現実である。一昔前までの「看護師は医師の手足、医師の指示をきちんと受けて実行していればよい」などという考えは消え去り、医師が看護実践の専門性を認め、尊重しようと思ったとしても、それが医療実践とどのようにかかわるのか、かかわらなければならないのかを、しっかりと論理的に理解していないかぎり、両者の関係は見事になりようがないが、そこを理解している医師はきわめて少ないといわざるをえないのが現実なのである。

　それがなぜかは、すなわち、医師が看護実践とのかかわりを正しく理解していないのはなぜかは、そのような関係を正しく理解するための教育が医師の育つ過程でまともになされていないからである。つまり、ほとんどの医師が看護実践とは何か、医療実践とは何かがわかっていない、という以上にわかる教育がなされてきていないとなれば、医師がその関係をわかろうとすれば、どうしても独学のレベルのわかりかたとなるからである。そして、そこをつきつめていけば結局のところ、医師が正面にすえる「人間の病気」の構造、とくにその過程的構造をわからされる場、つまり教育の場、訓練の場がないということになるのである。これがいったいどういうことか少し説いてみよう。


　まず医療実践を考えてみよう。そもそも患者は、病んでいるために、あるいは病んでいると思っているために医療機関を訪れる。そこでまず明らかにしなければならないのは、病める人間の病気が現在どのようなものであるのか、そしてなぜそのようになったのか、である。

　病気とは、これまで説いてきたように、一般的にいうならば、「人間の正常な生理構造が、外界との相互浸透の過程において、徐々にあるいは急激に量質転化して歪んだ状態になったもの」である。ここを端的には「病気は健康の法則に反した生活の結果である」(『ナースが視る病気』薄井坦子著、講談社)ということになる。したがって、病気を知るとは、人間の生理構造を一般的にふまえながら、直接的にはその人の生理構造のどこがどのように歪んでいるのかを知らなければならないと同時に、その人がなぜ、どういう過程を経てそのように歪んでしまったのかを知らなければならないのである。

なぜなら、本来はその人の現在の生理構造の歪みと、そこに至った必然性の両者を統一的にみてとることによって、はじめてその歪んだ生理構造を正常にもどすにはどうしたらよいのかの方針が正当に(科学的に)導きだされるからである。

このように、患者の生理構造がなぜ、どのように歪んだのかを診断して、その歪みを正常な状態へと回復させるにはどうすればよいのかを導きだし、実行する、すなわち治療するのが、医師が患者に対して専門に担う役割である。

さて、医師の専門性は「患者の病気の診断と治療」であるとしたのであるが、そのこと自体は医師をも含めて、ほとんどの方に異存はないであろう。しかしじつはこの背後に、大きな問題が横たわっているのである。

それは何かといえば、医師が対象とする病気は「人間の病気」であるということである。これは、あまりにもあたりまえのことであるが、それを事実的には当然のこととして、さらにそのうえに論理的にもしっかりと把握してかからないと、医師の行なう「診断と治療」の内容が、即物実体的な経験万能主義におちいってしまうとともに、看護実践との協力体制の不可欠性がなんとも理解できにくいものとして反映するばかりとなってしまう。つまり懸命に努力してみても結局、現象的な理解にとどまるほかなく、結果として少しも構造的にとらえることができずに、徒労に帰すことになりかねないからである。

では、医師の対象がたんなる一般的な「病気」ではなく「人間の病気」であり、それを論理的に把握するとはどうすることかから説くことになるが、そのためにはまず、医学の立場から人間とは何か、を明らかにしなければならない。

医学の立場からの人間とは、これまで説いてきたように、生命体の一般性に貫かれ、高等動物としての特殊性に貫かれながら、さらに人間としての特殊性を有する存在である。

人間としての特殊性とは、ほかのすべての動物が本能だけで統括されるのに対し、人間のばあいは、本能に加えて高度に発達した脳細胞の機能である認識が本能と直接的・媒介的に複雑な統括を行なうという点にある。すなわち、人間は本能ばかりか認識によっても統括される形式・内容をもって、自然的外界および社会的外界と相互浸透することによって生きているのであり、この二十四時間のくりかえしが人間の生活なのである。

そして、そこにこそ「人間の病気」の原点があるのである。つまり、ほかの動物はすべての行動が本能で決められていくのに対し、人間の生活は、生誕直後より自然的および社会的外界との相互浸透によってつくられてきた個別的な認識によっても大きく決定される部分があるため、そこに人間としての生活によって体の生理構造の働きの歪みが生じる可能性が大であるのであり、その生活による生理構造の働きの歪みがついには生理構造そのものの歪みをひきおこすばかりか、人間としての実体そのものの歪みにまで至ることもあるのである。

さきに示した「病気とは、一般的には、人間の正常な生理構造が外界との相互浸透の過程において、徐々にあるいは急激に量質転化して歪んだ状態になったものである」との病気の一般論は、このような構造を内に含むものとして理解していただかなければならない。これが具体的にどういうことかは、『看護の生理学⑴⑵⑶』(前出)をぜひに参照していただきたい。そこには、現代医学に大きく欠落している、そして本来それなしには医学の体系化は不可能である「認識生理学」がきっちりと説かれてあるからである。

さて、ここまで読まれた看護界の読者のなかには、「ああなるほど、だから医療実践と看護実践は協力体制が不可欠なのだな……」とあらためて得心される方もおられると思う。

すなわち、「人間の病気」は人間としての生活過程でつくられる構造をもつからこそ、医師の専門性である「患者の病気の診断と治療」には、必ずその人なりの特殊的・個別的な生活過程の把握と、人間の一般性をふまえた個別性レベルでの生活過程をととのえることを専門とする看護実践の助けが不可欠なのである。したがって、たとえば医師が看護日誌を読むことの必然性は、ここにもしっかりと存在するのであって、これはけっしてセレモニーレベルであってはならないのである。看護師が、まさに二十四時間体制で把握し、記録してくれる患者の生活過程の事実のなかから、その患者の病気の診断と治療に必要な情報をしっかりとつかまなければならないし、その患者に必要であると導きだした治療を貫徹することは、それにそってその人なりの生活過程をしっかりとととのえる看護実践なしには不可能なのである。

ところが、現在の医療実践においては、結果として現象している事実にしか目が行かず、その生活の過程的構造をみてとることができないために、じつに危うい実践になっていることは、これまで論じてきたとおりである。

以上簡単ながら、本来あるべき医療実践とは何か、そしてそれは看護実践とどのようにかかわるのか、について説いた。

論の展開からは、次には看護実践とは何かを説くことになるが、これは読者が看護実践家ならば、「釈迦に説法」の類いであろう。またそれ以外の読者の方々が、看護実践とは何かについて知りたければ、薄井坦子の『科学的看護論』(前出)から『看護の原点を求めて』『看護実践から看護研究へ』『何がなぜ看護の情報なのか』(以上、日本看護協会出版会)へと続く一連の著作、さらに具体的実践事例の検討である『ナイチンゲール看護論の科学的実践(1)〜(5)』(薄井坦子編、現代社)を読んでいただくことにつきる。それによって、看護実践とは何かが、理論的・論理的かつ事実的にしっかりとわかっていただけるはずである。

したがってここでは、このような看護師の行なう看護実践は、当然のことであるが、医師の行なう医療実践との協力なしに、その目的を果たすことができない、ということを指摘するだけにとどめておきたい。

そもそも看護実践の対象は、患者すなわち病める人間であるから、看護師が「患者の生命力の消耗を最小にするよう、生活過程のすべてをととのえよう」とした時、その患者の患者であるゆえん、つまりその人がどのような病気に陥っているのか、そしてその病気がどの程度なのかを、一般的レベルであってもしっかりと把握しておかなければならない。なぜなら、その病気の種類・程度によって、生活過程のととのえかたは大きく違ってくるからである。

だからこそ、『科学的看護論』において、対象の特殊性を把握する諸条件として「①健康障害の種類」、「②健康の段階」があげられているのであり、それが最近視覚化された対象特性把握のための「立体像モデル」のなかにしっかりと位置づけられているのである。これについてはとくに『何がなぜ看護の情報なのか』(前出)を参照していただきたい。そしてこの「健康障害の種類」と「健康の段階」を専門的に確定しておくのが、当然に医師の役割であるから、医療実践の協力なしに看護実践もまたその目的を果たすことができないことは明らかである。

以上、医療実践と看護実践は、同じく患者を目の前にして「患者の健康状態を好転させる」という共通の目的のために、それぞれの専門的役割を担い、同時に協力しあわなければならない関係であることを説いた。しかしながらさきに書いたように、とくに医師の側においては、なかなかその関係が理解されていない現状がある。それは、古代エジプトにおいて、すでに専門職として確立し長い長い伝統をもつ医療実践者の立場からは、十九世紀になってようやく専門職として確立されはじめた看護実践のその歴史的な伝統の希薄性に規定されて、日本においても当然のこと、長い間看護実践を医療実践に従属するものとして位置づける風潮が支配的であったからであり、それはやむをえないことでもあったのである。

だが、本書でこれまで説いてきたように、看護学が医学を追いこして科学的学問体系として確立され、看護実践の専門性が理論的にも事実的にもここまで明らかにされた現在、なおかつ遺物と化したそのような観念にとらわれている人々が数多くいるのは、同じ医師として大変に辛くまた、淋しいことではあっても、ことさらにそれをここでとりあげるだけの暇はない。

しかし一方で、逆にそのような古い観念にひきずられた裏返しとして、次のような風潮があることもまた否めない事実であり、それについては少し触れておく必要がある。

それは、ひとつは両者の関係を敵対的にとらえるものであり、もうひとつはただそれぞれの専門性を認めながらも、「触《サワ》らぬ神に祟《タタ》りなし」ではないだろうが、自らとは別のものとして尊重しているだけのものである。前者は多分に感情論であるからここではおくとして、問題は後者である。すなわち、看護実践と医療実践はお互いの専門性を認め、ただ自らとは別のものとして尊重しあっているだけでは不充分である、つまり、両者の共通の目的の達成に大して役にたたないということなのである。これはどういうことなのであろうか。

これまで、看護実践と医療実践は、同じ患者を前にして、それぞれの専門的役割を担い、同時に協力しあわなければならない関係であると説いてきたが、問題はこの協力の構造であるから、もう少しその中身に論理的に立ちいってみよう。

結論的にいうならば、本来看護実践と医療実践とは相互規定的ななかでの相互浸透の関係にならなければならないということである。相互浸透、より正確には「対立物の相互浸透」とは、学問の柱となる弁証法の用語であるが、これは簡単にいうと「対立物が媒介関係にあると共に各自直接に相手の性質を受けとるという構造を持ち、このつながりが深まるかたちをとって発展が進んでいく」(『弁証法はどういう科学か』前出)ことである。しかしながらここの弁証法でいう「対立物」とは、常識でいうふたつのものが互いに張り合い、反目しあう関係にあるものをさすのではなく、両者をきっちりと認めあったうえで、統一してとらえなければならないばあいの、その両者をさすのである。そのような観点からここで看護実践と医療実践は弁証法上の対立物としてとらえることができることになる。少し説明してみたい。

そもそも、看護実践と医療実践は歴史的な原点までさかのぼれば、「病んでいる人間を何とかしたい」という、人間としての共通の思いへと収斂《シュウレン》するものであるが、人類の発展において両者はそれぞれ専門分化して発展し、今日に至っている。すなわち、両者は同じ病んでいる人間を前にして、それぞれの専門的な観点からみつめ、専門的に把握することとなる。

これまで説いてきた内容をふまえて、わかりやすくいうならば、医療実践において医師は

「人間の病気」をその対象とするのであり、看護実践において看護師は「病気をもった人間」をその対象とするのである。そして、その中身が、医療実践は「患者の病気の診断と治療」であり、看護実践は「患者の生命力の消耗を最小にするように生活過程をととのえること」であったわけである。

このように看護実践と医療実践は、原点においてはひとつであったものが、分化発展したものとして媒介関係においてとらえられることになるのである。すなわち、患者を前にして、看護実践があって医療実践がある、医療実践があって看護実践がある、という相互規定的な対立的関係としてとらえられるのであるが、両者の関係は本来それだけであってはならない。

ここにはさらに、「直接に相手の性質を受けとる」という構造がなくてはならないのであり、そのことによって両者が発展していかなければならないのである。具体的には、看護実践は自らのうちに「患者の病気の診断と治療」という医療実践の過程と成果を受けとることによって、医療実践は自らのうちに「患者の生活過程をととのえる」という看護実践の過程および成果を受けとることによって、それぞれ専門職としての自らの実践を発展させなければならない、ということは先述したが、これを論理的に説くならば、弁証法という学問の法則レベルで「対立物の相互浸透」というのである。

以上述べたように、看護実践と医療実践は、ただたんに相手の専門性を自らとは別のものとして尊重しあうだけではなく、相互浸透によって互いに発展することができてはじめて、「患者の健康状態を好転させる」力となりうるということをしっかりわかっていただきたい。

したがって、両者の発展をはかり、共通の目的である「患者の健康状態を好転させる」ためには、まずは両者がそれぞれの専門としての実践を、責任をもって見事にやりとげることである。仮に一方がどんなに見事にやりとげる実力をもっていても、もう一方の実力がなければ患者の健康状態は好転するどころか、悪化することにもなりかねないからである。これが相互浸透の中身の結果のひとつであることは、ことさらには述べるまでもないことであるが……。

第二節　看護と医療の協力の必要性を具体的事例にみる

以上述べたように、看護実践と医療実践の両者がともに同等レベルで優秀でなければ、「患者の健康状態を好転させる」ことが難しいことは、当事者であればともどもに身にしみて感じているはずのことである。

私自身、これまでの二十年以上の実践をふりかえれば、両者が優秀であることがどれほどに必要かは、数限りない具体的な場面とともに実感することができる。たとえば、卒後まもない研修医の時代に経験した次の二事例は今でも忘れることのできないものであり、あとになって「医学と看護学」「医療実践と看護実践」の区別と連関を学ぶことによって、はじめてその意味を解くことができた事例でもある。

一例目は、大学を卒業し研修医として市中病院に勤務してすぐに受けもった患者である。生まれてまもなくの臀部膿瘍の女児で、治療に難渋を極めたのであるが、努力のかいがあって全快し、スタッフ一同に喜ばれ退院していった。ところがその約一週間後、新聞に「母親ノイローゼで子供を絞殺」とその児の記事が載ったのである。

これは、あまりにも大きな衝撃であった。熱心に治療にあたり、ふだんより患児に優しい当時の私の指導医であった小児科医は、「母親に殺させるためにあの児を治したんではない！」と、母親に対する怒りをあらわにしていたが、私は、時々頼りなさそうな顔をしていた二十歳を少し過ぎたばかりの母親のまだ幼さの残る姿が思いだされ、「母親をそこまで追いこまない、何か手だてがとれたはずなのに……」と激しい後悔におそわれた。研修医になってまもなくのこの事件は、私にまさに、「病気は治ったが病人は死んだ」の実例をつきつけ、患者の背後の生活をみることの重要性を教えてくれたのであるが、今になって論理的にとらえかえしてみるならば、これは医療実践の失敗というよりも、「患者の生命力の消耗を最小にするように生活過程をととのえ」なければならなかった看護実践の失敗と解くことができるのである。

二十四時間の生活を全面的に母親に依存するしかない新生児の生活過程をととのえることは、母親の認識をととのえることなしに不可能であることがわかっていれば、はじめてのお産の直後に我が子が難治性の臀部腫瘍で入院という事態が、若い母親の認識をどれほど不安におとしいれるか、また家に帰って突然自分一人で世話をすることになったらどのような認識になるかを予想して、退院前にその認識のゆれをととのえておく、あるいは母親をとりまく社会関係をととのえておくという看護実践が必要であったであろうということである。

二例目は、私の医師としてまた医学者としての、原点ともいえる体験であるが、この体験を再び強烈に呼びおこしたのが、『ナイチンゲール看護論の科学的実践(1)』(前出)に載った「友だちの死を身近に体験した白血病の十歳男児とのかかわりを通して」の事例であった。

これは読んでいただけばわかるように、「白血病の十歳男児A君が、同病の親友B君の死を感じとったらしく、不安定な言動をみせた時、真実を告げる決心をしてかかわり」その後「時を経てA君と最期のひとときを持ち、A君から、〝僕、B君と同じみたい……〟〝ありがとう〟ということばをひき出した」という事例である。

この看護実践に対して、「だからこの一番最後の死ぬ前日の『ありがとう』が、何に対してなのか、そんなことは問題じゃあないんです。A君が自分の人生の最期に、まわりの人に『ありがとう』と言えたということがすばらしいことなのです。宮内さんの対応が、この子のそうした持てる力を引き出したということで、これは最高の看護だと思います」と、最高の賛辞が贈られている。

私自身もはじめてこの事例を読んだ時には、看護の力のすばらしさに深い感動を覚えたのであるが、それと同時に私のなかに、忘れられないひとつの体験が蘇ったのである。それは、私が研修医として約一年が経過し、ほとんど二十四時間体制の激務のなかで多くの研鑽を積み、医師として少し自信をもって仕事ができるようになったと感じた頃にであった事例である。患児は小学校五年生で、急性リンパ性白血病の再発のため入退院をくりかえしており、さきにあげた事例A君と、何もかもほとんどそっくりといってよい状況であった。その男児が、最期の苦しい息づかいのなかで、「先生、俺の病気はいったいどうなっているんだ！」と叫んだのである。

これは、主治医である私にとっては恐ろしいほどに打ちのめされた体験であった。当時小児の急性リンパ性白血病は、初回の寛解導入は比較的速やかにできるものの、その後の再発に対してはしだいに打つ手がなくなり、まさに対症療法に終始するしかない苦しい状況であった。したがって、この子の叫びに対して病気を治すことが専門であるはずの医師である私は何もできないつらさとともに、「治せる病気は治せるが、治せない病気は治せない」という、現代医療のもつ限界をまざまざと感じさせられたのであった。そして、この体験が大学病院に戻ってから白血病の研究へと向かわせ、さらに、その限界をうち破る研究の成果があがったらあがったで、また別の限界が立ち現われてくるという流れのなかで、結局のところ科学的医学体系がないから病気の解明ができないという点についに気づかされて、科学的医学体系の創出へと向かう原点となったのであるが、それはさておき、ここでさきに紹介したA君の事例と私の体験とを重ねて思い至ったのは、まさに看護実践と医療実践の専門性の違いということである。

それは何かといえば、「十歳の子供が白血病で死に至る」という局面においては、看護師はこの事例のように「最高の看護」実践をすることができるけれども、医師である私にはすでに見事な実践をなしうる条件はほとんどなかったということである。なぜなら、十歳のこれから成長していく力を備えているはずの子供が、病気で死に至らなければならないというのは、医師が自らの専門として担う治療の限界を示す以外の何ものでもなかったからである。

たしかに現実的には、医師はその時代の医療の水準をしっかりと実践できれば、医師としての責任を問われることはまずない。しかし、医療実践の目的が「患者の健康状態の好転」のための「患者の病気の診断と治療」であるならば、たとえその病気を治すのは難しいとしても、少なくともよい状態へと変化させられるものでなければ、医療実践は失敗である、すなわち実力不足であったといわなければならない。

以上、私の体験した二事例からもわかることは、「患者の健康状態を好転させる」ためには、看護実践と医療実践の双方が、それぞれの誇りにかけて自らの専門的実力をしっかりと把持する以外にないということである。そして、医療実践についていえば、その専門的実力をつけるためには、その背後にあってどのような実践をも導いてくれるところの科学的医学体系の構築こそが急務なのであり、それが医学者の本分であってみれば、医学者に課せられた責任はずしりと重いということになる。

第二章　医療実践に求められるもの

第一節　医師にもっとも求められるものは本当に「医の心」か

さてこれまで、医療実践とは何か、看護実践とは何か、その区別と連関はどのようなものであるのかについて説いてきた。要約すれば以下である。

医療実践と看護実践とは、同じく病んでいる人間を前にして、「その患者の健康状態の好転」を共通の目的として、それぞれの専門性を担っている実践である。医療実践は「人間の病気」を対象とし、「病気の診断と治療」をその専門とするものであり、看護実践は「病気をもった人間」を対象とし、「患者の生命力の消耗を最小にするように生活過程をととのえること」をその専門とするものである。そして、両者はお互いの専門性を自らとは違うものとして相互規定的に尊重するだけではなく、相手の専門性の成果を直接に自らのうちに受けとることによって、相互浸透的に発展していく関係になければならず、そうでなければ「その患者の健康状態を好転させる」ことが難しいということであった。したがって、その両者に要求されることは、まずはそれぞれに自らの専門としての実践を見事に成しとげられる実力をつける研鑽を積むことであり、それと同時にお互いの相互浸透をはかることである。

以上がこれまでの要旨であるが、それにかかわりぜひともひとつ取りあげておきたいことがある。それは、現代において要求されている医師像とは何かであり、それははたして正しいかである。

昨今、毎日のようにマスコミが医療問題をさまざまに取りあげているが、そのなかでよく「どういう医師が望ましいか」「どういう医師にかかりたいか」というアンケート調査が行なわれる。そして必ずその答のトップを占めるのが、「よく説明してくれる医師」「よく話を聞いてくれる医師」というものである。また、「医療の荒廃」が叫ばれているなか、医師会内部でも人間的医療を求めて、医師像の見直しがはかられ、最近は「インフォームド・コンセント（説明と同意）」の必要性が大きく取りあげられている。

さて、このような風潮の意味するところを、本来どのように解かなければならないのだろうか。それを考えるためにまずは、次の論文の引用を読んでいただきたい。これは、日本医師会が一九九〇年に「医師と患者」と題して特集した論文のひとつであり、当時、東京慈恵会医科大学学長であり、医学教育をも専門とする阿部《アベ》正和《マサカズ》が、第三回日本臨床内科学会の会頭講演「患者と医師」の原稿に手をいれて発表したものであり、現在の医学界において理想とされる医師像の一般的な見解であるからである。

「患者と医師」と題した論文は、次の書きだしから始まっている。

「近年、医療に対する一般の方々の信頼が薄くなってきたといわれます。そのことをマスコミの方々がしきりにあおっている向きもあります。しかし一方、私たち医療に携わっている者は、この際謙虚に反省して、正すべきは正す必要がありましょう。」

そしてまず「医療に対する基本的な考え方」として、次の三つをあげている。

「第一は、医療の対象は病気ではない、病気に悩む人間であるということであります。

（中略）

『病気を診ずして病人を診よ』とよくいわれます。この言葉は、私たちの大学の建学の精神でもあります。病気のみを診る、しかも、臓器のみを診ていることはないでしょうか。病める人間を大切にしようという願いがこの言葉のなかに込められているのであります。」

「第二に、医療は患者と医師との信頼関係に基づいて進める共同作業である、ということであります。医師と患者は、上と下の関係にあるものではありません。両者は横に並ぶ存在であります。

もちろん、医療の責任は医師にあります。しかし、患者と医師の関係はとかく弱者と強者の関係につながりがちであります。こうならないように、いつも心しなければならないのであります。」

「第三に、メディシン(medicine)を医学とか医療とか言わないで、単に「医」と訳します。医は、単なるサイエンスではない。サイエンスによって支えられたアートである、ということであります。(中略)

ここで私が言うアート、それはすぐれた医師としての技術、つまりスキルだけではなくて、そのスキルに合わせて豊かな医の心をも含めたものをアートと言いたいのであります。それでは医の心をどう解すればいいのかが次の問題であります。大変むずかしいことでありますが、しいて私が答えるとすれば、それは次の四つであろうと思います。

第一は、病人の痛み、苦しみ、悩みに共感する心。医師は感性豊かで、他人の気持ちを察することができなければなりません。

第二は、病人をいたわり、慰めの手が自然に出る心

第三は、自分がこの世に生を受けているのは自分の幸せのためというよりも、むしろ病める人の幸せのためであるという姿勢、つまり病人の幸せのためにサービスする心

そして第四は、病人によく説明して納得してもらい、同意を得るように努力する心

この四つをとりまとめて、私は『医の心』と解しているのであります。」

さらに「患者と医師の信頼関係確立のために」として、次の八項目をあげている。

「医師と患者の信頼関係を確立するために、

①　知的専門職に就いていることの医師の意識
②　生涯教育への挑戦
③　説明と同意の推進
④　傾聴の姿勢
⑤　共感への努力
⑥　謙虚と言葉の重視
⑦　権力を捨て権威を保つ
⑧　指導医の態度

以上の八項目を現在私は考えて、この方向で努力をしてまいりたいと思うのであります。」

そして最後に、次のように結んでいる。

「学生諸君に、現在の医療のなかでいちばん大切なことは何かとアンケートを出しました。そうしたら学生の大半は、それは人間性である、ヒューマニティであるという答えが返ってきました。私はこのことを知って、二十一世紀の医療は灰色ではなく、希望の光が差し込んできていると思ったのであります。来るべき二十一世紀の医療は、サイエンスとしての医学とアートとしての医とをうまく結び付け、両者が調和のとれた姿になることを願い、かつ信じたいのであります。」（以上、『日本医師会雑誌』第一〇三巻第七号、一九九〇

年刊、日本医師会）

以上の見解を簡単にまとめれば、次のようになろう。

「近年、医療に対する一般の方々の信頼が薄くなってきている」といわれており、医療に携わっている者は謙虚に反省しなければならない。そのためにまず、医療に対する基本的な考え方をあげると、⑴医療の対象は病気ではなく、病気に悩む人間である、⑵医療は患者と医師との信頼関係に基づいて進める共同作業である、⑶医は単なるサイエンスではない、サイエンスによって支えられたアートである、ということである。その基本的な考え方に基づき、「では患者と医師の信頼関係回復のためにどうすればよいか」ということで、さきに引用した八項目があげられているのである。

さて、読者の方々も気づかれたように、ここで一貫して強調されているのは、医療における〝医の心〟の重視である。

しかし、このように結論づけると、それに対して、「それだけではないのではないか。たとえば『医師と患者の信頼関係を確立するために』のなかには、『①知的専門職に就いていることの医師の意識、②生涯教育への挑戦、⑧指導医の態度』のように、〝医の心〟ばかりでなく、医学の学びとか教育についても言及しているのではないか」と反論する方もおられるかもしれない。しかし、これはその説かれている内容をみていただけば、やはり一貫して〝医の心〟に重点をおいた展開であることがわかる。

たとえば「①知的専門職に就いていることの医師の意識」の内容は次のようになっている。

「そこで知的専門職とは、一体どういう条件を備えたものを言うのでありましょうか、私の個人的な考えを申し上げます。

第一は、使命感をもつ、ミッションをもつということであります。

第二は、一般教養を豊かにもつ。

第三は、長い教育期間と公の免許をもつ。

第四は、寿命を全うするまで生涯にわたって勉強に励む。

第五は、公益的サービスでトレードではない。

この五つの条件を備えたものが、私は知的専門職であると思います。」

また「②生涯教育への挑戦」も

「ここで特に注目したいことは、医師の生涯教育といいますと、その対象がもっぱら医学を勉強することであると考えがちだということです。日本医師会の生涯教育制度では、単に医学的な課題だけではなくて、医療的課題についても学びましょうとしてあります。専門の医学のことの勉強に費やすのは三分の二ぐらい。残る三分の一は、医療的な課題を勉強いたしましょう、ということであります。生涯教育制度化のガイドラインには、そのことが明示されています。医療的課題とは、人間を理解するためのすべてのことを含めていっているのであります。一般教養を豊かにするために、医学以外の領域のことについても私たちは生涯にわたって勉強しなければなりません。」

とあり、さらに、「⑧指導医の態度」も、

「卒前医学教育、卒後臨床研修のなかで、後輩に医師のあるべき姿を伝えなければなりません。学と術を伝えることはむずかしくありません。しかし、医の心、医のあり方を伝えることは至難の技であります。」

とあるように、専門職としての医師の教育・学習および実践の構造には立ちいらずに、やはり一貫して〝医の心〟に重点をおいた展開となっているのである。

さて、以上の引用文を読まれて、読者の方々はどのように考えられたであろうか。

これは、たしかに医師の側からの良識的見解である。つまり良心的医師の見解であり、その点に異存はない。しかし、現在の医療の問題を根本から考えようとするならば、そしてその観点から医師とはどのようにあるべきかを把握しようとするならば、これではあまりに現象論的であり、道徳論的である。すなわち、現在誰の目にも明らかに噴出している問題に、現象的に、道徳的に応じているにすぎず、少しも医療全体の構造に分けいっていないのは明らかであろう。

したがって、これだけでは本当に医療が直面している根本的な問題の解決にはほとんどなりえない、ということである。

これはいったいどういうことか、少し説いてみたい。

まずはじめに指摘しておかなければならないのは、ここで説かれている見解は、人間を対象とする分野に一般的にあてはまる、つまり良識派的人間ならば、どのような専門職についていても把握していなければならない人間一般レベルの、道徳レベルのものであり、けっして社会一般における専門的実践としての医師の特殊性のみの道徳レベルに言及したものではない！ということである。

それはたとえば、「医療に対する基本的な考え方」の第一にあげた、「医療の対象は病気ではない。病気に悩む人間である」という点に端的にあらわれている。これでは、医療と、看護やカウンセリングや、はたまた宗教などとの区別がなんらうかびあがってこないからである。これはたとえば、「建築の対象はその家ではない。その家に住む人間である」と述べるようなものだからである。

ここからわかっていただきたいように、医療の対象は、先述したようにあくまで「人間の病気」なのであり、「病気をもつ人間」なのではない。もし「病気をもつ人間」が対象であるならば、不治の病にかかって宗教に心のやすらぎを求める患者の心を、それを専門とする宗教家以上にととのえなければならないということになり、これは不可能である。これに関しては、看護実践も同様である。それだけに、その違いを、道徳的にではなく学問的・論理的に理解しておかないと、医師が専門家として果たさなければならない「病気の診断と治療」の役割の責任の重さを、受けとめることができないのであり、宗教家の果たす役割との大きな違い、実力の違いをみてとれなくなるであろう。

さらにこれにかかわって、第二にあげた「医療は患者と医師との信頼関係に基づいて進める共同作業である、ということであります。医師と患者は、上と下との関係にあるものではありません。両者は横に並ぶ存在であります」とのとらえかたにも誤解があってはならない。

たしかに医療が、患者と医師との信頼関係に基づいて進める共同作業であることはまちがいない。しかし、一方が専門家であり、もう一方が非専門家であってみれば、人間として、人格としての関係はまちがいなく横並びであっても、医療場面において、単純に横並びの関係であってよいわけはない。医療としての関係においては、あくまで専門家としての医師が、全的に責任をもって病気の診断と治療をし患者の健康状態が好転するように導いていかなければならないのであり、それが専門家の専門家としてのゆえんであり、責任というものである。

そして、その病気をもっているのが人間であるからこそ、その過程に「説明と同意」といったレベルの人間的関係が必要なのであり、またそこにこそ阿部の説くように政治家などのような「権力」ではなく医師としての「権威」が必要になってくるのである。

そもそも、「権力」とは意志にかかわっての強制的な支配力であるが、「権威」とは強制されずともすすんでその意志に従いたい気にならせる力であり、医師が医療実践を行なう時に、どれほどこの医師としての権威が必要であるかは明らかであろう。患者の立場にたつならば、「この先生は名医だ」と思って安心して治療を受けるばあいと、「もしかしたら、ヤブ医者なのではないか」と不安に思いながら治療を受けるばあいとでは、どちらが権威があり、その結果どちらが治療の効果があがるかを考えていただけばわかるからである。

また次に、たとえば「医はサイエンスによって支えられたアートである」としてあげた、「共感する心、慰めの手が自然に出る心、幸せのためにサービスする心、同意を得るように努力する心」や、「医師と患者の信頼関係を確立するために」あげた、「③説明と同意の推進、④傾聴の姿勢、⑤共感への努力、⑥謙虚と言葉の重視」なども、人間を対象とするあらゆる専門的実践に共通のことであり、医師にのみ特殊に求められるものではけっしてない。

ただし、誤解のないように念を押しておくが、これらのことが医師に不要だといっているのではない。このようなことは、医師をも含めた、人間を対象とする専門家にとっては、すべてに一般的に必要なことであり、このような〝人間的な心〟がないならば、人間を対象とする専門職に就いてはいけないといえるレベルの、基本中の基本といえる大切な問題であるということなのである。それが、直接にかけがえのない命をあずかる医師や看護師においては厳しいレベルで要求されるのは当然であるが、またたとえば教師などにとっても、それは教育というレベルで厳しく要求されるべきものである。

現在叫ばれている〝医の心〟の荒廃は、大きな観点からながめるならば、医学教育以前の教育に大きく根ざすものである。たとえば、昨今の若い人達にみられる、相手の心になりきれない、相手の心をみてとれないといった、認識論的に説くならば相手の心に観念的に二重化できない人間、あるいはあまりにも感性が薄い（育っていない）人々の増加は、現在の小中学校時代の受験体制とけっして無縁ではなく、したがってこれは医学教育のありかただけではなく、そこに至るまでの家庭教育をも含めた教育一般のありかたから問い直さなければならないものである。したがって、そこでの専門職としての教師の役割はきわめて重要であり、だからこそ教師にも問わなければならない心の問題なのである。

ついでながらこの受験勉強の弊害については、『医学の復権』（前出）できっちりと論じているので参照していただきたい。

以上のようにみてくると、阿部が医師に必要なこととして、一貫して唱えている〝医の心〟は、医師に必要な特殊な心ではけっしてなく、一般的に人間を対象とするどのような専門職にも共通の基礎とならなければならない〝人間の心〟であることがわかる。したがって、これのみを大きく唱えることはあまりに一般的すぎて、逆に医療実践が専門性としてすなわち特殊性として本来切実にかかえている問題を見失ってしまう危険が大きいといわなければならない。

ではなぜ、マスコミばかりか当の医師達さえも、このような展開に終始してしまうのかといえば、結局のところ、医学とは何か、医療とは何かの一般論をおさえて、医師とは何か、医師に求められるものとは何かを学問的ないし理論的レベルで解かないために、今日的な問題にのみふりまわされて、医療問題における特殊性を医療問題の一般性に解消してしまうことになったものである。

すなわち、医療現場における〝医の心〟の荒廃があまりにめだつために、それが現実の医療の唯一の問題であるかのように錯覚してしまう愚をおかしてしまうのである。

では、本来医師にもっとも求められるものは何なのであろうか。現在、医療実践においてもっとも切実な問題とは何なのであろうか。

その問いに答えるためには、まず医師の行なう医療実践とは何かを思いおこしていただきたい。医療実践とは「患者の健康状態を好転させるため」の「患者の病気の診断と治療」である。となれば、その専門性を一身に担う医師が行なわなければならないのは、まず第一義はどのような患者を目の前にしても、その患者の病気を正確に診断し、完璧に治療することによって、確実に患者の健康状態を好転させるために努めることである。医師に求められる実力は、これ以外ではなく、これこそが医師の真の本分なのであり、これでなければならないはずである。

そんな、と思われる読者には誤解を恐れずにあえて質問してみたい。ではそんな読者のみなさんは、たとえば自分が命がけの手術を受けなければならなくなった時、「よく説明し、よく話も聞いてくれる人格者であるが、手術で失敗するかもしれない医師」と、「人あたりが悪くぶっきらぼうではあるが、手術の腕は確かである医師」というデータを前にしたばあい、はたしてそのどちらを選ばれるであろうか。それでも人格者の医師がよいという人は、まずはいないであろう。

たしかにこれは極端な話ではある。しかしこの極端な例でわかっていただきたいのは、医師は「患者の病気の診断と治療」の技術がしっかりと把持されていなければ、あとは何をどんなに豊かにもっていても、医師としての資格は断じてない！という厳しさを要求されるのが第一義であるということなのである。医師は生命《イノチ》をあずかっているのである！

したがって、医師に求められるものを検証するにさいしては、少なくとも医師の側からは、まずは現在一般的に「患者の病気の診断と治療」の実力が充分といってよいレベルであるかないか、がまず問われなければならないのである。その医師の第一義である本分を等閑視したままにして〝医の心〟や〝インフォームド・コンセント〟ばかりを取りあげるのは、患者の立場からしても本末転倒といわざるをえない。

そしてこの医師の本分については、けっして楽観できる状況にないどころか、現在の医療実践が技術的に、どんなに危うい基盤の上に立っているかは、第一編で論じておいたので思いだしていただきたい。あるいは、簡単な病気であったはずなのに、誤診で亡くなったという例が、いつもいつもニュースになっていることでもわかっていただきたいものである。

なぜそうなのかは、現代の医療実践は、その背後に科学的医学体系が存在しないために、経験至上主義の試行錯誤の実践となっており、「どのような事実に遭遇しても、こうすればよいと示してくれる確かな指針がない」というのが現状であったからである。もし読者のなかに「そんな『確かな指針』などそもそもあるはずがないではないか」と思われる方がおられれば、それは壮大な誤りというものである。なぜなら、看護実践は科学的看護学体系から導きだされた「確かな指針」を手にしているからであり、それについても上巻で検証してきたので、ぜひ読みかえしていただきたい。

さて、現在ないからこそ医師に求められるものは、「どのような患者のどのような病気についても正確に診断し、完璧に治療しうる実力」なのであり、そのためには再三説くように、科学的医学体系の創出およびその体系の医療への適用である技術論の構築が急務なのであり、その役割を担う医学者に課せられた責任は重いということになる。

ここで誤解のないように説いておく。なぜなら、このように書くとただちに「では〝医の心〟とか、〝インフォームド・コンセント〟などは必要ないというのか」と激しく詰め寄られそうだからである。これはけっしてそうではない。むしろ、阿部があげた「説明と同意の推進、傾聴の姿勢、共感への努力、謙虚と言葉の重視、権力を捨て権威を保つ」など〝医の心〟といわれる問題は、人間性一般のレベルで要求されるものである以上、医師の担う専門性である

「患者の病気の診断と治療」を遂行するためにも当然に要求されるべきであるし、また本来必要不可欠なことなのである。

つまりそのような、患者とのコミュニケーションをしっかりともつことなしには、「患者の病気の診断と治療」は本来まともには成しえないのであり、まさに検査データと病名をつきあわせ、投薬や手術を行なう即物実体的な医療実践に終わってしまうことは、前述したとおりである。

患者が心を開いて自らの過去の生活過程の中身を話してくれなければ、正しい診断に到達しないことが多いし、また患者がしっかりと医師が説明した治療の意図を理解し、それにそった生活をしてくれなければ、治療を貫徹することはできない。したがって〝医の心〟も、ただ現在それの欠落が大きく目につくからといって、それだけを取りだして論じると、医療論抜きの、つまり〝しっかりとした医術〟を抜きにした道徳論で終わってしまうことにもなり、結果的に医術の問題がないがしろにされかねないという危険性がある。本来〝医の心〟というものは医療実践全体のなかに、しっかりと位置づけて論じなければならないものなのである。

そして、そうなると必然的に、現在医師の教育において完全に欠落している「人間とは何か」「人間性とは何か」を知るための学問レベルの「認識論」の重要性がうかびあがってくるはずである。医学と認識論のかかわりは、『看護の生理学⑴⑵⑶』(前出)で説いているように、医学が対象とする人間の生理構造が認識によって統括されていることだけでなく、医学の社会的適用である医療において、その対象が認識をもった人間の病気であるから、患者の認識を引きだし、患者の認識に働きかけなければ、医療実践としての診断と治療の貫徹が難しいということでもあるのである。

この学問レベルの認識論においても、医学はその先駆者である看護学に大きく学ばなければならないといえるが、いずれ本論の流れのなかでしっかりと説きたいところである。

さきに引用したように、阿部は論文の最後に「現在の医療のなかで一番大切なことは何かというアンケートに対して、大半の学生が人間性である、ヒューマニティであると答えたから、希望の光が差し込んできた」と書いているが、問題はその人間性の中身をどのようにとらえているか、なのである。その人間性を医療全体から切りはなしてたんに道徳レベルで考えてしまうと、大きく歪んでしまうことは、これまで説いてきたとおりである。

以上本節では、今日的問題である、医師にもっとも要求されるものは何か、について説いた。

第二節　医学生への手紙——名医になるための医学生の本来の学びとは

前節では医師に求められるものとは何かについて論じたが、本節ではそれに関連して、医師をめざす医学生に本来求められるものとは何か、すなわち医学生はどのような学びをしなければばならないのかについてとりあげておきたい。

そもそもこの問題が生じたのは、一九九六年に刊行した『医学の復権』(前出)を読んだ医学生から、一通の手紙を受けとったことにかかわる。その医学生が、当時某国立大学医学部の教養課程二年であったため、専門課程に進む前に学ぶべきことを、しっかりと理解していただきたいと思い、とり急ぎその手紙に対する返事を書くことにしたのである。

そしてこれは、手紙をくれた医学生だけではなく、一人でも多くの、次代を担う若く、情熱と志ある医学生にわかっていただきたいことであり、また同じように、看護をたんなる専門職としてではなく、ほかの学問に負けない学問として学びたいとの燃える情熱と志ある若き看護学生にも、論理的には同じであることをわかっていただきたいと思うからでもある。

さて、その医学生の手紙の内容は、端的には『医学の復権』の内容がなんとも難しいということであり、要約すれば以下のようなものであった。

「自分は医学部に入学して一年間、自分の専門である医学というものがどういうものかわかりたくて、いろいろ求めてきた。しかし周囲にはそのようなことに興味をもつ学生は誰もいないし、それを教えてくれる教官もいなかった。しかたなく書物をいろいろひもといてみたけれど、なかなか納得のいく答が得られなかった。そんななかで、偶然手にした『医学の復権』を読み、医学と医療が違うということを知った。この医学と医療との違いについて書かれた第一編は、自分のアタマのなかをとてもすっきりさせてくれた気がするが、そのあとの第二編、第三編の一般教養と学的一般教養については、難しすぎてなかなか理解できない。

自分は将来医師になりたいと思っている。『医学の復権』に書いてあるのは、医学者になりたい人のための学びであって、医師になりたい人間には関係ないのではなかろうか。

もしそうだとすれば、医学者ではなくて医師になりたい自分、それも誇りをもてる優秀な医師になりたいと思っている自分は、これからどのような学びをしていけばよいのであろうか。」

以上が、手紙のおよその内容であり、それに対する返事が以下である。

拝復

お手紙を読みました。まず率直に感想を述べれば、うれしかったということです。それは、『医学の復権』をまじめに学んでくれる医学生がいたこと、さらにそれ以前に、自分の専門としての医学を真摯に問おうとしている医学生が存在するということに対するうれしさです。

あなたの手紙にも書いてありましたように、現在大学に入って自分の専門に対して、そのようにまじめに問いかける学生はなかなかいません。それは、現在の受験体制の弊害で、自分の人生の目的をしっかりと考えることなしに、偏差値だけで医学部を選び、また大学合格だけが目標の受験生活を長い間過ごしてきただけに、合格とともに、その目標が消え去り、あとは脱け殻のようになるか、その日その日の小さな目標に身をまかせた生活になってしまいがちだからです。本来ならば、これからが自分の手で、自分の主体性で、自分の人生を築いていかなければならないはずなのに、その重要性を説く教官もいないのが現状なだけに、そのことを真剣に考える学生はほとんどいないといった状況なのです。

そういうなかにあって、あなたが教養部で「医学とは何か」を問いかけたこと、そして自らが立派な医師になるにはどうすればよいかを問いかけたことは、まさに特筆すべきだと思います。

そこで私も、その真摯さに応えるために、一刻も早く返事を出さなければならないと思うに至りました。そこで「一刻も早く」というには理由があります。それは、教養課程のうちにぜひとも学んでおいてほしいことがある、すなわち専門課程に進んでからでは遅すぎることがあるからなのです。教養部があと一年とあっては、急がないわけにはいきません。

さて、早速本題に入りましょう。

あなたの質問は端的には、「『医学の復権』が、とくにその第二編、第三編が難しすぎること、医学者ではなく、医師をめざす自分にはそれは関係ないのではないだろうか。そうだとしたら、立派な医師になるために、自分はどのような学びをしたらよいのだろうか」ということだったと思います。簡単に結論からいいますと、立派な医師を志すあなたは、『医学の復権』で説いた内容は絶対に必要です。ただしその学びかたは、医学者を志すばあいとは少し異なります。それについてこれから具体的に書いていくことにします。

そのためには、まずは『医学の復権』の内容をしっかりと理解してもらわなければなりません。その内容の理解にかかわることを、少しばかり解説しておきましょう。

まずあなたは、『医学の復権』の「復権」という意味を理解できたのでしょうか。

なぜかといいますと、あなたが医学生としてこの本を学ぶためには、第一に「復権」という一語にこめられた内容をしっかりとわかってもらわなければ、どうにもならないからです。はっきりいって、そのことによってこの本全体の内容の理解が大きく異なりかねないからです。

そもそも「復権」とは、一般的には、「いったん喪失した権利や資格を回復すること」(『広辞苑』第五版、新村出編、岩波書店)です。では、「医学の復権」とはどういうことなのでしょうか。それは、かつて医学は学問としての資格を有していたが、それを失ってしまった、〝だからそれをとりもどそう！〟ということなのです。

このように書いても、まだ専門の医学の勉強に入っていないあなたにはピンとこないと思います。しかし、実はあなただけでなく、すでに専門を学んで医師や医学者と自認している人達も、ほとんどこのことがわかっていないのです。「ええー、そんな」と思うかもしれませんが、残念ながらそれが現実です。だからこそ「医学の復権」と大きく掲げなければならなかったのですから……。

では、ほとんどの人達は何がわからないのでしょうか。そして、どうしてわからないのでしょうか。その解答が第一編「医学の復権」に書いてあります。簡単にいうなら、ほとんどの人達は医学と医療の区別がわからないために、現在はなばなしく発展しているかにみえる医療が医学だと錯覚し、医学そのものが発展していると思っているのです。ですから「医学の復権」といっても、「何が復権なのか。充分に医学は実力を備えて存在しているのではないか……」ということになるのです。

では、なぜわからないのでしょうか。つまり、医学と医療の区別がなぜわからず、その結果、医学はあると思ってしまうのでしょうか。それは、医学部の教官のほとんどがそもそも学問体系とは何かを、学問の歴史にたずねてしっかり学んでいないからなのです。大半の教官には、学問体系とはこういうものという明確なイメージが自分のアタマのなかに形成されていないために、学と名がつけば学問体系であると思ってしまっているからなのです。

本来ならば「学問とは何か」こそが、最高学府である大学の教養課程において、最初に講義されなければならないことなのです。なぜかという疑問が生じる人はいないはずです。なにしろ、最高学府なのであり、大学と呼称されているのですから。当然に大学教授は「学問とは何か」を念頭において、授業に臨むべきなのであり、そうであれば開口一番、「大学の使命は学問の確立にあり」などと説くことになるものですから。

念のためにここで、偉大な哲学者ヘーゲルの、ハイデルベルグ大学における就任演説のさわりを引用しておきましょう。これこそが最高学府である大学教育にたずさわる教授の授業の信念なのだという見本です。

「諸君！

私は哲学史の講義を担当することになって、今日はじめて本大学に上ったのであるが、ついては一言、次の前口上を申上げることを許していただきたい。即ち、ちょうどこの時期にあたって大学において再び私の哲学の学究生活を始めるようになったことを、私はことさら、うれしく思うということである。と申すのは、哲学が再び注目と愛とを期待することができるようになり、このほとんど唖《おし》となっていた学問も再びその声を揚げるであろうし、またこの学問に聾《つんぼ》となっていた世間も再びこれに耳を貸すだろうことを期待してよいような時期が参ったかに見えるからである。」

「時世の騒がしさの中に人となった我々年輩の者は、青年時代を煩わされずに真理と学問とに献げ得るこの日に青年時代をもつ諸君の幸運をよろこぶものである。私は自分の生涯を学問に献げて来た。そうして私がヨリ高い水準と、ヨリ広い範囲とにおいて、ヨリ高い学問的関心の普及と鼓吹とに協力することができ、しかもまず第一に諸君をこの関心に導き入れることに与り得る地位にいま自分を見出すことは、私の満足に思うところである。首尾よく諸君の信頼を得、またそれに添い得れば幸である。しかし、それにはまず第一に、諸君が何よりも学問に対する信頼と自分自身に対する信頼とをもつことを切望してやまない。真理の勇気、精神の力に対する信念が哲学の第一条件である。人間は精神であるから、最高者にふさわしく自分自身を尊敬してよいし、また尊敬すべきである。人間の精神の偉大さと力とについては、いくら大きく考えても、すぎるということはないのである。またこの信念をもってすれば、人間に自分を開かないほど冷淡なもの、頑固なものはないだろう。最初は隠され、閉されている宇宙の本質も、認識の勇気に抗し得る何らの力ももたない。この勇気の前には、その宇宙の本質は必ず自らを開き、その富と深底とを、その人の眼前に現わして、享受に委ねるにちがいない。」（『哲学史・上巻』ヘーゲル著、武市健人他訳、岩波書店）

ここまで見事な挨拶は、まさに「自分の生涯を学問に献げて来た」大哲学者ヘーゲルにして、はじめて可能なものであるでしょう。

しかし本来なら大学において、少なくとも学問への信頼、学問への情熱が、何をおいてもまず思想性高く謳《ウタ》いあげられなければならないはずなのですが、あなたも知っているとおり、現在それはどこの大学にも、よって当然にあなたの大学にもありません。したがって、せめてまずは専門課程に入る前に『医学の復権』で学問とは何かをしっかり学んでほしいと思います。

本来、学問体系というからには、理論体系でなければならず、本質論をふまえての体系的構造、すなわち本質論・構造論・現象論が確立されていなければなりません。しかし、このように書いても、これは今のあなたにはとても難しいと思います。これについては『医学の復権』をくりかえし読んでもらいたいと思いますが、より具体的には、『看護学と医学（上巻）』（現代社）をぜひ読んでください。

少し話はそれますが、私も学生時代、学問とは何かも教わることなく、医学があると信じて医師になりましたので、偶然のことから、医学には科学的学問体系がないと気づかされた時には大きなショックを受けました。そのうえ、あろうことか、看護学には科学的学問体系があるということを知った時には、そのショックはそれはもうはかりしれないものでした。そして、学べば学ぶほどに、医学には科学的学問体系がなく、看護学にはそれがあるということが事実的には当然として、理論的にもわからせられてくるにつれ、その悔しさにかられて、ついに自らの手で科学的医学体系を構築しようと決意するに至ったのです。

それはさておき、このように科学的学問体系が医学にはなく看護学にはすでにあるということを、具体的事実をあげながら詳しく説いたのが、『看護学と医学(上巻)』でした。熟読してもらえば、学問体系とは何か、医学体系とは本来どういうものか、それから考えると、現在医学と思われているものが学問体系ではないなあ、ということがあなたにならなんとなくのレベルではわかってもらえると思います。

さて、話をもとにもどしますと、通常、そもそも学問体系とは何かというイメージがないために、現在はなばなしくみえる医療の発展を医学の発展と思ってしまい、「医学の復権」といわれてもピンとこない、というところでした。そこで、その現実をふまえたうえで、あなたには『医学の復権』の復権の意味するところをしっかりと理解してほしいということでした。

ただし、復権の復権であるゆえんを理解するためには、もうひとつ勉強しておいてもらわなければならないことがあります。それは、医学体系はかつては存在していたのだということです。それが『医学の復権』でとりあげた、約一八〇〇年前、ローマ帝政時代の、クラウディウス・ガレノスの医学体系です。

この項はしっかりと読んでおいてください。ガレノスは、医学史においては、まさに十数世紀にもおよんでヨーロッパ医学に君臨しつづけた巨匠ですが、現在の日本においては、ガレノス以前の、ギリシャ時代の医術の代表者であるヒポクラテスばかりが、それもあろうことか学問レベルではなく倫理というレベルで大きく評価されつづけています。

しかし、医学を自らの専門と定めた医学生には、ほかのどのような分野の学問も体系化されていなかったローマ時代にあって、医学だけがガレノスによって学問的に体系化されていたという事実は、誇りとともにしっかり学んでおいてほしいことです。

ただし、再三『医学の復権』で説いているように、ガレノスの医学体系は、紀元二世紀という時代性のために、個々の病気の究明も治療もままならず、結果として、科学的体系ではなくいわゆる哲学的＝思弁的体系に終わったのであり、これはしかたのないことだったのです。(この科学と哲学についても『医学の復権』にしっかり説いておきましたので熟読してください)。むしろ、問題はそのあとの医学の歩みです。ガレノスの医学体系のあと、とくに近代医学といわれるようになってから、医学は体系を忘れて(無視して)大きく個別の究明へと向かい、現在その個別の究明のさらなる細分化へと拍車がかかっています。

このように、医学はほかの専門分野にさきがけて、ガレノスが体系を構築したにもかかわらず、現在はあまりにも細分化され、細分化した事実の究明にのみ情熱が向けられ、医学体系の必要性などなんら顧みられない状況なのです。そこで、再度医学体系の創出を、それも今度は本当の科学的体系の創出を、という意味で「医学の復権」となったのです。

以上、「復権」という意味が少しはわかってもらえたでしょうか。それがわかったら次に、医学と医療の区別と連関をしっかり理解してほしいと思います。これは『医学の復権』第一編・第一章「医療と医学」に説いてあります。

端的には、「医療とは、現実の病気の治療、つまり病気を治すための実体的・認識的技術である。それに対して医学とは、病気の形成過程と回復過程の構造を一般的にとらえ、病気とは何か、それに働きかける治療とは何かを体系化した認識であり、科学である。したがって、医療は技術の世界に属するのであり、医学は科学の世界に属するのであるから、両者はその使命と方法が当然異なってくる」ということなのですが、これがわかるためには、一般的に、科学とは何か、技術とは何かがわからなければなりません。これについても『看護学と医学(上巻)』に説いてありますので、よく読んでください。

ここがなかなかわからないから、前述しましたように、医学と医療を混同してしまい、その結果さまざまな問題が生じてきているのです。

さて、一年後に専門課程に進むあなたにはっきりさせておきますと、あなたがそこで教えられることは、すべてなんら医学というレベルのことではなく、たんに医療のレベルのことです。それは当然のことでしょう。いまだに科学的医学体系はない！　ばかりでなく、学問とは何かを知る人がいない結果、医療を医学として、つまり医療的事実から論理を導きだし、論理的、理論的、体系的に教えられる教官はいないからです。

ひとつひとつの個別の病気がどのような病気なのか、それを診断するにはどうしたらよいのか、さらにそれを理解する前提として、人間の体のしくみはどのようになっているのか、あるいは薬にはどのような種類があり、それらは体にどのように働くのか……等々、すべて医療のレベルの問題です。すなわち、事実のレベルの問題であり、事実の構造レベルの問題です。

それに対して、医学レベルというのは、それらの事実および事実の構造をしっかりふまえたうえで、そこから論理を導きだし、理論化し、法則化し、せめて一般論レベルなりとも体系化したものから具体の事実を扱い、その構造に分けいるものなのです。

これを、おぼろげながらでもわかるように『看護学と医学（上巻）』をくりかえし読んでください。そこで検証しているように、看護学はすでに科学的に体系化されているのですから、まずは看護学で科学的学問体系のイメージを描いてほしいと思います。またそこでは基本となる、事実とは何か、論理とは何かから説いておきましたので、少しは理解してもらえると思います。

さらにつけ加えておくならば、将来のあなたの医師としての実践は必ず看護師との協力体制においてなされるのですから、ここで、看護とは何かをわかっておくことは将来役にたつのであり、その意味でもしっかり読んでおいてください。

さて、医療と医学の区別がわかったら、次はその連関、すなわち両者のつながりをしっかりと理解してください。ここでいちばん重要なことは、両者は、一方は科学すなわち認識(＝論理構造の展開)、もう一方は技術(＝対象への適用)と、次元の異なるものなのですが、だからこそ両者が必要であるということです。ここをしっかりわからないと、さまざまな誤解を生じることになります。たとえば、認識である医学だけが崇高なものであって、技術である医療は世俗的なものであるとか、逆に、直接に人間にかかわる医療だけが貴いものであって、認識である医学は非人間的で無用のものであるとか……です。現在はどうも後者の見解が幅を利かせているようですが、これはどちらも誤りです。

医学は、見事である医療実践をふまえてはじめて科学的体系すなわち論理の体系＝大系として構築できるのですし、医療実践は本来、科学的体系としての医学があってはじめて最高の実践すなわち対象への適用ができうるものなのです。したがって、人間にとっての必要性という視点からみるならば、これは両者ともに必要なのであり、優劣をつける問題ではありません。

つまり、直接人間にかかわる医療だけを重要視し、医学を軽視することは誤りであり、実践家としての医師をめざすあなたは、これを、つまり科学的医学体系があってはじめて最高の医療実践ができるということを、しっかりと理解してほしいと思います。

これについても詳しくは、「実践家になぜ科学的学問体系が必須であるのか」として、『看護学と医学(上巻)』に論じましたので、ぜひ勉強してください。科学的学問体系を有する看護実践と、それのない医療実践では、実践の質にどのような違いがあるのか、わかってもらえたらと思います。

さて、このように書いてくると、一年後に医学の専門課程の勉強が始まるあなたは、次のように少し不安になるかもしれませんね。

「医学部での講義は、すべて医療のレベルのものであるということだが、一方に科学的医学体系をもたない医療のレベルとはどういうものなのだろうか。先輩の話でも、医学部というところは、とにかく知識を暗記するところであり、重箱の隅をつつくような細かい知識まですべて暗記しないことには、医師国家試験に合格しないということだったが……」と。

たしかにそのとおりです。まさに膨大な知識を覚えることが要求されます。しかし、現在それは、いたしかたないことなのです。もし、医学が科学的に体系化されたならば、現在の膨大な知識はきちんと論理的、理論的、体系的に整序され、基本としての教科書は、今の何分の一、いや何十分の一の厚さになるでしょう。

つまり、今はそれぞれのつながりがわからず、雑然とみえる知識も、医学原論によって統括されれば、そこをふまえての医学概論のなかにきちんと位置づけられるようになるのですから、そうなれば医学生の学びも、とてもすっきりしたものになるはずです。

しかし現在それがない以上、これまで先人達の努力によって経験的に明らかにされ、積みあげられてきた知識は、やはり文化遺産としてしっかり覚え、自らの実力としておかなければなりません。あなたが、どのような患者を前にしても的確な診断・治療のできる優秀な医師になりたければ、それは惜しんではならない努力です。

ついでながら述べておけば、もちろん、医学者を志すばあいも、当然それは必要です。医学を科学的体系として構築しようとするには、医療実践の事実から論理を導きだし、理論化し、体系化するのですから、まず現在明らかになっている事実を、きちんと把握することなしには不可能です。でも、医学者のばあいは、それはたんに学問への道の出発点であり、そこから論理化、理論化、体系化という学者にのみ要求される研鑽が必要になるということです。

さて、優秀な実践家をめざすあなたであれば、医学と医療の区別と連関をしっかりと理解したうえで、見事な医療実践を行なえるように、一年後から始まる学部の講義内容は、すべて自らの実力としなければなりません。専門に関しては、何を聞かれてもわからないことがない、というくらいにならなければ、専門家として誇りがあるとはいえませんから……。

ただし、その学びに入る前に、その学びを本当に自らの実力とするために、教養部あるいは教養課程のうちにぜひともやっておかなければならないことがあるのです。それはいったいなんでしょうか。

それが、第二編「学への道たる『一般教養』とは何か」に説いてある内容です。

御承知のように、『医学の復権』は、第一編「医学の復権」、第二編「学への道たる『一般教養』とは何か」、第三編「『学的一般教養』の高みからみる医学者の軌跡」からなっていますが、なぜそのような構成になっているのかは、まえがきに書いたとおりです。しかし、あなたの手紙では、第二編、第三編が難しいということでしたので、まえがきの内容を少し補足し、医師をめざすあなたに、第二編、第三編をどう学んでほしいか書いておきます。

まず、第一編と第二編・第三編との関係ですが、第一編「医学の復権」は、学問的立場からみますと、医学体系の一般論すなわち、「医学原論綱要」といってもよいものです。端的には、レジュメレベルの「医学原論」です。そして、医学を科学的に体系化するにあたって、まず掲げなければならないのが、この一般論、つまり原論なのです。それがなぜかは、まえがきに書いたとおりですが、とても大事なことなので、あとでもう少し説きたいと思います。

いずれにしろ、医学と医療の区別と連関を明らかにし、科学的医学体系とは何かを一般論として提示したのははじめてである、と自負できるのですが、それをするためには、第二編で説いた一般教養と、学的一般教養へ向けての研鑽が必要だった、ということなのです。しかも、この医学一般論の定立は、科学的医学体系へ向けてのたんなる出発点でしかなく、そこから、科学的医学体系創出のためのさらなる研鑽が始まるのですが、これはまさに、一般教養を土台とし、学的一般教養を自らの実力とすることなしには不可能だということなのです。そのことを、実例として検証してみせたのが、第三編「『学的一般教養』の高みからみる医学者の軌跡」です。

以上が、第一編と第二編および第三編との論理的なつながりです。このように書きますと、あなたは「やはり、第二編、第三編は医学者をめざす人に関係することであって、医師をめざす私には関係ないんだな」と思うかもしれませんが、それは早とちりです。

たしかにこの書は、『医学の復権』とあるとおりに「医学」および「医学の構築」が主題となっていますので、医学者の研鑽に的を絞って説いてあります。しかし、医師をめざす医学生にも充分理解してほしい内容なのです。

とくに第二編「学への道たる『一般教養』とは何か」の第一章から第三章までは、よく読んでしっかり理解してください。これはあなたが優秀な医師をめざすのであれば、絶対に不可欠なことが説いてあります。もちろんこれはたんに医師のみならず、どのような分野においても、その分野で一流になろうと志して大学に入学した方々には、ぜひわかってほしいものです。

この第一章から第三章までは、現在文部省主導のもとに、学校教育においてあまりにも「一般教養」が軽視されている現状を直視し、逆に「一般教養」がどれほど重要かを訴えたものです。現実に、あなたの大学ではまだそのようなことはないようですが、他の国立大学では教養部そのものが廃止されましたし、それ以外でも、専門教育が教養部へと入りこんできています。

それは「一般教養」の重要性を理解できずに、教養部あるいは教養課程不要論を唱える大学教官の責任でもあり、また同じく、その重要性を理解できずに、まじめに学ぼうとしない学生の責任でもあります(これは学生だから仕方のないことですが、だからこそ大学教官がしっかりと重要性を説くことが大事なのです)。

いずれにしても、大学における「一般教養」の軽視は、学問の世界においてはもちろんのこと、社会のそれぞれの専門を担っていく実践の世界にも、大きく歪んだ専門家を輩出することになってしまうのです。

その典型的な実例が、地下鉄サリン事件など凶悪事件をつぎつぎに起こしたオウム真理教のいわゆる高学歴人間です。この事件では、御承知のように、超エリート大学の理系学部や大学院を出た若者が、多数幹部として存在したことが明るみに出て、世間を驚かせました。そして、それが教養教育の軽視と無縁でないことが、ようやく指摘されました。

それはたしかにそのとおりです。彼らが自らの専門性を、社会のなかに、社会との関連でしっかりと位置づけられる力があれば、また人類の歴史、哲学および科学の歴史をふまえて、そもそも宗教とは何かが理解できていれば、いくら科学の衣をまとっていようとも、観念論の立場にたつ宗教が、唯物論の立場にたつ科学と相容れるものでないことくらい簡単に答はでるものなのですから……。しかしながら、オウム真理教の問題などは、たまたま浮上した氷山の一角にすぎないのであり、またそのような事実をつきつけられてはじめてあわてふためくのでは、教育関係者としてはあまりに情けないといわなければなりません。「一般教養」がどれほど重要か、そしてそれを無視ないし軽視すればどういうことになるのかは、理論的に解けていてしかるべき問題だったのです。それをわかるために、とにかく第二編第一章から第三章までは熟読してほしいと思います。

さて、そのなかで説きましたように、大学において「一般教養」を自らの実力とすることなしに自らの専門を修めることとは、本来不可能なのですが、一方で、引用した「東京大学教養学部の履修の手引き」を一瞥《べつ》されればわかるように、現在大学において、真の意味での「一般教養」を教えきることのできる大学教官は皆無です。したがって、自らが主体的に、独力で「一般教養」を自らの実力とすべく学ばなければならないのが現状です。

「主体的に、独力でといっても、いったいどうすればよいのか……」と、あなたは途方にくれるでしょう。そこで、まずは、第二編第三章第五節に紹介した河合栄治郎著『学生に与う』(現代教養文庫)を読んでください。本当ならこの書は、大学入学と同時に読んでほしかったものです。なぜならこの書を読めば、教養部二年間の過ごしかたが大きくかわったはずだったからです。実は、私自身もそれをしなかったために大きく回り道をしたことを悔やんだ過去があり、後輩のあなたにはそんなことがないように、ぜひにと勧めているのです。

ところであなたは、河合栄治郎の名は御存じでしょうか。教養部あるいは教養課程で聞いたことがありますか。おそらくないでしょうね。『医学の復権』で紹介しましたように、彼はかつて東京帝国大学の教授であり、二十年の長期にわたって学生の教育に情熱を傾けてきました。その彼が、一九三九年軍国主義が進むなか、軍部の弾圧によって教壇から追われることになった時に、のちにつづく者のために、大学生活とはどういうものか、どう過ごさなければならないのかを、それまでの教育実践のすべてを注ぎこんで一気呵成に書きおろしたものが、『学生に与う』なのです。

河合教授は『学生に与う』（前出）の「はしがき」に次のように書いています。

「学生諸君、私は祖国の精神的弛緩に直面して、何ものかに訴えずにはいられない本能を感じる、だが諸君に訴えずして何に訴えるものがあろう。諸君は青年である、若芽のような清新と純真とに富んでいる、まだ悪ずれのしない諸君には、私の孤衷《こちゅう》に聞くパトスがあろう。諸君は教育の途中にある、そして教育というものこそ、あの精神的弛緩を救う唯一のものである。人はあるいはいうかもしれない、今日の学生に期待するならば、それが祖国に役だつには、遠い将来を俟《ま》たねばならないと。確かにそうである、しかし精神的再建は一朝にして成るものではない。早急に効果を期待するものは、精神的弛緩の何ものであるか、その治療がいかに困難であるかを知らざるものである。将来の日本は泡立つ浅瀬の中からは生まれない、物凄《ものすご》いほど静かに澄んだ深淵の底からのみ生まれてくる。それには永い歳月を俟たねばならないのである、だがわれわれの祖国のためにこれは俟つに値する。諸君が成育して日本を指導する時は、少なくとも今から三十年はかかるだろう、だがこの使命は学生諸君を措《お》いて、他にこれを担《にな》うべきものが見出されない。

私がかくいえばとて、諸君から学生以上のものを期待するのではない。諸君が学生であるならば——真正の学生であるならば——それだけで、この重大な使命は担えるのである。なぜならば学生のうけつつある教育というものが、本来はこうした使命を果たさしむる任務を帯びているからである。諸君にして真に教育をうけるものであるならば、この使命は期せずして諸君に果たされうるのである。では教育とは何か、学生はどうあるべきか、これを私は次々に説こうと思う。」

そしてそのとおりに、学生とは何か、教育とは何かに始まり、教養とは、学問とは、そして、哲学、科学、歴史、芸術とはどういうものかを、次々と説いているのです。したがって、この書からは、本来大学で学ぶべき「一般教養」の魂をしっかりと感じとってほしいものです。

話は少しそれますが、あなたは「きけ、わだつみの声」の映画を観たことがありますか。戦後五十年を記念して制作された新しいものではなく、戦後まもなくに作られたモノクロ版です。これは学徒兵を描いた反戦の映画ですが、私はこの映画を観た時、私達のわずか二十数年前の先輩達が、未来への希望も断たれ、学問への志も引きさかれ、本当に無残に、そして無念に死んでいった現実に打ちのめされました。そして、現在の私達は、彼らのあまりにも大きな犠牲のうえに存在していることが強烈に感じとられ、彼ら先輩達の無念に潰《ツイ》えた学問への志を受け継ぎ、自らの医学体系を完成させようと、心に誓ったものでした。

この映画のなかに、軍部による河合栄治郎教授弾圧の回想シーンがあり、学徒兵と大学教官だった兵士が、あの時にみんなが、そして自分も立ちあがっていれば、こんなことにはならなかったのに……と後悔する場面があるのです。このように、河合教授は、思想家としては見事な生き方をされた方ですが、それと同時に、またそれ以上に教育者としての見事さを、日本の教育があまりにも歪んでいる現在、再認識してほしいと願っています。

ちょうど、河合教授没後五十年を記念して、新聞で何回かとりあげられましたが、そのなかのひとつに「なぜ、今、河合栄治郎か」と題して次のように書いてありました。

「東大教授・河合栄治郎の名前を知る者は少なくなった。『学生生活』『学生に与う』『学生と先哲』などの『学生叢書』シリーズ――河合教授のリベラリズム(自由主義)への賛否は別にして、第二次大戦前後に学生生活を送った者には、知識人の教養書として必読の書物

だった。」（『東京新聞』一九九四年二月十五日付視角欄・林茂雄編集委員）

ここで書かれた『学生に与う』をはじめとする著書は、今でも教養書として必読であることにかわりはなく、いやそれらがあまりにも軽視されている現在だからなおのこと、あなたにはぜひ読んでほしいと思っています。

以上、あなたが専門家として、すなわち医師としてしっかりと実力をつけたいと思ったなら、教養部において、まず『学生に与う』を読んで「一般教養」の魂を学び、また「一般教養」がどのようなものかを、一般的にイメージとして描いてのち、もう一度『医学の復権』第二編第一章から第三章にもどって、「一般教養」とは何か、そしてなぜ必要なのかを、理論的にしっかりと理解してください。

さて、次の第四章「『学的一般教養』とは何か」は、手紙にもありましたように、たしかに今のあなたには難しすぎると思います。ここをたんに言葉としてではなく、その内容を真に理解するためには、哲学そして論理学についての相当の研鑽を必要としますから。

しかし、これはわからなくても悲観することはありません。医学者を志すのであれば、この章がわからなければ出発点にも立てないのですが、医師を志すのであれば、そこまで厳しくは要求されないからです。したがって、ここは、「そうか、そんなものか。学問体系の構築とは大変なものなんだなあ」と思ってもらえば、それでよいのです。

それにつづく第三編「『学的一般教養』の高みからみる医学者の軌跡」も、あまり堅くならずに読みとおしてください。前述したように、第二編で「一般教養」および「学的一般教養」の必要性・重要性を説いてのち、そのことを事実として検証したのが第三編です。

つまり、「一般教養」および「学的一般教養」を把持したガレノスは、当時見事な医学体系を創出することができたのであり、また現代に目を転じてみれば、大阪帝国大学医学部における医学概論の創始者である澤瀉《オモダカ》久敬《ヒサユキ》は、「一般教養」を把持し少なくとも「学的一般教養」をめざしたからこそ、いわゆる哲学的＝思弁的とはいえ、一応形式的には整った医学体系を創出することができたのに対し、その後継者で、大阪帝大の後身である大阪大学医学部教授となった中川米造は、「一般教養」を充分に把持せず、「学的一般教養」を否定してしまったために、医学体系の端緒にもつけなかったことを事実的に示したのが第三編なのです。

この第一章でとりあげたガレノスについては、最初にふれましたように、医学の歴史上最大の巨匠ですから、医学を専門とするあなたは常識レベルで知っておかなければなりません。また、その次にプラトンを少しとりあげておきました。それは、プラトンが「一般教養」の必要性を見事に指摘していたからです。もちろん彼は「一般教養」という言語表現をしているわけではありませんが、論理的に彼の著書の『国家』(藤沢令夫訳、岩波文庫)を読むとそういうことになるのです。

もちろんあなたもプラトンについては、常識レベルで知っているとは思いますが、ここでは次のようなつながりで理解しておいてください。すなわち、古代のほかのどのような分野にもさきがけて医学体系を創出したガレノスは、アリストテレスに深く深く学んだからこそそれが可能だったのであり、そのアリストテレス、すなわちギリシャ文化をふまえてはじめて世界を論理的に集大成してみせ、現在もあらゆる学問の祖として君臨するアリストテレスは、その師であるプラトンの存在によって、はじめてその偉業を達成することができたのだ、というつながりです。

次に、第二章では、現代に目を転じて、医学概論の創始者、澤瀉久敬をとりあげました。彼はあなたの大学の医学部において、もし医学概論がまともに講義されるとしましたら、――おそらくそれはないでしょうが――絶対に避けては通れない人物です。

なぜなら、澤瀉は医学概論の創始者であるとともに、現在に至るも残念ながら、彼の『医学概論』(前出)を超える医学概論が存在しないからなのです。したがって『医学の復権』におきましても、彼の『医学概論』を具体的にとりあげて論じました。

澤瀉久敬の『医学概論』そのものが、今のあなたにはとても難しく、それを論じた第二章は難解と思われるかもしれませんが、ぜひがんばって読んでみてください。澤瀉はさすがに正当な流れをくんだ哲学者だけあって、読み慣れますと、論理的に筋の通った文章で、逆にとてもわかりやすいのです。しかも、この書は終戦直後(昭和二〇年)に刊行され、当時我々の先輩である若い医学徒達によって熱狂的に読まれたという事実を思いおこせば、あなたとしても難しいといって放りだすわけにはいかないでしょう。

さらに、彼の『医学概論』からは、さきの河合栄治郎と同様、自らの学問および教育に対する気概、情熱、使命感がひしひしと伝わってきて、〝人生意気に感ず〟と思わずにはいられません。したがって、このような見事な大学教官がいない今日、あなたにも、こうあってほしいという医学部の教育の内容として、ぜひ味読してほしいと思います。

そもそも私が、澤瀉久敬の『医学概論』を俎上に載せた当初の目的は、それが哲学的体系であること、だからこそそれを媒介として、逆に科学的医学体系とはどのようなものかを少しでも理解してもらうということでした。したがってそれを論ずるにあたり、当然のことながら、哲学とは何か、科学とは何かの基本から説いていますので、少しはわかってもらえるのではないかと期待しているのですが……。

しかし、ここで第二編からの関連で説けば、澤瀉久敬が哲学的であれ、形式的には見事に整った「医学概論」を創出することができたのは、彼が正当な哲学者として「一般教養」を把持し、「学的一般教養」を求めていたからであったことをわかってほしいのです。これは彼の後継者であった中川米造が、大学教授という高い地位にありながら、「一般教養」を充分に把持することができず、さらにあろうことか「学的一般教養」を自ら否定してしまったために、「医学概論」の形式さえも創出することができなかった、という事実と比較し検証したのであり、ここから「一般教養」および「学的一般教養」の重要性をしっかりと読みとってください。

以上、「『医学の復権』が難しい。この書は、医学者を志す人間には必要ではあっても、医師を志す自分には関係ないのではないか……」というあなたの質問に答えて縷々《ルル》書いてきました。それは『医学の復権』に説いた内容が、立派な医師を志しているあなたには絶対に必要なことであり、ぜひにわかってほしいことだったからです。『医学の復権』には何が書かれてあるのか、それをどう読めばよいのかを、少しはわかってもらえたでしょうか。

さて、それをしっかりふまえたうえで、簡単ながら、最後に書いておきたいことがあります。それは、あなたがせっかく立派な医師になるという目標を掲げ、真摯に学ぼうとしているのですから、その学びが実りあるものとなるための具体的な指針です。これは、私自身の、そしてまた私の後輩達の学びの成功と失敗をふまえて導きだされた指針ですから、まじめにやれば必ず役にたつものです。

まず最初に次のことを確認しておきましょう。あなたがめざすのは立派な医師です。では、医師とは何でしょうか。医師とは、医療を担う実践家であり、その役割は具体的には人間の病気の診断と治療です。ここで大事なことは、医師が対象とするのは、人間の病気であるということです。つまり、医師のばあい病んでいる人間を何とかしたい、何とかしようというのが行動の原点なのですから、医師になる者は、何よりも人間に対して人間的な興味がなくてはなりません。

さらに人間は社会的な存在、すなわち社会的にしか生存しえないものなのですから、その肝心の社会にもしっかりと社会科学的な興味がなくてはなりません。もちろんこれは医師にかぎらず、看護師にしても教師にしても、人間を対象とする専門職に一般的にあてはまることです。つまり、医師として特殊に要求されるレベル以前のことであって、本来なら高校において医学部を志望する時に、自ら問いかけてみなければならないことであり、もし人間にも社会にも興味がもてなければ、もっというなら人間とかかわることが、とくに病んだ人々、病んでいく人々、それに死を迎える人々にかかわることが好きでなければ、医学部志望はやめたほうがよいというほどの大前提です。どうでしょう。この点はあなたは大丈夫でしょうね。

さて、人間の心や社会をよく知るには、日常的な人間関係が大事なことはもちろんですが、古今東西の文学書などにも親しんでおかなければなりません。現在、受験勉強のためか、あまりにも読書の習慣がなくなってきているようですが、たとえば『岩波文庫解説目録』に載っている代表的な小説ぐらいは味わっておいてほしいと思います。ここまでは、本来なら大学における「一般教養」以前のレベルであり、高校までに身につけておかなければならない、まさに広義の「一般教養」、つまり社会に生きる人間としての一般的な「一般教養」です。

ついでにつけ加えておきますと、昔から医学部に入った学生が、まっさきに必ず読んだ小説がありますが、今でもその伝統は受けつがれているでしょうか。それは『城砦』(A・J・クローニン著、竹内道之助訳、三笠書房)です。これは青年医師が主人公ですが、もちろん医学生のみならず、春秋に富む人達にこれからの人生を考えるうえで、ぜひに読んでほしい小説です。

また、新しい小説では、アーサー・ヘイリーの『最後の診断』（永井淳訳、新潮文庫）なども、医学生のあなたにはおもしろいでしょう。

さて、次からがいよいよ本来の大学における「一般教養」を自らの実力とするための学びです。大学において学ぶべき「一般教養」とは『医学の復権』に説きましたように、簡単にいえば、自らの専門をも含めた学問の全体像を一般性レベルで把握することです。

これは、どのような分野を専門とする人間にとっても必要ですが、自然的・社会的環境との相互浸透によって病んでいく人間の病気を対象とする医師をめざす人間にとっては、「一般教養」の実力が医師としての実力を左右しかねないほどの重要事です。

それがなぜかは、『医学の復権』をしっかり読んでもらうこととして、ここではその学問の全体像をどのようにして自らのアタマのなかに描いたらよいのかを書いておきます。

結論からいうと、学問の全体像をしっかりアタマのなかに描くために、まず第一にやらなければならないことは、中学校の教科書を受験勉強的にではなく、全体像を把握できるように、大きく学びなおすつもりで読むことです。受験のためではないのですから、ひとつひとつの問題を解いていくといったばかげたことはなしにして、ともかく全体像を描けるようになりましょう。なかでも、自然科学と社会科学の基礎としての理科と社会（とくに歴史と公民）をしっかり学びなおすことです。それがなぜかは『医学の復権』でも説きましたが、中学校の教科書は論理的にみると、学問を確立するためのおそろしいほど見事な内容を含んでいるのです。もちろんまだ論理的実力のついていないあなたには、それはまず読みとれないとは思いますが、それでも「なぜこんな簡単なものを今さら……」と放りださずに、その内容をアタマのなかにしっかりと定着させてほしいと思います。

これがまさに、学問の全体像の基礎になるのです。全体像とは、最初はこのように全体を筋をとおして大づかみにすることによってしか描けないのです。いきなり個別の部分ばかりを学んだら、あるいは問題ばかり解いていったら迷路に入りこむだけで、とうてい全体像はつくれないのです。

そのとおりに、あなたもこれまで教養部あるいは教養課程で自然科学系、社会科学系のいろいろな講義を聞いたと思いますが、それらを集めてみても、学問の全体像を感じとることはできないでしょう。

さて、そのようにしてまずは中学校の教科書を学びなおし、あとはそれぞれを深める学びによって、その全体像を豊かにしていくことです。学問とは、そもそも人間が対象の構造を究明することによって構築してきたものであり、学問の全体像を一般性レベルなりとも把握するためには、全世界を対象としなければなりません。そして、その全世界は歴史性をもって存在しているのであり、またそれらを究明してきたのはあくまでも人間の認識の歴史的発展によるものなのですから、まずは二重の意味で歴史をしっかり学んでおかなければなりません。

ひとつは、宇宙の歴史、生命の歴史、人類の歴史です。つまり、宇宙の誕生、太陽系の誕生から、地球の誕生と発展、そして地球での生命体の誕生とその進化・発展であり、その過程でサルから人間が生まれ、人間の社会が現在まで発展してきている、その歴史です。

これらの基本は、みな中学校の理科と社会の教科書にきちんと説かれてあります。したがって、それで歴史の一本の大きな流れの像を自分のアタマに定着させたうえで、そこからいろいろ深めていけばよいのです。私が、宇宙の歴史、生命の歴史、そして人類の歴史のそれぞれを深めるうえで役にたった本は、参考までに『医学の復権』の巻末にあげておきました。

そのように、宇宙の歴史、生命の歴史、人類の歴史の流れを大きくつかんだうえで、次には、人類が対象を究明してきた歴史である科学の歴史を、それに重ねるかたちで学んでください。大学の「一般教養」として科学の歴史を――自然科学も社会科学も含めて――概観するには、シュテーリヒの『西洋科学史Ⅰ～Ⅴ』（菅井準一他訳、現代教養文庫）に優る書はありません。これはぜひ読みとおしてください。

以上によって、宇宙の歴史、生命の歴史、人類の歴史、そして科学の歴史の大きな流れの一般的な像をしっかりつかめば、あとは岩波書店や中央公論社の新書や講談社のブルーバックスレベルのものを、あなたの興味のままに乱読してよいのです。それらがすべて、大きな一般的な流れのなかにきちんと位置づけられ、そこをふくらませてくれるのですから……。

さて、大学における、本来の「一般教養」の実力をつける過程を簡単ながら示してきましたが、教養部あるいは教養課程において学んでおくべきことは、これだけではありません。「えー、まだあるの」とあなたは悲鳴をあげるかもしれませんが、もうひとつ重要なことがあるのです。一年後に始まる医学教育のために、ぜひともしておかなければならない準備があるのです。

それは、端的にいえば、医学の一般的な全体像を自分のアタマのなかに描きだしておくということです。「また一般的な全体像か」とあなたは思うかもしれません。しかし、これがいちばん重要なことなのです。まず全体を一般的にわかってから個別に入ることが、人間の認識のまともな発展のありかたであるからこそ、何事に関しても、つまり学問でも実践でもそれが鉄則なのであり、これを怠ると迷路に入りこんででてくることが難しくなります。

たとえばあなたが医師になり、突然聞いたこともない○○病院に赴くようにいわれたら、あなたはそれは何県の何市にあるのかと問うでしょう。その時、あなたのアタマのなかには、まずは日本地図があり、それからそのなかのその県が、ついでその市がクローズアップされていくでしょう。それと同様に、本来医学を学ぶばあいでも、まず日本地図にあたる全体像を一般的に学んでおかなければなりません。そうでなければ、その部分が全体のどこに位置づけられるかわからないからです。

しかし、今の医学教育では、専門課程に入ればいきなり始まるのが解剖実習であり、生理学講義です。こうして、医学の全体像を一般的に描くことなしに、すぐに個別の部分に入ってしまうのです。したがって、そこで迷子にならないように、つまりそれらが医学全体のどこにどのように位置づけられるものであるのかをしっかりわかったうえで、それらの学びができるために、自らのアタマのなかに医学の全体像を一般的につくっておかなければなりません。

「では、そのためにはどうすればよいのか」とあなたは問うでしょう。そのためにやらなければならないことは、ふたつあります。

ひとつは、「一般教養」の学びでも強調したように、歴史を学ぶことです。哲学者ヘーゲルが、『精神現象学序論』（前出）のなかで、「結果がただちに現実的な全体ではなく、その結果を生ずるにいたった生成とあわせて全体なのである」と説いているように、医学の全体像を描くには、その歴史を知らなければなりません。

幸い、医学の歴史に関しては、これまで膨大な研究がなされ、その成果がきちんと著わされています。その主なものは、『医学の復権』の主要参考文献に何冊かあげておきましたから、それらをひもとき、さきほど述べた人類の歴史、および科学の歴史にさらに重ねる形で、医学の歴史を自分のアタマのなかに構築しておいてください。

そして、さらに同じように主要参考文献にあげた、医学の歴史を築いてきた人々の伝記を読むと、自らのアタマのなかの医学の歴史が、いきいきとした躍動感あふれるものになっていくでしょう。ついでに、ドイツの記録作家トールワルドが、膨大な資料を駆使して書いた『外科の夜明け』(塩月正雄訳、講談社文庫)や『近代外科を開拓した人びと』(同上)などの史実に基づいた物語なども、気楽に楽しめる書として勧めておきます。

さて、では医学の一般的な全体像をつくるために、次にもうひとつ学ばなければならないものとは何でしょうか。それは『医学の復権』の第一編そのものです。ここには、前述しましたように、医学と医療の区別と連関が説かれ、そのうえで医学の一般論が提示してあります。つまり、これが理論的にみた一般的な医学の全体像そのものなのであり、あなたがこれから専門課程に進んで受ける教育内容で、このわくからはずれるものはひとつもありません。すべてこの一般論のなかに、きちんと整序されておさまるべきものなのです。ただし、再三説いてきているように、科学的医学体系が、本質論・構造論・現象論という構成をとった完成した体系として構築されていない現在、まだすべてをしっかりとおさめられないでいるだけです。

この、科学的医学体系をしっかりと構築し、提示することとは、医師ではなく医学者の責任ですから、私は生涯をかけてもそれをやりとおし、きちんと江湖の評価に耐えうるものとして発表したいと思っています。そして、これまで私が発表してきた論文、および刊行してきた著書は、すべて医学の一般的な全体像である、第一編「医学の復権」から派生し、そこに収斂《シュウレン》するものですから、あなたにもそれらの論文を少しずつ読んでおいてほしいと思います。

さて、医学の一般的な全体像をアタマに描くために、まずはそれを理論的に提示した『医学の復権』第一編をきちんと理解することが必要であることを説いてきましたが、さらにもうひとつ必要なことがあります。そして、それも専門課程に進む前に、必ずやっておかなければなりません。それは具体的には、家庭の医学書を一冊読んで、そこに書かれた病気およびその治療を、しっかりアタマに入れることです。このように書くと、あなたは驚くでしょう。「ええー、家庭の医学書!? あれは家庭の主婦とか素人が読むものでしょう。それを、これから医師になろうとする者が読んで役にたつのでしょうか。医師はもっと専門的な知識をもたなければ、どうにもならないと思うのですが……」と。

たしかに、医師が読んでも、もうあまり意味はないのですが、専門を学ぶ前の医学生であるあなたが読むことは、大きな意義があるのです。それはどういうことでしょうか。

まず、家庭の医学書を一冊開いてみてください。私が勉強してみていちばん推薦したいのは、『医学の復権』にも引用した『暮らしの医学』(山田和夫編、大門出版)ですが、これはもう絶版になっていて古本屋でしか手に入らないと思いますので、とりあえずどれでも結構です。

家庭の医学書といわれるものの特徴は、あらゆる診療科の日常的に遭遇する主な病気とその治療がわかりやすく説明されているという点にあります。つまりその一冊を読めば、今のあなたにも、主要な病気とその治療の像を思い描くことができるようになるのであり、その学びをまじめに重ねると、「病気にはだいたいこんなものがあるのだなあ、それに対する治療にもだいたいこんなものがあるのだなあ」と、おぼろげながらの病気および治療の一般的な像が浮かびあがってくるはずなのです。

それが、この学びの目的です。つまり、さきほどの『医学の復権』第一編の学びによる、理論的な一般的全体像に加えて、今度は、具体的全体像が描かれることになります。

たとえていえば、デパートはあらゆる生活資料を扱う店であり、これは大きく食品部門、衣料品部門、住製品部門に分かれるとするのが前者であり、そのそれぞれの部門に陳列される商品を「だいたいこんなもの……」と具体的に思い浮かべられるのが後者です。

このように書くと、あなたは「その具体的な像は、専門課程に進めばいやがおうでも、家庭の医学書とは比較にならない詳しさで勉強するのだから、それからでもよいのではないか」と反論するかもしれません。しかし、それではだめなのです。今の医学教育は、病気にしてもいきなり、あまりにも詳細に教えてしまうので、逆に全体像がつかめなくなっているのです。つまり、病気の全体像をつかめないことはもとより、それぞれの個別の病気の全体像さえもつかめずに、症状や検査所見を知識として暗記しておわりになってしまうのです。

そして、そのような詳細な知識を得たあとは、もう家庭の医学書レベルはどうしてもばからしくて読めなくなってしまいますので、ぜひにも教養部のうちに読んでおいてください。

こうして、医学の一般的な全体像をつくりあげてのち、専門課程に進めば、そこで学ぶあらゆる知識がそのなかにしだいしだいに整序され、おさめられていくことになるはずです。そうなれば、さきに述べたあの気も遠くなるような膨大な知識も、それほど苦労しないで、自らの実力となっていくのです。

最後にひとつ、あなたが専門課程での臨床実習に進んだばあい、ぜひとも憶えておいてほしい重要事について書いておきましょう。

それは、あなたが患者を目の前にしてその病気を診断し治療しようとするばあい、「必ずその人の生活に注目しなさい！」ということです。なぜなら、人間はいきなり病気になるのではなく、必ずその生活過程によって病気になっていくのであり、病気になるには病気になるだけの必然性がまさに生活のなかにこそ！　あるからです。

したがって、たんに患者にあらわれている症状や検査所見のみを、自分の知っている病気の診断基準にあてはめようとするのではなく、それらの症状や検査所見がどうしてでてくるに至ったかの必然性を、生活のなかに探ろうとすることが、病気の診断および治療に大事なのです。

これはもちろん、いつも成功するとはかぎりませんし、最初はとてもたいへんなことですが、このようなアタマの働かせかたを訓練しておくことが、本当は名医への道なのであり、いってみれば名医への極意といってもよいものです。これについては『看護学と医学(上巻)』に詳しく説きましたので、参照してください。

そして、そのようなことができるようになるためには、今から、日常的に生活をしっかり把握できる自分や友人や家族の、カゼとか下痢などの病気にそのような分けいりかたをすることによって、生活の構造への分けいりかたを訓練しておくことです。

以上、あなたの質問に答えて『医学の復権』の読みかたおよびそれをふまえての具体的な学びについて、いろいろと書いてきましたが、いかがでしたでしょうか。少しはわかってもらえたでしょうか。

これは、前述したように私自身のそして私の後輩達の学びの失敗と成功をとおして明らかになってきた、教養部あるいは教養課程における医学生の必要な学びの過程であり、これが立派な誇りある医師への道であると自信をもっていえるものです。あとは、あなたがこれを信じるか信じないか、信じたならばそれをめざしてがんばるかどうか、すべてあなたの意志しだいです。

ただ私は、あなたほどの志と情熱をもっているならぜひがんばってほしい、だから手遅れにならないうちにとの思いをこめて、急いで返事を認《シタタ》めたのです。

できることなら、将来の日本の医療をしょってたつ立派な医師に育ってほしいと期待して、筆をおくことにします。

敬具

第三節　現代医学教育に欠けているもの　(1)

さて、本章第一節では、医師に求められるものとは何かについて、また第二節では、これから医師をめざす医学生に求められるものとは何か、すなわち医学生は本来どのような学びをしなければならないのかについて論じた。それにつづき、本節でどうしてもとりあげておかなければならない問題がある。それは、現実に行なわれている大学での医学教育である。

なぜかというと、現在医学教育が大きく社会問題とされ、さまざまに改革の動きがあるのは、みなさん御承知のとおりであるが、その改革の内容が医療ないし医術の目的に照らしてみると、あまりにも的はずれだからである。簡単に結論からいえば、医療ないし医術の目的は、人間の病気の正しい診断であり、その病気を治すための正しい方法である。すなわち正しく病気を診て、正しく治すことである。

だから、医学教育は何よりもその実力の養成が第一であり、医学教育改革はそれを抜きにしては、何の役にもたたないといってもよい。ところが、医学とは何か、医療とは何かの本質を少しも考えないで、現象している問題にだけ対処しようと右往左往するだけなので、それらの改革ではなんら根本的な解決にはなりえない、すなわち実力のある医師は育たないどころか、ますますヤブ医者をつくってしまう医学教育になりかねないのである。「えっ、そんなバカな。改革がどうしてヤブ医者をつくることになるの？」と思われる方もいると思うので、本節ではそこをしっかりと説いていきたいと思う。

本書の読者は、看護にかかわる方も多いと思うが、実はこの医学教育の問題は二重の意味で看護の問題でもある。ひとつは、看護教育にも論理的には同じ問題があること、もうひとつは、そのような医学教育を受けて現場にでてきた医師を、みなさんはパートナーとしなければならないということである。現場で働いている方であれば、ヤブ医者と組むことがどんなに大変なことか、身にしみておわかりだと思う。

ではまず、「なぜ今、医学教育が大きく問題とされ、改革が必要といわれているのか」を考えてみていただきたい。それはみなさんが御存じのように、あまりにも医療現場で問題が続出しているからである。

少し前までは、医師と患者の関係が大きな問題であった。たとえば、医師が患者に充分に説明をしない、医師の態度が尊大で患者のほうから質問もできない、三分診療で患者は聞きたいことも聞けずに終わってしまう……などなどである。そのような状況から、「インフォームド・コンセント(説明と同意)」ということがさかんにいわれるようになり、改善が求められてきた。

ところが最近の問題はそれにとどまらない。読者のみなさんも、毎朝、新聞を開くたびに、身も心も凍るような思いをされているのではないかと思うが、いわゆる医療ミスの続出である。

ここ最近の事件を思いだすままにあげただけでも、「横浜市立大病院での心臓と肺の手術患者のとりちがえ」、「都立広尾病院での消毒液の点滴による死亡」、「大阪の国立循環器病センターで心臓手術の際に、心筋保護液を混ぜない蒸留水を注入して死亡」、「京大病院で、加温加湿器に蒸留水とまちがえてエタノールを入れて死亡」、「大阪赤十字病院で研修医が誤って通常の八倍の量の抗がん剤を投与して死亡」……と数えきれないほどである。
生命を守るはずの医療が逆に生命をそまつにしてしまっているというこれらの現状は、医療に対する不信感どころか、恐怖心さえよびおこしているといっても過言ではないだろう。我々医療関係者はこの現実を、自らのこととして真摯に受けとめなければならない。このような医療現場での問題の噴出を背景として、現在、医学教育の改革が叫ばれているのである。今行なわれている医学教育がそのような医師をつくっているのだから、それは当然のことといえるだろう。

さて、なぜ今医学教育の改革が叫ばれているのかについて、その背景をみてきた。では、医学教育の改革について、具体的にどのようなことが考えられているのだろうか。その内容を端的に示した新聞記事があるので、まずそれを読んでいただこう。

「国家試験も『人格評価』へ
『患者の人権』『倫理』に比重
二年後から基本問題三倍増
患者とのコミュニケーション能力を重視した医師を育成するため、厚生省も二〇〇一年から医師国家試験の出題内容を大幅に変更する。同省の『医師国家試験改善検討委員会』がまとめた報告を受け、見直すことになった。患者の立場や心を理解し、より実地に即した幅の広い医療を提供できる人に、医師の資格を与えようというのが狙いだ。

具体的には、出題数を三百二十題から五百題に増やし、患者の人権や医の倫理などの基本的な問題を三十題から百題に増やして必修とする。この中には、心理学を含めた行動科学的な分野も盛り込まれる予定だ。

だがペーパー試験だけでは限界があるため、同省では模擬患者を使う実技試験や、コンピューターによるシミュレーションの導入も検討課題としている。

特にシミュレーションについては、米国でも近く医師資格試験に採用されることになっており、同省でも『個人の技量が最も正確に評価できる』と見ている。

＊

医学教育に詳しい日本医学教育学会運営委員の橋本信也・東京慈恵会医科大客員教授(内科)も『今の医学教育は知識偏重で、もっと体験学習が必要』と指摘する。

米国の大学では、すでに病院の実習が医学教育の中心。『医学部を卒業した時点で、米国と極端な差が出る。日本の新任医師は患者を前にしても何もできないとの批判もあり、その反省から、病院で患者と接する臨床実習に重きを置く傾向が強まってきた』という。

だが、学生に触られるのをいやがる患者もいる。先輩の医師の診察ぶりを見学するだけでは、触診や問診の技術が身につかない。失敗も許されない。『それだけにコンピューターや模擬患者による体験学習で病院実習を補うことに意味がある』と語る。

医学部に進学する時期についても『高校からすぐに医学部に入学するのではなく、米国のように四年制大学を卒業した人で、医者になりたいという動機がはっきりとした人たちが学士入学する制度を取り入れるべきだ』と主張。ただ成績がいいからという理由だけで医学部に来た、という学生が多いという日本の現状を問題視する。

『医学は自然科学というより、ヒューマンサイエンス。それを踏まえたカリキュラムが大切なんです。高齢化社会が進むことを考えると、患者の痛みを共有できる医師を育成する重要性は増している』と強調した。」（一九九九年十二月十一日、読売新聞）

いかがであろうか。みなさんはこれを読まれてどう思われたであろうか。この内容を検討するために、まずここに書かれてあることを確認しておこう。医学教育の改革として、第一にあげられているのが、国家試験における「人格評価」である。「患者とのコミュニケーション能力を重視した医師を育成するため」、「患者の立場や心を理解し、より実地に即した幅の広い医療を提供」できるようにするために、医師国家試験に「人格評価」をとりいれようというものである。第二は、知識偏重の医学教育を改めて、もっと体験学習をとりいれようというものであり、第三が、四年制大学を卒業してから医学部に入る制度をつくろうというものである。

さて、第一にあげられた国家試験における「人格評価」でもおわかりのように、医学教育改革というと必ず根幹にすえられるのが、「人格」の問題であり、「医の心」の問題である。これは、はたして正しいことだろうか。医学教育の改革で、もっとも重要なことは医学生の人格の問題なのだろうか。

結論からいうならば、これは誤りである。

これについては、本章第一節で詳しく説いたのでおわかりいただけると思うが、人間の生命にかかわる医師である以上、人格を磨き、医の心を培っていくことが大切であるのは当然なのであるが、それを医学教育改革のメインにすえることが誤りなのである。これはたとえば、動かない車を動かさなければならない時に、エンジン部分をみようともせずに、汚れた窓ガラスだけを一生懸命ふいているようなものである。

少し考えてみていただきたい。大学における医学教育とは、医師を養成することがその目的となっている。残念ながら医学者を養成する教育は、現在どこの大学にもないのであるが、それはさておき、医師としての実力をつけさせる教育が医学教育でなければならない。

では、医師とはそもそも何であろうか。医師が担わなければならない専門性とは何であろうか。それは、これまでくりかえし説いてきたように、人間の病気の正しい診断と的確な治療である。

したがって医学教育を問う時は、医術の実力の養成がなされる、すなわち人間の病気の正しい診断と的確な治療のできる医師の養成となっている内容であるかどうかを問わなければならない。さきにあげた記事にあるように、「患者とのコミュニケーション能力を重視した医師の育成」や「患者の立場や心を理解」する医師の育成は、医学教育にあっては、二義的なものであって、けっして一義的なものではないのである。医学教育は、人間の病気の診断と治療の実力をつけさせることができる教育であるのかどうかが、まず第一に問われなければならない。

　では、はたして現在の医学教育は、医師として、人間の病気の診断と治療を見事に行なえる実力をつけさせることができる教育なのだろうか。答は残念ながら、否である。それは、いみじくもさきにあげた記事のなかで「医学部を卒業した時点で……日本の新任医師は患者を前にしても何もできないとの批判もあり……」と書かれているとおりだからである。しかも問題はそれだけにとどまらない。人間の病気の診断と治療の実力は、新任医師ばかりでなく、ベテラン医師においても、あまりにも危ういものでしかない。この現実がどれほどのものか、そしてなぜそうなのかについては、第一編第二章で説いたとおりである。

　さて、このように医学教育の根幹がゆらいでいるからには、まずはその根幹を問題とし、改革しなければならない。しかし、現在の医学教育改革論は、この根幹をそのままにして、「医師の人格」、「医の心」ばかりが声高に唱えられている。

　なぜそのようなことになっているのか。答は簡単である。それがいちばん現象していて、誰もがみてとれるわかりやすい問題だからである。「医師が横柄だ」「ちっとも説明してくれない」という不満が噴出し、「望ましい医師像のトップは、よく説明してくれる医師」などという調査結果がでれば、それを改革しようと考えるのは当然といえるかもしれない。しかし、根本の問題をないがしろにして、現象的な問題ばかりをそこから切りはなして解決しようとすると、逆に事態を悪化させることにもなりかねない。さきに説いたように発熱患者に対して、その原因に対して治療をせずに、解熱剤で熱だけ下げようとする対症療法と同じである。たとえば、患者との会話技術ばかりを習得し、病気の診断・治療の実力のない「人格者的」医師さえも育ちかねないということである。現在の医学教育改革では、逆にヤブ医者をつくりかねないと書いたのはそういうことなのである。

さて、以上のように書くと、読者の方々のなかには、医師は病気の診断と治療の実力さえつければよいのだから、「患者とのコミュニケーション」とか、「患者の立場や心を理解し」ということはやはり関係ないということかと、単純に思ってしまう方がおられるかもしれない。しかし、そうではない。これについては本章第一節でも説いたのであるが、大事な問題なので誤解のないように、念のためもう少し説いておこう。

医師にとっては、「患者とのコミュニケーション」や「患者の立場や心を理解する」ということは、病気の診断にあたっては当然に必要なことだからなのである。そしてその必要性は二重構造でとらえなければならない。

最初は、人間の一般性として必要だということである。それがなぜかに対する答は、「人間とは目的をもった認識ある実在（実存）である」からである。この概念規定は、『なんごうつぐまさが説く看護学科・心理学科学生への〝夢〟講義(1)——看護と武道の認識論』(現代社)のなかで、南郷継正が提示したものである。この論文のなかで南郷は、サルから人間へと至る過程のなかでの、認識の誕生から人間の目的的認識が言葉・言語の誕生をうながした必然性を、学問の歴史上はじめて説いているので、ぜひ熟読していただきたいと思う。そうすれば、人間にとってのコミュニケーションの必然性、さらに、人間を相手とする専門性においては、それを意図的に行なうことがどれほど重要かが理解でき、医師ももちろん例外でないことがおわかりいただけるであろう。

次に、もうひとつの構造とは医師の特殊性である。すなわち、医師にとって「患者とのコミュニケーション」や、「患者の立場や心を理解する」ことが必要なのは、医師が人間の病気の診断と治療を専門とする存在であるからである。これまでも何回か、「医師の担う専門性は人間の病気の診断と治療である」と「人間の」を強調して書いてきた。このように医師の対象が「人間の病気」であるということは、人間が目的をもった認識ある実在(実存)である以上、その目的をもった認識が病気をつくりだすのであり、またその目的をもった認識が病気を回復させるのであるから、医師が診断・治療をするためには、患者のその認識をひきだし、また患者のその認識に働きかける、すなわち患者とのコミュニケーションが必須であるということである。

したがって、医師にとって「患者とのコミュニケーション」や「患者の立場や心を理解する」ことが必要であるというのは、あくまで医師の本分である「人間の病気の診断と治療」を遂行するために欠くことができないからこそ必要なのであって、たんなる道徳論ではない。逆からいうならば、患者とのコミュニケーションは、その医師の本分、すなわち病気を診て、それを治すために必要なレベルで行なえばよいのであって、看護を専門とする方々に要求されるシビアさはいらないといえる。これについては、のちほど説きたいと思うが、いずれにしろ、医師の専門性と切りはなして、この問題を論じると、たんなる道徳論で終わってしまい、実りのないものとなってしまう。

その典型的な例が、さきの新聞記事のなかにあった、医師国家試験における「人格評価」といえるだろう。そもそも医師国家試験において「人格評価」をしようということ自体おかしな発想である。人格とは「人がら。個人として独立しうる資格」(『岩波国語辞典』)であるから、二十歳近くともなれば、ほぼしっかりと個性的に固まっているはずである。つまり、医学教育によって容易にかわるものではない！　ということをまずわからなければならない。したがってこの「人格評価」は、むしろ医学部入学時にこそなされるべきだろう。

つまり、人間とのコミュニケーションをはかることが嫌いであるとか、相手の立場や心を理解することが嫌いであるという人格のもち主は、そもそも医師にはむいていないということであるから、大学医学部入学試験で不合格とするほうが、はるかに合理的といえるだろう。そういう観点からするならば、医学教育改革の第三にあがっている、「高校からすぐに医学部に入学するのではなく、米国のように四年制大学を卒業した人で、医者になりたいという動機がはっきりした人たちが学士入学する制度を取り入れるべきだ」という主張は、たんに偏差値が高いというだけで医学部に入ったという学生が多い日本の現実にあっては、医師の質を確保するにはまだ有効といえるかもしれない。

それはともかくも、この新聞記事を読んでいちばん驚いたというか、思わず笑ってしまったのは、この医師国家試験における「人格評価」のやりかたである。

なんと「人格評価」の方法が、国家試験の出題のうち「患者の人権や医の倫理などの基本的な問題を三十題から百題に増やして必修とする」と書いてあるのだから！

これでどうして受験生の人格が評価できるのだろうか。どうしてペーパーテストで人格がわかるといえるのだろうか。どうして○×式で相手の人格を判断できるというのだろうか。考えてもみてほしい。現在は、大学入試の論文試験さえ、模範論文のひきうつしのようにパターン化しているのであるから、受験生は人権や医の倫理の問題など、予想問題を丸暗記して答えるだけだろう。皮肉なことに、感情のうすい、コンピューター的医学生のほうが、「人格評価」では優秀ということになりかねない。いかにも○×式に強い、厚生省のエリート官僚の考えそうなことだ、とあいた口がふさがらなかった。

第四節　現代医学教育に欠けているもの　(2)

前節では、医学教育の改革が、人格をメインにすえたものではなぜおかしいか、について論じた。本節では、もう少し医学教育改革の具体的内容をとりあげ、本来の医学教育はどうでなければならないのかを論じたいと思う。そのためにまず、医学教育改革の内容を報じた次の記事を読んでいただこう。これはさきに引用した「国家試験も『人格評価』へ」の記事のつづきの部分である。

「育て『赤ひげ』臨床重視
医学教育を変える試み

とかく教科書中心の詰め込み型に重きを置いていたと言われる、日本の医学教育が変わろうとしている。事故が相次ぎ、市民の間に〝医療不信〟が広がる中、臨床能力を高めるとともに、患者とのコミュニケーションを大切にする医師を育てようという教育が各大学で始まっている。コンピューターによるシミュレーションや模擬患者を使った体験学習を授業に取り入れたところも。将来の『赤ひげ先生』を育成しようとする医学教育の最前線をのぞいてみた。

(五十嵐　英樹)

＊模擬治療
手術か輸血かパソコン上で迫られる判断
『もう死んじゃったの』。パソコンの画面で、患者が亡くなったのを、後ろから見ていた高田彰助教授が、学生に話しかけた。周囲から笑いが漏れた。だが彼らは、数年後には冗談では済まされない立場になる。

筑波大医学専門学群(茨城県つくば市)の図書館視聴覚室。十一月下旬、病院実習を間近に控えた四年生十五人が一人ずつ、パソコンの中で〝患者〟を治療するシミュレーション実習の最中だった。

救急治療がテーマ。医学書院ＥＰなどが作ったソフトで、今年から同大でも授業に取り入れた。

症例は十四種類。自分が救急車で運ばれてきた患者を診る医師となった設定で、画面上の患者に、パソコンの中の選択肢をクリックしながら、治療を続ける。誤った方法を選ぶと、患者の容体が悪化、最悪の場合『死』に至る。

＊

四年生の栗田尚樹さん(22)は、『交通事故で重傷を負った女子高生の治療』に挑戦した。

救急車が病院に向かう画面が現れた。心電図や血圧計を装着した患者の人体図のモニターに変わる。左下には『心拍数』『呼吸数』『血圧』などのデータを表示する欄もある。

栗田さんが、早速、クリックして酸素マスクを取り付けた。血圧を上げる『昇圧剤』も投与し、腹部内部の様子を確認するための画像を撮影した。

画面には、肝臓に広範囲の黒い影があった。『出血もひどいな』とつぶやき、『肝切除の手術』を指示した。『輸血すると持ち直すみたい』。データを見ながら、輸血を繰り返した。

一時間過ぎ、『心肺停止』の文字が突然画面に。『ショックだ。ゲーム感覚でやっちゃいけないいね。やみくもに輸血を繰り返しただけだったので亡くなってしまったのかなあ。状況判断がまだまだ未熟だ』。悔しそうな表情を見せた。

『本物の患者じゃなくて本当に良かったね』と私が話しかけようとしたが、真剣な表情を見てちゅうちょした。

私もチャレンジしてみた。患者は『自動車事故で腹部と右足の痛みを訴えた二十七歳の女性』。血圧も低くて、心拍数が速い。

高校時代に習った『生物』を思い出しながら、血液の量を補う輸液を行った。しかし血圧がどんどん落ちる。一時間半後に『心肺停止』。

お手上げだった。『とっさの判断が難しいだけに、経験が豊富じゃないと。たいへんだな』と実感した。

授業の終わりに高田助教授が『四年生にはしんどいかな。でも次の学習につなげるのが目的。コンピューターだから患者さんを苦しめずに済むしね』。

＊

＊模擬患者

威圧的な問診わざと見せて考えさせる

患者の気持ちがわかる医師を育てるために、『模擬患者』を授業に取り入れる大学も増えてきた。

十一月下旬、聖マリアンナ医科大（川崎市）の一年生の授業。教室に机を二つ並べ、医師と患者が向き合った。医者役は同大の医師。患者役は東京ＳＰ研究会の勝又寛子さん。医療に関心の高い市民ら約二十人で設立された同研究会では、大学などに出向き、学生らの問診の相手役を務めている。

『○○さん』。何度も名前を呼ぶ。『呼んだら、すぐ診察室にきてくれる』と医師役がぶっきらぼうに応対する。『頭痛が続いているんです』という患者役に、『それで、それで。どんどん話していいよ』。わざと悪い応対をして学生に考えさせる授業だ。

学生からは『威圧的だ』『患者とあいさつが出来ていない』と意見が相次いだ。

＊

自分が体調を崩した時に診てもらった医師の中には、素晴らしい人もいたが、あの医師役と似たような人にあったこともある。体験学習の効果に期待したい。」（一九九九年十二月十一日、読売新聞）

この記事では、従来の「教科書中心の詰め込み型に重きを置いた」医学教育を、「臨床能力を高め」「患者とのコミュニケーションを大切にする」教育へと改め、そのために、コンピュータによるシミュレーションや、模擬患者による体験学習をとり入れていることが紹介されている。

さて、この記事が示すように、全国の大学医学部および医科大学において、現在さまざまな教育改革が行なわれている。その改革の内容は、前節で引用したように、病院実習を医学教育の中心とする米国に比べ、「日本の新任医師は患者を前にしても何もできない」という現実を前にして、臨床実習に重きをおこうというのが大きな流れとなっている。

具体的には、大学六年間の教育期間のうち、過去には丸々二年間をあてていた教養課程を大きく削り、入学後すぐに専門教育も開始し、再編成された基礎、臨床の各課目を学ばせ、四年目の後半には、臨床実習の準備をし、五年、六年は、外来および病棟実習をさせる、というのが一般的なありかたとなっている。そして、その臨床実習へのあらたな試みとして、さきほどあげられていた、コンピューターによる模擬治療、模擬患者による体験学習などが試みられているのであり、各大学において、臨床実習の成果をあげるための試行錯誤がつづいているのが現状である。

以上、これまでの医学教育では医師としての実力をつけられないこと、その実力をつけるために臨床実習を重視した教育が必要であるとの観点から、さまざまな試みがなされていることがおわかりいただけたと思う。では、このような改革ははたして実を結ぶのであろうか。端的にいうなら、これらの試みではたして医学教育の改革になるのか、つまり、実力のある医師を育てることになるのか、ということである。

結論からいえば、残念ながら、否、である。なぜ否としかいえないのであろうか。それは、いくら臨床実習を重視し、いくらここに時間をかけたとしても、いちばん肝心なここを教育する医師教官に実力がないからである。そして、この実力のなさには二重構造がある。ひとつは、医師としての実力のなさであり、もうひとつは、教育者としての実力のなさである。

後者については、現在の制度では仕方がないといわざるをえない。本来、教育は教育としての専門性を有するものであり、どう教えるか、どう学ばせるかは高度な専門技術を必要とするのであるが、そのような教育を受けたことのない医師教官が、各科バラバラに、自分の専門の個別分野のみを一方的に教えるのであるから、学生の実力はつきようがない。さらに、医学部における学生教育は、医師教官にとって、なんら情熱を傾ける対象ではないからである。ただでさえ多忙をきわめる診療と研究のなかで、なんの業績にもならない学生教育は、おざなりにされているのが実状である。

もっとも、大学教官には研究者としての業績が求められ、教育者としての実力がないことは、医学部に限ったことではない。だからこそつい先日、文部省の大学審議会からも大学の「教育の充実」のために「教員採用などで教育能力や実践能力を重視する」との中間報告が出されたのであった。

こうした大学教育のありかたをみるにつけ、看護界の方々には、ぜひわかっておいていただきたいことがある。それは、看護教育が短期間のうちに一気にレベルアップしたのは、『科学的看護論』（前出）で看護学を科学的に体系化した薄井坦子が、東京大学医学部衛生看護学科で看護学を学んだ学者であるだけでなく、お茶の水女子大学で教育学を専攻した教育者でもあるからだということである。

『科学的看護論』以降の薄井坦子の著書をひもとけば、使えるはずの「看護理論」が使えない学生や実践家を、どのようにして理論が使えるように教育するかの苦闘の歴史が読みとれるのである。これについては、上巻で論じたので、ぜひ参照していただきたい。

このように、医学教育というものも、本来は診療や研究の片手間にできるものではないのであるから、医学教育を専門として、医学教育理論をうちたて、全国の医学教育をリードしてくれる若く情熱あふれる指導者が待望されるのである。

さて、医学教育を担う医師教官の、教育者としての実力のなさは現時点では仕方ないとしても、問題は、前者の医師としての実力のなさである。このように書くと、まずは大きな批判、反論がくるだろう。「何と失礼な！　医学部教官である講師、助教授、教授のなかには名医といわれる方々がたくさんいるのに……」と。しかし残念ながらそうではないのである。たしかにその先生方は有名かもしれないが、それはあくまで、専門医として有名なのである。つまり、糖尿病の○○先生、膠原病の○○先生、食道癌の○○先生……といった具合にである。

ところが患者は、自分は○○病ですといってくるわけではないし、必ずしも典型的な症状を訴えてくるわけでもない。そのような、いうなればわけのわからない患者の病気をも的確に診断し、治療できることが名医の条件であるはずであるから、このような名医は、あまりにも専門分化してしまった現代の大学病院では存在することは不可能に近いことなのである。むしろそのような名医は、第一線の医療を担っている市中病院や診療所に存在する可能性が大きいわけであるが、そのような医師が医学教育にたずさわることは、現在の医学教育の体制ではほとんどない。またあったとしても、学生教育となると難しいだろう。なぜならば、その医師達は、長い間の経験の積み重ねで名医となったのであり、そのような技能レベルでは論理的、理論的に初心者に教えることはできないからである。私が卒業後研修をした病院にも、優秀な医師達はいたが、その人達の研修医に対する口癖は、「みようみまねで覚えろ、技《ワザ》は盗め！」であった。

このように、医学教育を担う医師教官の実力不足を考えると、いくら臨床実習を重視し時間をかけても、実力のある医師を育てることは難しいという結論にならざるをえないのである。

現に、つい最近、二〇〇〇年六月十九日付の読売新聞にも「研修医ミスで植物状態に、東大病院、未熟なまま〝最前線〟へ」と題した記事が載っており、このような研修医の医療過誤がこれからもあとを絶たないのが現状だと認識されるべきである。

とはいうものの、以上のような現状の医学教育を嘆いていてだけいてもはじまらない。二十一世紀の医療を担う優秀な人材を育てるために、本来の医学教育はどうでなければならないのかについて、簡単ながら触れておきたいと思う。

現在日本で行なわれている、大学での六年間の医学教育は、医師を育てることが目的である。そうであるならば、その教育内容を検討するにあたって、まず、医師とは何か、そして次に、医師を育てるとはどういうことかを明らかにしなければならない。

医師とは、人間の病気の診断と治療を専門とする人である。つまり、医師の実力とは、人間の病気の診断と治療をどれほど正確にできるかにかかっている。そしてもう少し具体的に考えてみれば、正確な診断ができればおのずと治療は決まってくるのであるから、まずは診断の実力をつけることが、医師には要求される。したがって、大学医学部における臨床実習においても、まずは診断技術の習得が主眼におかれなければならないわけであるが、これは充分になされているのだろうか。それを知るために、次の資料を読んでみていただきたい。これは、二〇〇〇年六月十一日付「朝日新聞」オピニオン欄に、「医師だって悩んでいる」という見出しで掲載された、中堅医師達の座談会の一部である。

「――診断学というか、所見学というか、患者が訴える症状から総合的に診断するための教育は受けているのですか。特に患者を最初に診る診療所の医師には必要ですよね。

A　ないんじゃないですか。

C　昔は、なになに病は、こういう症状、と覚えるわけですよ。実際にはこういう症状があったら、どれだけの病名が浮かんでくるかが大切。病名が多ければ多いほどいい医者ということになる。

A　そういうことを教えられる医者が大学にはいない。

D　本当の意味での臨床医があまり優遇されていないと思いますね。

A　特に大学で。

B　日本の不幸は、研究している人が患者さんを診ていること。臨床と研究を分けなきゃ。

――学問としての診断学というのはあるんですか？

B　米国ではね。本当は開業医になる前に、そのためのトレーニングを受けなきゃいけない。そういう場がないんですよ。」

以上、読んでいただければわかるように、「患者が訴える症状から総合的に診断するための教育は受けているのですか」との問いに対して、「ないんじゃないですか」「そういうことを教えられる医者が大学にはいない」というのが答になっており、これは今まで説いてきたとおりである。しかし、ここでいちばん問題としなければならないのは、そもそも診断とは何か、である。なぜならば、診断とは何かがはっきりしなければ、診断技術を習得させるための教育内容は決まらないからである。

さて、さきほどの記事のなかで、医師が「実際にはこういう症状があったら、どれだけの病名が浮かんでくるかが大切。病名が多ければ多いほどいい医者ということになる」と発言しているが、このように、診断とは病名をつけることなのだろうか。

この診断とは何かについては、第一編第一章で、『内科診断学』(前出)を俎上に載せ、詳しく論じた。そこを読みかえしていただければわかるように、『内科診断学』のなかで、診断とは、「全体としてながめた患者という人間の示すあらゆる異常を正しく把握することである」と見事に概念規定しているのである。

では、なぜ教科書にこのような診断の概念規定がなされ、「決して単に病名を決定することのみが目的ではない」と明記してあるにもかかわらず、さきの座談会の内容でも明らかなように、診断とは病名をつけることだと考えられているのだろうか。それは、前述したようにこのように診断を定義した『内科診断学』でさえが、内容はその定義とは裏腹に、結局のところ病名を決定する手引書にしかなっていない、つまりそのような教育しか行なわれていないからなのである。

さて、それでは医学生に、医師としての実力、すなわち本当の意味での診断の実力をつけさせるにはどういう教育をしたらよいのであろうか。つまり、『内科診断学』(前出)の言葉をかりるならば、「全体としてながめた患者という人間の示すあらゆる異常を正しく把握する」実力をつけさせるには、どうしたらよいのであろうか。どのような医師養成課程が必要とされなければならないのであろうか。

それは、一般的にいえば、事実を事実として把握する実力をつけさせること、もう少し詳しくいうと、事実を把握するためにその構造に分けいる実力をつけさせる、この教育をしっかりとすることなのである。具体的に考えてみていただきたい。患者はなんらかの訴えがあって、医師のもとへ来るわけであるが、それが本当に病気なのか、すなわち異常状態なのか、もしそうだとしたらどのような異常状態なのか、どうしてそのような異常状態になったのかの事実を明らかにするのが医師の仕事である。

しかし、そのような事実はいつも簡単に明らかになるとはかぎらない。なぜならば、患者自身が、自分のこととはいっても、それらの事実をとらえることは難しく、とらえたとしても表現できないばあいもあり、さらに意図的にウソをつくこともないとはかぎらないからである。

たとえば、胸が苦しいと訴えても、患者自身にはその原因が肺にあるのか、心臓にあるのかわからないし、赤ん坊のばあいはただ泣くだけであったり、少し大きくなってからは具合が悪いのをすべて「ポンポンが痛い」と表現してしまうこともある。また長い間の生活習慣がそのような異常状態をつくりだしたにもかかわらず、本人はそれに気づいていなかったり、忘れてしまったりしている。このように、患者本人にもわからない事実をきちんととりだし、どのような異常なのか、どうしてそうなったのかを客観的に明らかにするのが医師の仕事なのであり、そのために診察をするのである。

診察は、どの「診断学」の教科書にも書いてあるように、まず問診、視診を行ない、それだけではわからない体の内部構造の事実を把握するために、聴診、打診、触診を行ない、それでも異常状態の事実がつかめないばあいには、さまざまな検査を活用することになる。尿検査、血液検査から、レントゲン、超音波、ＭＲＩ、内視鏡に至るまで、あらゆる検査は、医師が必要な事実をその内部構造に立ちいって把握するための手段としてつくりだされてきたものである。したがって、医学教育においては、当然これらの診断術がしっかりと教えこまれなければならない。聴診、打診もできずに、あるいはレントゲン写真も読めずに、医師免許証を手にしてよいわけはないのである。

しかしながら、これらの一連の診察のなかで、もっとも大切で、いちばん技《ワザ》をみがかなければならないのは、視診と直接の問診である。なぜならば、患者の異常状態の全体像をその過程をも含めてまずは一般的に把握できるのは問診・視診であり、その全体像をふまえて個別の事実を確認するためにこそ、その他の診察や検査を行なうからである。

漢方でいう望診とは、この全体像を把握するためのひとつの技であり、これは医学教育でも重要視されなければならない。そのような教育をしないから、某大学病院であったように、「綿アメの棒をのどに突きさして来院した幼児がぐったりしているにもかかわらず、当直医がのどのキズは小さいから大丈夫と帰宅させ、頭蓋内に残っていた棒のため死亡した」という大変なことになりかねないのである。現に、最近の若い医師ほどに、患者の全体像をみないままに、やみくもに検査に走る傾向にあるのであり、先日も肺炎で大病院に通院中の婦人から、「最近の若い先生は、ほとんど患者をごらんになりませんね。診察中ずっとコンピューター画面のなかのデータとにらめっこで、私のほうを向かれたのは最後の一瞬でした」と苦言を呈されてしまった。

さて、以上のような現状をふまえればなおさらに、患者の全体像をまずは把握するための問診・視診を、医学教育でしっかりとした技として習得させなければならないということになる。ところが、さきに引用したように、医学教育改革で、臨床重視を掲げても、その内容が手で触れたり、目でみたりできる現実の生身の人間を対象にするのではなく、コンピューターによる模擬治療であったり、「威圧的な問診わざと見せて考えさせる」ような模擬患者体験では、医学生に医師としての実力をつけさせるのは困難である。

引用文を読んでもらえばわかるように、コンピューターシミュレーションでは、事実は与えられるわけであるから、通常の医師の診察のように、何もないところから、自ら苦労して事実の構造に分けいって事実を把握するといういちばん大事な実力はつかない。これではパターン化された症状、検査データにどのように対処するかという学習であり、従来の、教科書での学びと論理的には変わらないことになる。また、模擬患者による体験学習も、「威圧的な問診わざと見せて考えさせる」というレベルでは、問診を学習させるためのたんなるイントロダクションにしかならない。紹介文では、これは一年生の授業ということであるから、問診のイメージづくりという効果はあるだろうが、医師の問診術は、まずは一般的なコミュニケーション術をふまえたうえで、あくまで病気の事実をとりだしていく特殊な技なのであるから、病気の事実の構造に立ちいる練習を、病気の事実の構造に立ちいることによってさせなければ実力はつきようもないのである。

　しかし、学生にそのような学習をさせるばあいに大事なことは、いきなり難しい病気ではだめだということである。大学病院でみるような、こじれてしまった慢性病や、ベテラン医師でも診断のつかない難病にいきなりとりくませたのでは、手も足もでない。これでは、算数も知らない小学生にいきなり微分・積分の問題を解かせるようなものである。数学の学習にも段階があるように、問診術の学習もしっかり段階をふませなければ、実力がつかないのは当然のことだ！　とわからなければならないのである。

　そのためには、ではどうすれば？　と考えるまでもなく、まず最初に、たとえば自分自身のカゼとか、たとえば家族や友人の下痢といった、どんな状態なのか、どうしてそのようになったのかの事実を把握しやすい例をみつづけて、毎日毎日、考えるだけでもよいから、しっかりと学習させることである。そのようにして学んでいれば、患者を前にした時に、異常状態を把握するには何をみればよいのか、何を聞きだせばよいのかが、いやおうなしにしだいしだいにわかってくる。そうなった段階で、次はこじれてしまった、あるいはきわめてまれといわれる病気をもった患者が多く集まる大学病院ではなく、一般の診療所で学習する体制がととのえば、とても効果的である。

　このように、現実の患者を前にした時に、「全体としてながめた患者という人間の示すあらゆる異常状態を正しく把握する」、すなわち事実を把握するために事実の構造に立ちいる実力をつけさせることこそが、臨床教育・臨床実習でなければならない。これこそが、医師としてつねに必要とされる、基本的な実力なのである。しかし、ここでこのような臨床教育・臨床実習で、医師としての実力をつけさせるために、大きく問題としなければならないことがある。つまり、それこそが、臨床実習の成果を大きく左右してしまうという重要事項であり、本当はそれが医学教育の真髄といってもよいものなのである。それはいったい、何であろうか。

　結論からいうと、それは医学部の教育体系が、医学生のアタマとココロ(アタマとココロとは何かについては『育児の認識学』前出を参照のこと）のなかに、医学一般論、すなわち病気の一般論と治療の一般論をきちんと描かせられるものになっているのか、ということである。

医師は患者を前にして、患者の異常状態を把握するために、事実の構造に分けいっていかなければならない、そのために診察をし、検査をするということを説いたが、それがきちんと行なえるためには、いわゆるそのための〝導きの糸〟が必要である。それがないと、医師は患者に何を聞いてよいのかさっぱりわからず、何か聞かないと、ということで、手あたりしだいに問診して結局関係のないことばかり聞いて必要なことは聞かなかった、あるいは、やみくもに検査をしてしまったということになりかねない。その〝導きの糸〟が、いわゆる診療のための一般論なのである。

では、医学生のアタマのなかにその一般論があるということはどういうことだろうか。それは、個々の病気の症状、検査所見と病名およびその治療方法がただ暗記されてつまっているアタマでは、けっしてない。病気の一般論であれば、病気とは何かを、それらの病気はどうしてそうなるのかの過程を含めてまずは全体的に理解し、それをふまえて病気は大きくどのように分けられるかの構造論、そしてそれぞれの病気はどのような現象形態をとるのかの現象論がしっかりと理解されているアタマである。すなわち、五千年以上の歴史をもって明らかにされてきたあらゆる病気の事実が、きちんと論理的、体系的におさめられているアタマとココロであり、このアタマとココロを創出していれば、未知の土地へ行く時に地図を手にしたと同じように、どんな患者を前にしても、その事実の構造に入っていき、異常といえる状態すらも心安らかに把握することができるようになる。

　このように書いても、無数といえる病気の事実をひたすら暗記する医学教育を受けてきた方々は、そんな都合のよいものがあるだろうか、いやそんなことができるはずがないと思われるだろう。しかし、これは必ずできるのである。それが理論というものであり、これがあるからこそその理論のすごさである。それが証拠に、看護教育は、体系化された看護学をもち、それを使えるように学生のアタマとココロを論理的に訓練することによって飛躍的な発展をとげたのである。

　これらについては、本書上巻にしっかりと説いてある。そもそも看護教育に比較すると医学教育は大きく遅れているのであり、それは医学が科学的に体系化されていないことに根本的原因があるのである。それに気づいた筆者が医学の科学的体系化を志して二十年間研鑽した成果として著わしたのが、『医学の復権』(前出)と本書である。医学教育に情熱を傾ける若き医学教育者にも、ぜひ医学を体系化することの必要性、および有用性をしっかりと理解していただきたいと思う。

　このように医学教育改革は、臨床実習の重視のレベルではなく、革命的といえるほどの根本からの大改革が必要とされる。すなわち本来あるべき医学教育とは、理論化され体系化された医学の体系を、アタマとココロの体系的な教育・学習と直接に教育するものでなければならない。それなのに、現代の医学教育の内容は、体系的と称するものを含めて、あらゆる知識と知識を適当に総括する形でまとめたものを、医学生にしっかりと暗記させるだけのものとなっている。

だが本当は、それらのものであっても、けっして暗記させるのではなく、理解させることが大切である。そうすれば、患者を前にした時に、その理解したことを使って、医師としてなんとか実践していけるものである。せめてそういう実力をもったアタマだけでもつくりあげる教育でなければならない。

そのような、医学生のアタマづくりという観点からだけでも、現在の医学教育をみたばあい、もっとも大きな欠点は、すべてにわたって、全体像をまったく与えることなしに、いきなり細分化された個別的事実を、それもそれぞれに、またバラバラに教えてしまうということである。医学の対象は人間の病気なのだから、医学生には、まずは生きている人間を丸ごと把握する、すなわち、人間が健康に生きているとはどういうことかの全体像くらいはしっかりと教えなければならない。そのような全体像をきちんとアタマのなかに描かせたうえで、はじめてその細部に分けいった事実を教えなければならないのである。

人間が健康に生きているということの中身を、本来の医学教育なら、太陽系のひとつである地球で、地球と、また他の生命体と相互浸透しながら、自ら時々刻々と変化しつづけているダイナミックな像として描かせることから始めるのが筋なのであるが、そこまでいかなくても、せめて人間の生活現場を一般的に把握させることができれば、そのような人間が生活する＝外界と相互浸透する過程で、その生理構造が歪んでいくのが病気へのプロセスであることくらいはわからせていくことができるのである。したがって、医学部における一般教養では、そのような医学を学ぶのに必要な、自然科学、社会科学、精神科学を一般論レベルでしっかりと教えなければならない。

では、現在の医学部ではどうなっているのであろうか。端的にいうと、それらの全体像をまったく与えることなしに、たとえば生化学であれば、いきなり『ハーパー・生化学』(三浦義彰監訳、丸善)などを使って、化学反応式を覚えさせる（なんのために⁉）だけなのである。だから、医学生は「解糖系」というと「教科書のあのページに書いてあったあの図」を思い浮かべるだけで、自分の体の肝臓や筋肉のひとつひとつの細胞のなかで、時々刻々と変化している解糖系の像としての変化を運動形態、つまり正常の変化の図・異常の変化の図の合成形態としての図(像)の流れ(変化)として思い浮かべることはとうていできないのであり、そのようなたんなる知識は、試験が終われば大方忘れさってしまうはずのものなのである。

さらにおそろしいことに、最近、某国立大学医学部では、医学部に入学するとただちに、〝医学生としての自覚をもたせるために〟と、解剖実習が始まるのだ！　そうである。いったい医学部とは何なのか⁉　と思ってしまう。医学史をひもとけばわかるように、人体解剖はあくまで病気を治すため、つまり目の前の患者が苦しんでいる、この体の内部はいったいどうなっているのか、という切実な必要性からなされてきたものであるのに、そのような医師としての実践の全体像も与えないままに、いきなり解剖実習ではほとんど実りがないといってよいだろう。現実に、過酷な受験戦争をのりきって、疲れも癒えないうちに入学した医学部で、ただちに解剖実習でノイローゼになってしまう医学生も数多くいる、とも聞いている。

このように、現在の医学教育は、人間とは、病気とは、医療とは(診断とは、治療とは)の全体像を与えることもなしに、いきなりそれぞれの専門家と称する人達が、それぞれの細分化された個別分野を、さらにそれぞれの勝手な教えかたでバラバラに教えるのであっては、医学生のアタマが、それらの知識をよせ集めて記憶するだけになってしまっているのはしかたのないこと！　であるが、これでは人間としてのアタマを駆使する人間としてのココロが育たないばかりか、すっかりダメになっていくだけだといえるだろう。

そうならないために、医学教育において、まず最初になされなければならない講義がある。それが「医学原論」であり「医学概論」である。これらについては「まえがき」に説いたので読んでいただきたいと思う。さらに、副題が示すように、本書は「医学原論入門」であるから、本書の全体を読むことによって、医学原論とは何か、どうしてそれが必要なのか、なぜ医学教育の最初にそれが講義されなければならないのか、がわかっていただけたらと念願している。

第三編

看護学の構造と医学の構造

第一章　学問体系としての看護学と医学

第一節　科学的医学体系の構造を提示する

さて、これまで上巻より論じてきたのは次のようなことであった。

そもそも『看護学と医学』と題する本書において、上巻の冒頭部分でまずみなさんに質問したのは「看護学と医学は、現在学問的にはどちらが高みにあるのか」であった。結論的にいえば、看護学はすでに科学的学問として体系化されているが、医学はいまだに科学的学問として体系化されていない、ということであり、それを検証するためにまず、科学的学問体系とは何かの一般論を提示し、その一般論から看護学および医学をみていったのである。

こうして、看護学には科学的学問体系があること、医学にはそれがないことを検証してきたのであるが、次に問題となったのは「科学的学問体系と実践はどのようにかかわるか」であった。それは「我々は実践家であり、実践家にとって学問の世界のことは関係ない……」という意見に対して、「そうではない。実践家にとっても自分の専門分野に科学的学問体系が存在するかどうかはまさに大問題である」ことを明らかにするためであった。そして、看護実践は一方に科学的看護学体系を有しているために、どのような問題に直面しても解決することができる「確かな指針」が存在するが、医療実践には科学的医学体系がないために、そのような「確かな指針」が存在しないことを検証したのであった。

さて、上巻から以上のように展開してきた本書のしめくくりとしては、ぜひとも次のことを提示しておかなければならない。それは、科学的医学体系の骨子である。理由はふたつある。ひとつは、これまで検証してきたように、科学的医学体系が現時点で存在しない以上、医学者の責任と誇りにかけて創出しなければならないのであり、そのために、これからの進むべき道筋を明らかにしておきたいからである。もうひとつは、「科学的学問体系とは何か」の一般論に照らして、看護学と医学を検証するなかで、澤瀉久敬《オモダカヒサユキ》の『医学概論』(前出)等を批判しながら、自らの学問体系をしっかりとは提示しないできていたので、ここで骨子だけでも示しておくことが筋であろうと思ったからである。

そして、それに対してとくに若い医学者からの大いなる反論を期待したい。また、看護の専門家のみなさんには、看護学と医学の違いをより明確にイメージしていただければと思う。すなわち、看護学と医学は、現象的には「病んでいる人間」という同一の対象をもちながら、それをとらえる視点が異なるために、違った学問体系として創出されるべきものであり、それがまさに専門性であること、しかしながら一方では、両者は科学的学問体系としての共通性をもつこと、つまり、科学的学問体系としての一般性および特殊性を理解していただきたいということである。

では、科学的医学体系はどのような構造を有するものとして創出されなければならないか。以下、その骨子である。

まず、医学とは何か。

医学とは、端的には、「人間の正常な生理構造が病む過程と、病んだ生理構造の回復過程を統一して究明する学問」である。したがって、医学の構造論としては次のふたつが大きな柱となる。ひとつは「病態論」であり、もうひとつが「治療論」である。すなわち、人間の正常な生理構造が病んでいく過程を究明するのが「病態論」であり、病んだ生理構造を正常へと回復させる過程を究明するのが「治療論」である。そして、この「病態論」と「治療論」を確立するために、大きく前提としなければならない理論がある。それはいったい何か。

それは、前述の医学の定義をみていただけばわかるように、人間の正常な生理構造を解明した理論である人間の「生理学」である。しかしながら、私はこれを「生理学」と称するには少しとまどいを覚える。理由はあとで述べるが、対象が生理構造のみでは「学」としては少しオーバーだと思うからである。これでは、人体生理論ないし生理論で充分であるはずである。そここでここでは、医学上のいわゆる生理学、すなわち人体生理論のレベルに応じて、「生理常態論」略して「常態論」ととりあえずしておきたい。この「生理常態論」を基盤にすえてはじめて、そこから歪んでいく＝病んでいく構造と、そこへと回復させる＝治療する構造が解明できるのである。これを図示すれば図1、図2（次頁）のようになる。

さて、このように書くと、これまでの医学になじんでこられた方々からは、ただちに次のような不審の声があがるであろう。それは、「生理常態論とはいったい何か」「常態論は必要なく、生理論でよいのでは？」「今までの生理学でなぜまずいのか」……等々である。

これらに対する解答は、ここに掲げた「生理常態論」は、これまでのいわゆる生理学と〝同じであるが同じでない。したがって結論としては違う〟ということになる。これはいったいどういうことか。端的には、いわゆる生理学と「生理常態論」は、外延すなわち対象とする範囲は同じであるが、内包すなわちその内容と、医学体系における論理的位置づけが違うのである。したがって、これまでのいわゆる生理学との違いを明らかにするために、あらたに「生理常態論」という言語表現の必要性を提起したいのである。少し説いてみよう。

これまでのいわゆる生理学は、人間の正常な生理現象ならびに生理構造を解明したものである。これは、生理学と名のつく教科書をどれでも開いていただけばわかるように、生きている人間の内部構造に立ちいり、体のそれぞれの部分がどのように働いているのかを、事実的に解

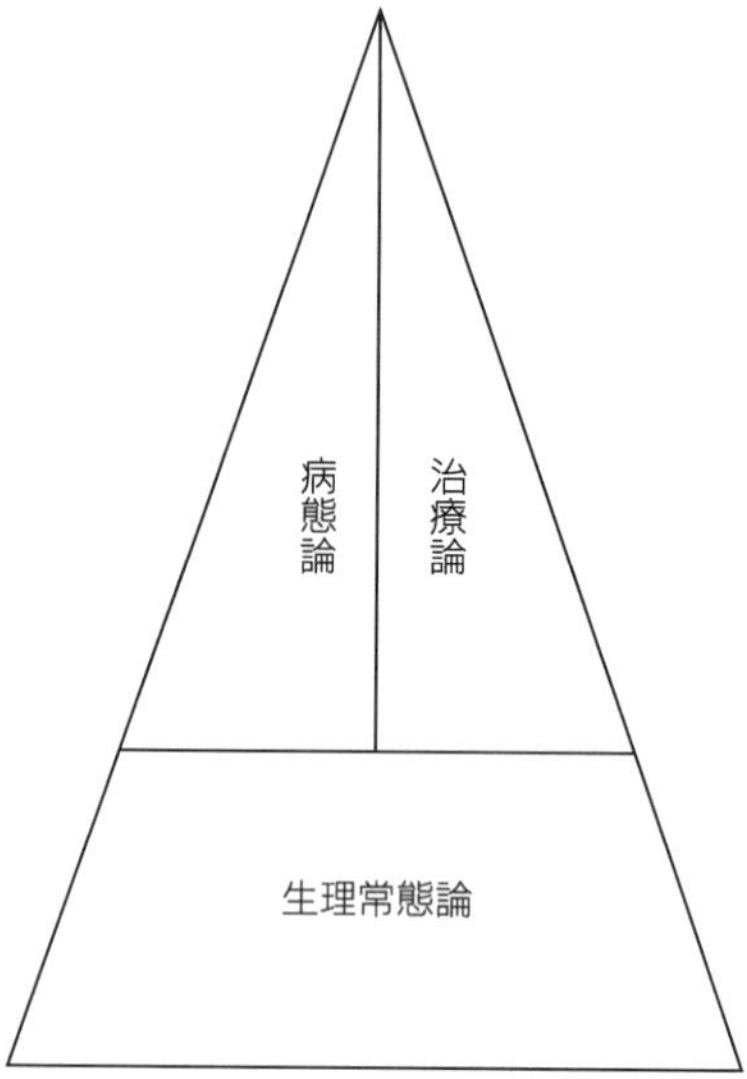

図 1　医学の構造（1）

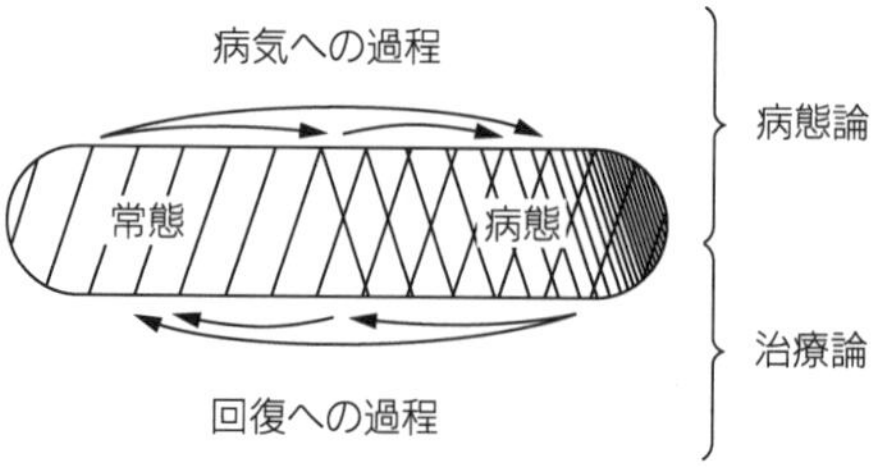

図 2　医学の構造（2）

明したものである。たとえば、心臓はどのような構造をもっているのか、それはどんな組織で構成されているのか、そのなかを血液がどのように、どの程度流れているのか、それは運動時と安静時でどのくらい違うのか、心臓の働きを調節しているのは何か……等々である。

たしかに、これらはガレノスからハーヴェーの血液循環の発見を経て、これまで対象ととりくむことにより営営と積み重ねられてきた人類の文化遺産である。そしてもちろん現代生理学は、心臓にかぎらず、人間の体のあらゆる部分にわたって解明しつくし、人間が生きているそのしくみについて、事実的に知らないものは何もないレベルにまで到達しているといっても過言ではないであろう。その集大成が、現在の生理学の教科書である。

では、そのようないわゆる生理学で何が問題なのであろうか、どこに不足があるのであろうか。それは、現在のいわゆる生理学は、その内容のほとんどが人間の正常な生理構造にかかわる事実の集大成であっても、論理の集大成ではない、ということであり、医学が科学的といえるためには、同じように正常な生理構造を対象としても、それが論理的、理論的、体系的に説かれなければならないということである。

このように書くと、現代生理学の信奉者からは、「そんなことはない。現代生理学は、事実ばかりではなく、法則さえもきちんと導きだし、提示しているではないか。たとえばさきほどの心臓に関してだって、どんな教科書にも〝心臓の法則〟というものが書いてある」という反論が起こるかもしれない。しかし、残念ながらそれは明らかに見当違いである。すなわち、法則というものをあまりにもおとしめた暴論である。この「心臓の法則」は、ガイトンの『人体の生理学』（相川貞男他監訳、廣川書店）には次のように記してある。

「心臓によって駆出された血液の量は通常静脈から右心房へ流入する血液量によって決められる。この原理は〝心臓の法則〟*the law of the heart としばしばいわれる。心臓は常にポンプ作用を続ける簡単な自動装置であり血液が右心房に入ると必ず心臓を通じて駆出される。もちろん心臓が駆出しうる最大心拍数が存在するので、完全に正確を期するために、心臓の法則をより厳密に述べると次のようになる：生理学的な限界内では、心臓は心臓に流れ込んだ全血液量を駆出するので静脈に目立つほどの血液の停滞は起こらない within physiologic limits, the heart pumps all of the blood that flows into it, and it does so without significant damming of blood in the veins. このように心臓は排出ポンプに似ている。排出ポンプのチェンバーに流れ込んだ液体は直ちにチェンバー外に排出されるからである。心臓の場合には血液は心房の一つに入るとすぐに心室へ送られ、動脈へゆくのである。

心筋は静脈系から心臓への流入量の変化に応じ、駆出血液量を変えてゆく能力を与えるため一つの特殊な性質がある。心筋を正常時の長さを越えるように引張ると、この引力が加わる前の力よりも大きな力を発生する。それゆえ心臓に入る血液量が少ないときは心筋線維は大きく引張られない。それで収縮力は弱い。一方、流入血液量が増大すると筋線維は引張られ収縮力も非常に大きくなる。だから、心臓に還流される血液量の増大は駆出量を増大させる。」

いかがであろうか。これでどうして法則といえるのであろうか。

そもそも法則とは通説的にいえば「いつ、どこでも、一定の条件のもとでは常に成立する関係」（『岩波国語辞典』第三版）となる。しかし、この説明は常識的に説けば！のことであって、学問的には、本来論理のレベルの非常に高いもの、すなわち広い事物・事象の一般性であって、しかも必ずそうなるという厳密さを内に含むものである。これは、個別科学でいえば、たとえば物理学の万有引力の法則、エネルギー保存の法則のようなものであり、学問一般というレベルからいえば、学問としての弁証法の大法則である量質転化の法則、相互浸透の法則などのようなものである。

そのような観点にたつならば、ここに記された「心臓の法則」というものは、なんら法則といえるレベルではなく、「心臓によって駆出された血液の量は通常静脈から右心房へ流入する血液量によって決められる」という、事実関係を明らかにしたものでしかなく、それは、「心筋線維の特殊な性質によるものである」という事実の構造を事実的に解明したものにすぎない。これではどんなによくても、心臓の働きにかかわる論理性のレベルでしかなく、生理学上の論理とか、理論とか、ましてや法則とか呼べるもの、呼んでよいものではないのである。これまでの医学における文化遺産でいえば、内部環境の恒常性（ホメオスタシス）の概念をもってして、ようやく理論と呼んでもよいレベルなのである。

さて、少し寄り道をしたが、この、事実とは何か、論理とは何か、そしてなぜ学問体系は事実的な集大成ではなく、論理的な体系でなければならないのか、についてはこれまで本書でくりかえし説いてきているので、読みかえしていただきたい。また、具体的に生理構造の論理的な解明とはどのようなものかは、「現代医学を問う――ガイトン生理学批判」（前出）での腎臓論、および『看護の生理学⑴⑵⑶』（前出）を参照していただきたい。

以上のように、科学的医学体系の基盤とすべき「生理常態論」は、これまでのいわゆる生理学と、外延＝対象とする範囲は同じであるが、内包＝含まれる内容、つまり質が違うということである。すなわち、いわゆる生理学も「生理常態論」も、同じように人間の正常な生理構造を対象とするが、前者が事実的究明の集大成であるのに対して、後者はそれをふまえた論理的な体系化であるということである。

しかしながら、これだけではあえて「常態論」と呼ばなければならない必然性は存在しない。なぜなら、これだけなら、「これまでのいわゆる生理学ではない、科学的な生理論である」とことわればよいからである。現に、一九八六年に発表した「医学の復権」（前出）では、そのようにことわったうえで「生理学」という言語表現を使用し、「これまでの生理学とは違う、科学的に構築すべき、あらたなる生理学の骨子」を提示したのであった。

ところが、医学体系の構造を究明していく過程において、今までにある生理学レベルからなる「生理論」ではなく、新たな概念を含む「生理常態論」としなければならない論理的必然性が浮上してきたのであった。それは次のようなことである。

そもそも医学における生理論とは、人間が生きていることの理《コトワリ》を論ずるものである。すなわち、人間が生きているとはどういうことかを、具体的・構造的・本質的に論じた理論でなければならない。ここまでは問題ない。問題は次である。

医学の対象は直接的にはあくまで人間の病気である。医学の定義を思いだしていただきたい。医学とは、人間の正常な生理構造が病む過程と、病んだ生理構造の回復過程を統一して究明する学問であった。この病気とは何かについては、のちほど詳しく説くことにするが、ここでしっかりと確認していただきたいことは、正常な生理構造とは別に、病気という異常な構造が存在するのではなく、あくまで正常な生理構造が歪んで、異常な生理構造になっていくものが病気といわれる状態である、ということである。すなわち病気とは人間の正常な生理構造が歪むことによって、実体的・機能的に異常な状態になることをいうのである。

したがって、人間の生きている構造、すなわち生理構造は、この正常と異常の統一としてとらえなければならない、ということになる。わかりやすくいえば、病気という歪んだ状態も、人間が生きていることのひとつの特殊な現象形態だということである。

以上をふまえると、科学的医学体系と論理的に位置づけられるべき医学上の生理論という概念は、これまで生理論と呼んできた理論の外延を大きく超えることとなる。すなわち、これまでの生理論が人間の正常な生理構造の理論であったのに対して、あらたに正常な生理構造と異常な生理構造を統一した理論、すなわち人間が生きていることを総体として把握した理論ということになるのである。したがって、医学体系の骨子を提示するばあいに、二本の柱である「病態論」と「治療論」の基盤にすえるべき理論としては、あくまで人間の正常な生理構造を理論化した、たとえば「生理常態論」という言語表現を必要とするということである。

このように、「生理常態論」という名称は、科学的医学体系の全体的論理構造から必然化されるものであるが、これまで私が折にふれて説いてきた「科学的生理論」と、外延も内包もまったく同一であるものと理解していただいてよい。

一方、これまで連綿として続いてきている医学の専門分野の分類からいえば、解剖学、組織学、生理学、生化学、免疫学、発生学などが、この「生理常態論」に含まれるものである。すなわち、医学体系に位置づけられる科学的「生理常態論」は、医学が歴史的に解明し、提示してきたこれらの分野の事実という事実を正面にすえ、そこから人間が生きているとはどういうことかを、現象論・構造論・本質論という形で体系的に理論化したものなのである。この具体的なありかたが、前述した「現代医学を問う――ガイトン生理学批判」（前出）の腎臓論であり、

『看護の生理学⑴、⑵』(前出)であるのである。

ここであえてつけ加えておくならば、上記の『看護の生理学』という題名も、本来論理的には「看護の常態論」となるはずであったが、読者のみなさんになじみのない「常態論」という言語表現をあえて避け、「生理学」としたという経緯があったのである。もっとも、看護学の学問的世界の最先端においては、すでに「常態」と「病態」の概念が社会的認識のひとつになりえているということでもあり、この点に関しても、医学は残念ながら看護学の後塵を拝しているといわなければならない。

さて、科学的医学体系の骨子を提示し、その基盤にすえられるべき「生理常態論」について、なぜ「常態論」なのかを少し説いたが、おわかりいただけたであろうか。科学的医学体系はこの基盤のうえに「病態論」と「治療論」が二大構造論として構築されるべきものである。「病態論」とは当然に、病気とは何かを究明した理論であり、そこにはまた病気の現象論・構造論・本質論が体系的に措定されていなければならない。すなわち、現在の医学の専門分野の分類からいうならば、内科学、外科学、小児科学、婦人科学、眼科学、耳鼻科学、精神科学など臨床系といわれる各分野、および病理学、細菌学など基礎系といわれる各分野が対象とし、究明してきた病気という病気のすべての事実を正面にすえ、「生理常態論」を基本としてふまえて、それらの病気という病気の事実から病気への構造および病気の構造、そして病気の本質を論理的に導きだし、理論化するものでなければならない。

このように「病態論」は、あくまで病気の生理構造の論理を体系的に措定したものとなるべきであって、まちがっても現在のいわゆる病理学を想起されないように注意を促しておきたい。今ある病理学は、現象論にもならない現象、それも過程性の欠落した結果としての現象の集合体でしかない。これは、「病理学」と名のつく教科書のどれでも開いていただけば一目瞭然のことである。すなわち病気に関して、臓器の形態的変化が肉眼的にも顕微鏡的にも詳細に記載してはあっても、なぜそのような状態に至らざるをえなかったのかの必然性も、またほかの病気との区別と連関もなんら解かれていないのが現状だからである。

再度説くが、本来科学的「病態論」は、あらゆる病気という病気の事実を、その過程性をも含めて正面にすえ、その個別の病気に共通する論理を導きだし、その論理の特殊性の一般的把握からしだいに病気という病気の事実全体に共通する本質レベルの論理、すなわち病気とは何かを措定したものでなければならず、こうしてはじめて、科学的「病態論」と呼ばれるものとなるのである。

これは「治療論」においても同様である。すなわち、科学的「治療論」は、内科学、外科学をはじめとするあらゆる臨床系の分野、および薬理学、放射線基礎医学など基礎系の各分野が、これまで歴史的に究明し、積みあげてきたすべての治療の事実を対象とし、そこから治療の構造を「生理常態論」をふまえて論理的に究明し、治療の本質を導きだし、治療の現象論・構造論・本質論として体系的に構築しなければならないということである。

第二節　科学的学問体系はどのように構築されるのか

以上、科学的医学体系の骨子を示したが、ここで科学的学問体系構築の過程的構造について少し説いておきたい。なぜなら、読者のなかに、どのような専門分野であれ科学的学問の構築を志す方がもしいるとするならば、ぜひわかっておいていただきたいことだからである。

そもそも科学的学問体系の構築は、一般的に次のような過程を有するものである。すなわち、学問的レベルの一般性(学的一般教養の実力から構築される)をふまえて、自らの専門分野の一般論をまずは仮説的ながらも創出して把持し、その一般論を検証する形で専門的対象の事実の構造に分けいり、そこから導きだした論理を体系化していく過程で、現象論、構造論が構築され、それをふまえて最初の一般論がすべての対象を貫く一般論として検証された時に、それは本質論へと転化し、ここに至ってはじめて、自らの専門分野が科学的に体系化された、つまり、科学的学問体系が完成したということになるのである。

これが、科学的学問体系構築の過程の一般性であるから、もちろん医学も例外ではない。この学問の大道を経ることなしには、科学的医学体系創出を志して、刻苦何十年もの努力を経たにしても、その達成は不可能なのである。

そのような観点から私のばあいを省みるならば、科学的医学体系創出へ向けての最初の仮説的一般論が、一九八六年に発表した「医学の復権」(前出)であったのである。ここには、医学とは何か、医学とはどのような構造をもつのかが一般的に提示してある。このように、最初に掲げる仮説的一般論は、自らの専門分野の全体像を学問的論理レベルにおいておよそ把握したものなのである。

したがって、医学の全体像をおよそのレベルであっても把握するためには、一方で医学の科学的体系化を志して、歴史的に学問の大道をたずね、唯物論を堅持し、弁証法、認識論、論理学を自らの実力と化すべく、すなわち学問的論理能力をつけるために研鑽を積み、一方で自ら医師としての医療実践を十数年、格闘というレベルで積み重ねる過程が必要だったのであり、その両者の研鑽が相互浸透的に深まるなかで、いわば浮上してきたものである。仮説的一般論とは、通常まずはこのようにして措定されるものなのである。

ついでに説いておくならば、この最初に掲げる仮説的一般論は、それぞれの専門とする学問の歴史をさかのぼり、大先達の説いた一般論を借りてきてもよいものである。なぜなら、歴史上に名を残すほどの人物であれば、まじめに対象的事実と格闘し、経験主義的にであれ、それなりに対象の全体像を一般的に把握していることが通常だからである。ただし、大先達の一般論を借りるにしても、そこにはその一般論の正否を判断できるだけの実力、すなわち前述した、それ相当の論理能力と、自らの専門の全体像を感じとれるだけの事実的研鑽の積み重ねが必要であることはいうまでもない。

さて、「医学の復権」は、読んでいただけばわかるように、学問的レベルとはいっても素朴な一般論でしかないが、まさにここが医学の科学的体系化の出発点だったのである。

すなわち、その後の学問的研鑽は、すべてこの「医学の復権」で提示した一般論を、事実的、構造的に検証し、深めていく過程であったのであり、科学的医学体系が完成するまでこれからもありつづけるのである。つまり、一般論から事実へ、事実から一般論への、のぼり・おりをくりかえす過程で、現象論が、そして構造論が構築されていくものなのである。

しかしながらこれは、言葉でいうほど簡単なものではなかった。なぜなら、通常誰もがどんなに努力しても、この一般論をもって個別の事実におりようとしてもおりられず、個別の事実からその一般論にあがろうとしてもあがることができない、つまり、一般論と個別の事実がつながらない、という現実をただちにむかえることになるからである。これは自らの専門分野で、実際にその過程を歩いてみれば、即座に、いやというほどわからせられることである。

だが、ここをなんとかつなげないかぎり、科学的医学体系創出は絶対に不可能なのであるから、つながらない一般論と個別の事実をつなげるための苦闘が始まることとなる。

こうして、たとえば個別的事実である腎臓の構造を、人間が生きていることの一般性につながる形で解くためには、たんに「生理常態論とは人間の正常な生理構造の理論である」という一般論を把持するだけでなく、その正常な生理構造の構造論の創出が必要とされたのである。

そして、腎臓についてと同様に、肝臓についても、消化器官についても、事実と一般論ののぼり・おりという同じ作業をくりかえすなかから、人間の正常な生理構造は、論理的には三重構造として把握しなければならないという、「生理常態論」の構造論がいわば浮上してきたのである。それがどのようなものであったかは、「現代医学を問う――ガイトン生理学批判」（前出）『看護の生理学(1)(2)(3)』（前出）を読んでいただきたい。また、同様の作業を、個別的事実である病気と一般論の間でくりかえすことによって、「病態論」の構造論が浮かびあがってきたのである。

そして、これらの構造論を浮上させるには、これまで折にふれてくりかえし説いてきたように、その背後に太陽系のひとつの惑星である地球に誕生した生命体が人間にまで発展した構造を論理的・理論的に究明した「生命の歴史」が必要不可欠であったのであるが、それについて説くことは別の機会にゆずることにする。

さてこのように、構造論は、大先達からの借りものでも掲げられる、あるいは掲げてもよい一般論とは違い、一般論と事実との間をのぼり・おりする苦闘の末にようやく構築されるものであるから、そしてまた、この構造論のない一般論では、個別の事実の問題が何ひとつ解けない現実があるから、これまで説いてきたように、学問体系の真価は構造論にありといえるのである。というより、構造論の確立こそが学問の確立である！といってよいほどのものなのである。
上巻で俎上に載せた澤瀉久敬の『医学概論』(前出)も、一般論は大きくまちがっていなくても、事実との格闘による科学的な研鑽がなかっただけに、どうあがいても構造論の構築へと進めるはずもなかったのである。結果として、そのために、何ひとつ医学上の問題が解けないという現実をもつことになったことは上巻で言及したとおりである。我々は、学問的レベルでは、日本においては唯一見事な先達である澤瀉の学問的流れをまともに省みて、構造論構築の重要性をしっかりとかみしめてかからなければならない。

以上、簡単ながら説いたように、科学的学問体系は必ず一般論を措定し、一般論から対象的事実へ、対象的事実から一般論への、のぼり・おりをくりかえす過程で、現象論、構造論が構築され、それとともに一般論が本質論へと転化するという過程を経て完成されるものなのであり、これに例外はない。これが科学的学問体系構築の王道なのである。

したがって、どのような分野であれ、科学的学問体系の構築を志す学者であるならば、この王道をしっかりと歩きとおせる研鑽を積まなければならない。その研鑽の中身は、さきほど少し触れたように、大きくふたつある。ひとつは自らの専門とする事実との格闘すなわち、その事実の現象を論理化することと、その事実の構造に立ちいることとの格闘であり、もうひとつは学問的論理能力の養成への研鑽である。

前者は容易にわかっていただけるであろう。医学者を志すならば、医師としての日々の診療を事実的だけではなく、論理的にも実践することがそれであり、看護学者でありたければ、これまた看護師としての事実的および論理的看護実践がそれである。

では後者はいったいどのようなものであるのか。端的には「学的一般教養」を自らの実力と化すことであるが、これがどのようなことかの詳細は、『医学の復権』(前出)に医学生にもわかるようにとしっかり説いておいたので、ぜひ参照していただきたい。

自らまだ「学問の道」の途上にある身でありながら、あえてその道を提示することにしたのは、科学的医学体系の構築にはまだ十数年の歳月を必要とするばかりでなく、学問化への大前提となる学問としての弁証法を自分の実力と化すにも同じ年月を必要とするだけに、自分の「学問の道」が完成してからでは、その間せっかく志を抱いた若い人々がまちがって育っていくのではないかとの危惧からである。

第三節　看護学と医学の構造論はなぜ違うのか

さて、第一節では「科学的医学体系の構造」を提示した。これは「科学的学問体系とは何か」の一般論に照らして、看護学と医学を検証してきた本書のしめくくりとして、これから創出しなければならない科学的医学体系の構造の骨子を提示することによって、自らの進むべき道筋を明らかにしたものであるが、一方においては、看護の専門家の方々にも、看護学と医学の違いをより明確にイメージしていただきたかったからでもある。

すなわち、看護学と医学は、科学的学問体系としての一般性を共通性として有してはいるが、また専門性としての特殊性をそれぞれに有しているということである。

専門性としての特殊性とは、看護学と医学は現象的には「病んでいる人間」という同一の対象をもちながらも、その対象である患者へのかかわりかたが大きく異なるために、すなわち結果としてそれをとらえる視点が大きく異なるために、違った学問体系として創出されるべきものである、ということである。これは、医学者、看護学者を志す人達はもちろんのこと、医師および看護師という実践家をめざす人達にも、しっかりと理解しておいていただきたいことである。なぜなら、現実的にも両者は「病んでいる人間」を前にして、それぞれの専門性から協力しあわなければならない関係にあるからである。

ただし、ここで看護の側の方から次のような質問をいただいた。

それは、「科学的医学体系の構造は、なぜ生理常態論を基盤にすえた、病態論と治療論ということになるのか。なぜ『科学的看護論』（前出）に示された看護学の構造と同じように、目的論、対象論、方法論とならないのか」というものであった。（次頁の図参照）

これは私にとって、思いもかけない質問であった。なぜなら、私がこれまで医学的文化遺産を修得し、自らの医療実践を行なうなかで、すなわち事実から論理性へと、そして学問的レベ

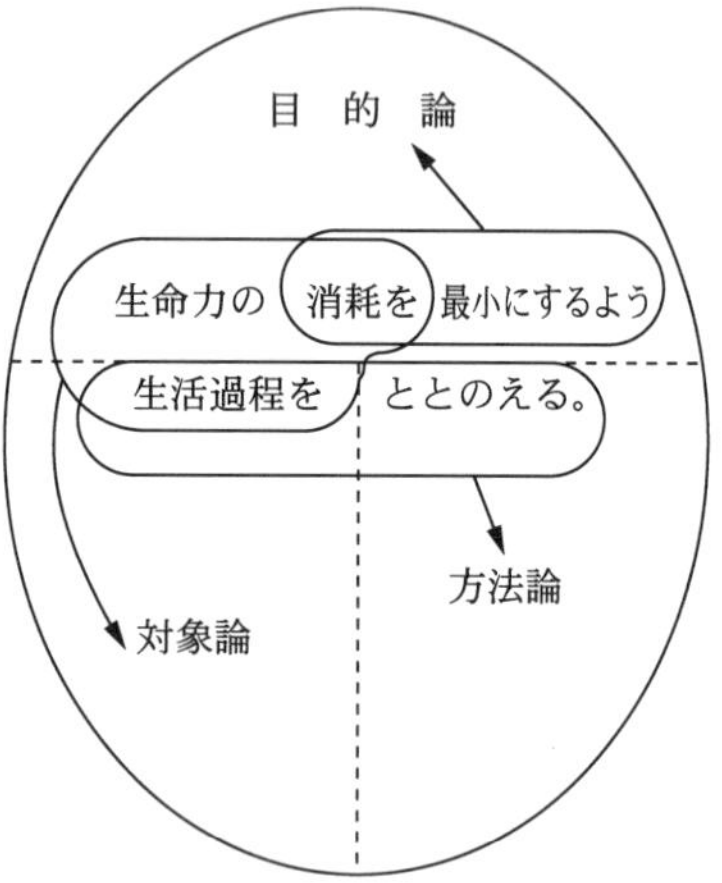

図１　看護一般論の構造

『科学的看護論』（薄井坦子著，
日本看護協会出版）

ルへとあがる形で、専門である医学全体を展望した時に、医学体系の構造として、あのような構造論が浮上してきたのはあまりにも自然であり、それ以外は考えられなかったからである。したがって、「医学は同じ学問体系でありながら、なぜ看護学と同じ形式、すなわち目的論、対象論、方法論とならないのか」と問われると、「なるほど、形式を上からかぶせようとすると、そういう考えかたもでてくるな」とあらためて気づかされたのである。

しかし、残念ながら看護の側からの指摘のそれは正しくはない。解答を端的に述べるならば、両者のその構造論の違いは専門性の違いからくるものなのである。学問体系は、どのような学問体系であれ、たしかに一般的には本質論・構造論・現象論という同一の体系的構造を有するのであり、そうでなければ学問体系とはいえないのであるが、その構造論が具体的にどのような構造論となるかは、まさにその専門性の構造性、すなわち、その専門とする対象の深みとして存在する性質の一般的、特殊的なありかたそのものに規定されるからである。

これは簡単に納得していただけるはずである。およそ科学的を標榜するからには、当然に学問の対象は、つまりその対象とするものは、当の対象である事実そのものに原点を有する。そしてその事実というものは、たんなる事実そのものの一般性ではなく、事実の特殊性、つまり専門的視点からとらえる事実の一般性であるのは当然であろう。すなわち、その専門的対象である事実から専門にかかわっての論理を導きだし、それを専門的に体系化するというのが、科学的学問体系である。そうであるから、それは必ずその専門的対象に規定された学問体系となるのであり、そうならなければならないのである。では、医学と看護学の専門的対象にどのような違いがあるのであろうか。

まず、看護学としての対象、つまり看護学が正面にすえる事実とは、看護実践である。これは、けっして「病む人間」そのものではない。看護実践の対象はたしかに「病む人間」であるが、看護学の学問的対象的事実は、「病む人間」ではなく、「病む人間」に対する看護、すなわち看護実践なのである。

わかりやすくいうならば、看護学の学問的事実は、看護師が患者とかかわることによってはじめて形成されるのであり、看護師がかかわらないかぎり、その学問的事実は形成されない。だからこそ、看護学が独自に開発し、完成させたプロセス・レコードの必要性があるのである。これについては『ナイチンゲール看護論の科学的実践(1)〜(5)』(前出)を読んでいただきたい。

それに対して医学はどうか。医学が、学問的対象として正面にすえる事実は、これまた「病む人間」が直接の対象ではなく、あくまで「人間の病気」であり、患者と医師との「かかわり」ではない。わかりやすくいうならば、医師がかかわらなくても、医学的対象であるべき「人間の病気」はまずは事実としてそこに存在するのである。したがって、患者に対する医師のかかわりである医療実践は、その医学の医療社会への適用としてなされることはたしかにありえても、医学の確立と医療の実践の深化とは別の次元の問題となる。

つまり、誤解を恐れずに極言するならば、医学は物理学や化学や生物学と同系列に属する自然科学的学問体系なのである。ただし、対象が「人間の病気」であるために、物質あるいは認識のない生命体を対象とするほかの学問体系と違って、認識を有する人間の理解が必要不可欠になるし、医学の社会的適用である医療においては、いやおうなしに認識を有する人間へのかかわりかたが問題となるということである。

このような観点からみると、看護学と医学は違う系列に属する学問であり、したがってその学問体系の構造論はおのずから異なって当然といえるのである。

『科学的看護論』(前出)に「さて、目的意識をもった実践は、看護に限らずすべて、対象→認識→表現という過程的構造をもっているのであるから、学問の体系としては、対象についての理論、認識についての理論、表現についての理論が相互の連関において構築されることを必要とする。すなわち、どのような対象に(対象論)、どのような意図で(目的論)、どのようにして展開するのか(方法論)を含んでいなければならない。そして、個別科学としての看護学は、この三つの柱に、看護の特殊なあり方、つまり看護の独自性を一般化して示すものでなければならない」とあるのは、ここで「目的意識をもった実践は」とことわってあるように、あくまで対象への主体の側の働きかけ、すなわち実践そのものが学問的事実となる分野の学問体系における特殊な構造であるといってよいだろう。

医学以外でも、物理学や化学や生物学などの学問体系はけっして看護学と同様の構造をとらないことは自明であるから、目的論、対象論、方法論を構造論として有する形式が、学問体系の一般性ではなく特殊性であることは理解していただけるであろう。

第四節　医学が看護学から受けた学問的恩恵

さて、第一節の「科学的医学体系の構造」に対する質問に簡単ながら答えたところで、本編の「看護学の構造と医学の構造」において、ぜひとりあげておきたいことがある。

それは、私が看護学から受けた学問的恩恵についてである。そもそも私は、日々の診療実践および研究実践において壁につきあたり悩むなかで、偶然にして医学にはなんら科学的学問体系がないことに気づかされ、自ら科学的医学体系を構築しようと決意するに至ったのであるが、そこには大きく、この科学的看護学体系の存在が関与したのである。すなわち、学問であると信じて医学を学んできたはずの私には、医学にいまだに科学的学問体系がないということだけでも大きなショックであったのに、さらにあろうことか医学よりもレベルが低いと思って疑わなかった看護学にそれがあるということがわかった時のショックは、はかりしれないものであったのであり、その悔しさが、私を医学の科学的体系化へと駆りたてたのである。

もちろん、その科学的学問体系とは『科学的看護論』（前出）であったのであり、それ以後私は『科学的看護論』および薄井坦子のすべての著作、すべての論文を、看護界の誰にも負けないというレベルで、熱心に学びつづけたのである。そして、そこから多くの学問的恩恵を被ったのであるが、その学問的恩恵は大きくふたつに分けることができる。

そのひとつは、看護学から「科学的学問体系とは何か」を学んだことである。もちろん、「科学的学問体系とは何か」をわかるためには、『医学の復権』(前出)に説いたように、一般教養および学的一般教養の研鑽が必要であった。なかでも、学問の歴史としての哲学の歴史の学びが必要であったのであるが、そのような研鑽によって自らのアタマのなかに描きだした「科学的学問体系」の像はあくまで一般的な像でしかなかったのである。

それに対して、『科学的看護論』をはじめとする薄井坦子の一連の著作および論文は、私に「科学的学問体系とは何か」、そしてそれはどのようにして構築するのかの、実にイキイキとした感情あふれる具体的な像を、しっかりと描かせてくれたのである。

つまり私は、一般的な科学的学問体系の像と、具体的な科学的学問体系の像を、自らのアタマのなかで相互浸透させることによって、自らが創出すべき科学的医学体系の像を描きあげることができたのである。その過程は、これまで説いてきた内容そのものである。

それでは次に、もうひとつの学問的恩恵とはいったい何であったのか。

それは、あらたな人間論の学びである。具体的には、薄井坦子が『科学的看護論』(前出)の「対象論」で提示した「人間は生物体・生活体の統一体である」との概念の学びである。

この概念は、薄井坦子が「看護学における対象論は、看護実践に役立つ人間論として展開する必要がある」として、「〝人間が人間であるために見落せないあり方は何か〟を抽象する作業にはいり、結論として、人間はヒトという生物であるということ、および人間社会のなかで互いにつくりあげられるということをひきだしてきた。ひとりの人間を生物体としてのあり方と、生活体としてのあり方との**統一体**として把握しなければ、人間を全人としてとらえたことにはならないということである」と、まさに科学的に事実から抽象して導きだした概念である。

この概念こそが、科学的看護学体系の核心をなすものであると思うのであるが、これはまた科学的医学体系にとっても、革命的ともいえる概念となるのである。にもかかわらず、今から二十年以上も前に提示されたこの歴史的な概念が、医学界においてこれまで一顧だにされなかったという事実は、現在の医学界、すなわち学問としての医学のレベル、簡単には論理的実力のレベルの低さを端的に物語るものである。

現実に私は、薄井坦子が科学的に導きだしたこの「人間は生物体・生活体の統一体である」という概念をしっかりと学んだことを基礎において、ようやくにして、科学的医学体系の構造論である病態論の一般論、すなわち病気の一般論を措定することができたのである。これについては、いずれ病態論でしっかりと展開することになろう。

しかしながらここで、次の一点だけは簡単にとりあげておきたいと思う。それは、「人間は生物体・生活体の統一体である」という人間一般論も、看護学と医学では、そのとらえかたの視点が異なるということである。そして、これまで「看護学と医学」と題して、看護学と医学の区別と連関を論じてきたのであるから、この人間一般論に対する視点も、両者の専門性によって異なることを簡単にでも明らかにしておかなければならないと思うからである。

ではこの両者の専門性によって「人間は生物体・生活体の統一体である」という人間一般論のとらえかたは、どのように違ってくるのであろうか。そのためにはまず、「人間は生物体・生活体の統一体である」とはどういうことかをしっかりと理解していただかなくてはならないが、これは看護界の方々には、あまりにもの常識となっているのであるから、ここであらためて説く必要はないであろう。したがってここでは、初心者のために、その要点のみを記しておくことにする。

『科学的看護論』（前出）に説いてあるように、これは「すべての人間は、人間に共通な特徴をそなえた生物体としてのあり方と、その人らしい特殊性・個別性をあらわす生活体としてのあり方が有機的にからみあって統一されている存在」ということである。もう少し詳しくいうと、生物体の特徴は「ヒトの遺伝子に規定された人間としての共通性が大であり、わずかにその人のもらった遺伝子による特殊性をもっている」というものであり、生活体は「その人がいつ、どのような家庭に生まれ、どのような育てられ方をしたか、そのなかでどのように個性を発揮してきたかという生活過程に大枠をはめられている」というものである。

ただしここで、初心者のために一言しておかなければならないことは、『科学的看護論』でも注意を喚起しているように、生物体＝身体ではなく、生活体＝精神でもないということである。とくにこれは、これまで医学を学んできた人間が陥りやすい誤りである。なぜならば、生物体、生活体というとらえかたは事実そのものとしてではなく、これは学問としての、学問的レベルの論理の問題であるのに、そこをわかる医学関係者がほとんどいないという現実があるからである。そしてこれは、これまでの医学教育においては、論理の訓練がなんらなされていないことに大きな原因がある。

「人間は生物体・生活体の統一体である」というのは、簡単には人間を論理的に生物体および生活体という異なる側面からとらえることができる、そのようにとらえることが役にたつ、というものであって、けっして人間の存在そのものが、生物体と生活体に分けられてある、ということではない。人間はあくまで両者の直接の統一体なのであって、実際に切りはなすことができるものではないのである。

たとえばわかりやすいように、ある女性の毛髪を例にとってみれば、それは生物体と生活体の統一体として存在するのであって、どこまでが生物体、どこからが生活体と分けられるものではない。遺伝子に規定された日本女性の共通性として、すなわち生物体として頭部に黒い毛髪が存在するのであるが、それが短くカットされていたり、パーマをかけられていたり、あるいは赤く染められていたりというのは、その人の個別性、すなわち生活体としての側面であり、その両者の統一体として、その人の現在の毛髪が存在するのである。

しかし、生物体、生活体が論理の問題であるということがどうしてもわからない医学関係者は、自らの論理能力からわかる範囲で、生物体＝体、生活体＝精神と誤解してしまいかねないのである。再度説くならば、生物体とはあくまでも、人間に共通な性質なのであるから、生物体としての人間の一般性は、体があって、脳の機能としての認識があり、両者が密接につながりあいながら、社会関係のなかで生活している、ということができるのである。

これを図示したのが『科学的看護論』の図12であるから、この像を生物体の一般性として、しっかりとアタマに定着させておかなければならない。これはどんな人間にも共通な性質である。体のない人間はいないし、認識を有さない人間もいないし、また社会関係からはみだして一人で生きられる人間もいないのである。

しかし、このように書くと往々にして次のような意見があがる。「たしかに人間には体があり、認識があることはわかるが、ばあいによっては社会関係なしに一人でも生きられるのではないか。たとえば、ロビンソン・クルーソーのように……」と。だが残念ながら、これはまちがいである。そもそも人間は、法的に有効であってもなくても男女の結婚という社会関係なしには生まれてくることはできないのであり、さらに、人間はほかの動物と違い、生まれた時は何ひとつ自分ですることができず、ひたすら周囲の養護にたよらなければ生きられないのである。そしてそれ以後も、周囲からの教育によってはじめて、生きる術を身につけていくものである。したがって、もしロビンソン・クルーソーのように絶海の孤島で生きられるとしたら、それはそれまでの社会関係のなかで、つくり・つくられてきた人間としての自らの実力によって、はじめて可能になるものなのである。

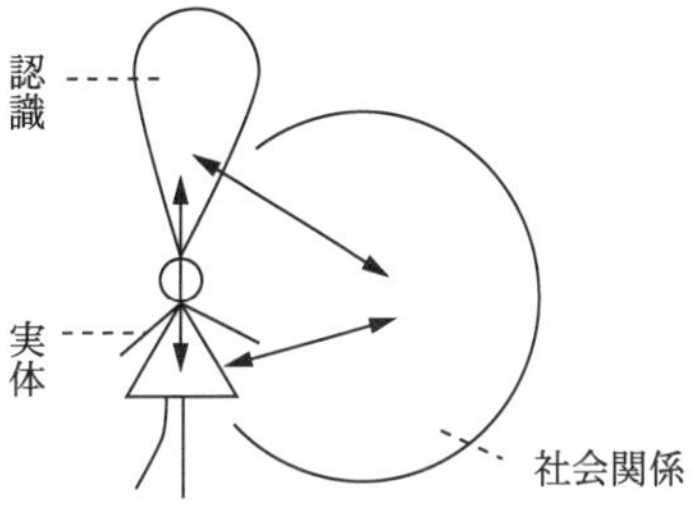

図 12　生物体としての人間
『科学的看護論』（前出）

だから、図12に示された、体と認識があり、両者が密接につながりあいながら社会関係のなかで生活している、ということこそが、どのような人間にも貫かれている共通性なのであり、これがすなわち、生物体の一般性なのである。医学関係者は、とくにここのところをしっかりとおさえていただきたい。なぜなら、あとで説くように、これは医学においても、医療においても根本的に重要なことであるにもかかわらず、現在大きく欠落していることだからである。

第五節　看護学と医学の人間論の視点の違い

以上、「人間は生物体・生活体の統一体である」という、薄井坦子がその歴史的名著『科学的看護論』で展開した人間論の要点のみ記したのであるが、これはほとんどの読者の方々には周知のことであろうし、またもしよく理解できない方がいれば、理解できるまで『科学的看護論』を読んでいただくしかない。今ここで、この概念をとりあげた理由は、その概念を理解していただくことではなく、その理解をふまえたうえで、薄井坦子が看護学のために提示したこの人間論が、医学にとってもその礎石にすえるべき重要な概念であったのであるが、しかしそれは両者の専門性の違いにより、視点が異なるものであることを説くためであった。

では、「人間は生物体・生活体の統一体である」という概念に対する、看護学と医学の視点の違いとはいったい何か。それをわかるためには、まず看護学と医学の違い、すなわち看護学とは何かと医学とは何か、を思いだしていただかなければならない。そもそも「看護とは、生命力の消耗を最小にするように生活過程をととのえること」であり、看護学はその構造の論理性を学問的に体系化したものである。それに対して、医学とは、人間の正常な生理構造が病む過程と、病んだ生理構造の回復過程を統一して究明する学問である。

では、この看護学と医学において、「人間は生物体・生活体の統一体である」という概念に対する視点はどう違うのであろうか。

端的にいえば、看護学のばあいは、人間の生物体としての側面を一般的におさえたうえで、生活体としての構造を深く究明しなければならないのに対し、医学のばあいは、生活体により生物体が病んでいくことを一般的におさえたうえで、生物体の構造を深く究明しなければならないのである。つまり、わかりやすくいえば、スポットライトのあてかたの違いである。

看護学については、薄井坦子の一連の著作を読んでいただくとして、ここでは医学のとらえかたについて少し説いておくことにしよう。

なぜ医学のばあいは、生活体により生物体が病んでいくことを一般的におさえたうえで、生物体の構造を深く究明しなければならないのか、つまり、なぜ生物体の究明に大きく比重がかかるのか、かからなければならないのかは、病気とは生物体の歪みだからである。すなわち生物体が歪んで異常になった状態を病気というのであり、その異常となった生物体を正常な生物体へと回復させるのが治療である。したがって、医学は、人間の生物体そのものの構造を、学問的にしっかりと究明しておかなければならないのである。

たしかに医学は、これまで人間の生物体としての事実、および歪んだ生物体としての事実を究明し、文化遺産として数多くのものを歴史的に積みあげてきてはいる。これはたとえば、解剖学、生理学、病理学、および内科学、外科学、小児科学等々の教科書などに記載されている、あの膨大な知識を思いだしていただけばよい。

あれはすべてといってよいほどに、生物体としての事実である。しかし、医学は、それらの事実をただただ積みあげるだけで、少しもそこから論理的、理論的に、学問的な体系化をしようとはしなかったのである。いや、残念ながら、医学界にはそうするだけの学問的レベル、すなわち学問的論理能力が存在しなかったのである。というより存在できなかったというべきであろう。なぜかは、現代までの医学教育の歴史をひもとけば一目瞭然である。それが存在するためには、それが教育されなければならないのであるが、医学教育の現場である大学医学部には論理的教育の一片とて存在してこなかったのであるから。

だからこそ、二十年以上前に提示された「人間は生物体・生活体の統一体である」という偉大な論理性に、医学関係者は、文字としては目に止めることはあったにしても、学問的レベルの凄みに少しも気づくことができなかったのである。

さて、ここまで説いてくると、読者の方々からは、次のような質問があがるかもしれない。「医学にとっては、やはり生物体が問題なのであって、生活体は関係ないのではないか……」と。しかし、そう結論を急がないでいただきたい。前述したように、医学はあくまで、「生活体により生物体が病んでいくことを一般的におさえたうえで」、生物体の構造を、そして生物体の歪みの構造を学問的に把握することが必要なのであり、それなしに、病気とは何かは解けないものなのである。

したがって、「生活体により生物体が病んでいく」という論理的視点を大きく欠落させた現代医学においては、病態論は、即物実体的結果論にしかなりえず、その過程的構造論が少しも存在できないということになるのである。

そもそも人間は、たしかに生物体として、ほかの動物と同様に、地球と相互浸透することによって、健康的に生きていく生命力をもってはいる。

しかし、人間は、動物が本能によって決められたとおりに生きていくのとは異なり、高度に発達した脳の機能としての認識によって、目的意識的に生きている存在であり、その認識は社会関係からなる生活過程によって個別的につくられるために、往々にして人間にとっての健康の法則から大きくはずれた生活を、これもまたいわゆる目的意識的につくりだすことにもなるのである。これが、一般性レベルの病気への過程的構造である。

これは、みなさんが具体的に病気を考えていただければわかるであろう。

たとえば、冬になると流行するもっとも身近なインフルエンザでもよい。インフルエンザの大流行といっても、けっしてその地域の全員が罹《カカ》るわけではない。インフルエンザに罹る人と、罹らない人がいるのであり、罹る人には罹るだけの社会関係的な生活体がそこに存在するのである。たとえば、ふだんから食が細いとか、偏食するとか、たまたま試験で睡眠不足だったとか、寒空の下の葬式で冷えきってしまったとか……必ず思いあたることがあるはずである。そのような生活過程によって、生物体としての細胞レベルの弱まりが生じ、その結果として、高熱、咽頭痛、関節痛などという症状を呈するようになるのである。

さらにまた、生活体によって生物体が病むということは、時代時代の病気の違いとその変遷、および世界の地域による病気の違いをみても、納得していただけるであろう。近年の日本において、死亡原因の第一位は、一九五〇年代までは結核、一九六〇年から一九八〇年代までは脳卒中、そしてそれ以降はガンとめまぐるしく変わってきているが、これはまさに、日本民族あげての生活体の変化による生物体の歪みの変化を、端的に物語っているものである。

さて、このように書いてくると、医学界の人達からは、次のような不満の声があがりそうである。それは、たとえば「そんなことは医学界でも充分にわかってきている。だからこそ、欧米風のライフスタイルと各種ガンとの相関などが、さまざまな角度から調べられ、食生活などに対する指導がなされてきているではないか」という類いのものである。

しかし、残念ながら、これは反論にはならない。なぜなら、ここで問題にしているのは、このような事実レベルのことではないのである。学問的に問題なのは、そのような個別の事実をふまえて、病気の過程的構造論を理論として構築し、また、それを把持できるかどうかなのである。現在の医学界は、個々の事実に関して経験的にそのような事実的解明をなしてはいても、それらをなんら論理化、理論化、体系化することができないでいるのである。

だからこそ、近年発見されたと話題の〝慢性疲労症候群〟と呼ばれる病気に対して、生活過程に構造的に分けいって検討することなしに、いきなり原因ウイルス検出の先陣争いが始まるのであり、またあろうことか、生活過程のありかたが直接にひびく典型的な病気であるはずの消化性潰瘍の原因が、ヘリコバクターピロリ(helicobacter pylori)という細菌である、だから消化性潰瘍の治療として抗生物質による除菌療法が必要だと大騒ぎをし、厚生省が大々的に研究班まで組織することになるのである。

これに対して、「人間は生物体・生活体の統一体である」との概念のうえにたち、「人間の病気は生活体により生物体が歪んだもの」としっかり把握できていれば、このような誤謬へとつっぱしることはない。

すなわち、肺炎であろうと、ガンであろうと、難病といわれる関節リウマチであろうと、またアルツハイマー病であろうと、生活体のありかたによって生物体が病んでいくという構造は、どのような病気にも貫かれているのであるから、そこをしっかりとおさえておけばよいのである。これがわからないと、学問的に、病気とは何かを措定することはできないし、また医療においても、正しい診断・治療を行なうことができないということになる。

現実に、診療現場において医師達は、診断にあたって、患者の生活体を把握するために、生活過程に関する問診をきちんと行なうことなしに、いきなり、生物体の歪みとして現象した事実のみを検査結果から知ろうとする、まさに即物実体的な診療に終始しているのである。

医療実践における、本来の診断とは何かについては、第一編に詳しく説いたので、参照していただきたい。

以上、看護学が提示した歴史的業績といってよい「人間は生物体・生活体の統一体である」という概念は、医学にとっても欠くことのできない重要な概念であること、しかしそれに対する視点の向けかたは、看護学とは論理的にも事実的にも少し異なることを説いた。

私が現在、仮説として提示している「病気とは、人間の正常な生理構造が、外界との相互浸透の過程において、徐々にあるいは急激に量質転化して歪んだ状態になったもの」という病気の一般論は、この「人間は生物体・生活体の統一体である」という概念の学びを基礎においての自らの学問的研鑽のなかから、ようやく導きだしたものである。すなわちこれは、人間の病気は生活体のありかたによってもたらされた生物体の歪みであるということを示しているのである。私はここをふまえて、生物体の歪みの構造を論理化し、さらに理論化するために、つまり病態論を構築するために研鑽しているのであるが、そのためにはまず、生物体としての正常な構造の論理化が必須であり、その一端が『看護の生理学⑴⑵⑶』(前出)で展開している内容なのである。

したがって、人間の生物体としての構造がどのようなものであるのかは、それを読めばある程度理解していただけると思うが、最後に、次の一点だけは明確にしておきたい。

それは、私が構築したいわゆる生理学とこれまでの生理学には、革命的といってよい相違がある、ということである。それはいったい何か。それは、人間が人間であるゆえんである認識の存在を正当に位置づけているかどうか、である。

これまでの生理学は、脳の機能としての認識の存在を認めてはいても、生物体としての構造にきちんと位置づけることができなかった。それに対して、あらたに構築したいわゆる生理学——これが第一節で示した生理常態論であるが——は、生物体の構造にきちんと位置づけてあるのである。端的には、人間は本能に加えて、高度に発達した脳の機能である認識が、本能と直接的・媒介的に複雑な統括を行なうということである。

これは、これまでの生理学の人間の生理構造のとらえかたのうえに認識をつけ加えたというレベルのものではけっしてなく、人間の脳が統括する生理構造をあらたにダイナミックに展開したものである。これがどのようなものであるかの全容は、『看護の生理学』シリーズにおいても順次説いていくので、期待していただきたい。

ただし、ここで明らかにしておきたかったのは、医学におけるこのようなあらたな生理常態論の構築は、「人間は生物体・生活体の統一体である」という偉大な概念の学びによって、はじめて可能になったということである。

すなわち、前述したように『科学的看護論』図12（二九三頁）に提示された、生物体としての人間の一般性、つまり体があり、脳の機能としての認識があり、両者が密接につながりあいながら社会関係のなかで生活している、ということの把握がその基礎になっているのである。

この科学的人間論の、素朴ではあるが原基形態といってよい人間論を提示した先達が、スイスの生物学者アドルフ・ポルトマンであった。彼の「人間は生理的早産児である」との文言は有名であるが、彼の業績はこの文言にあるのではなく(端的にはこの文言は誤りである)、彼が提示した人間論の全体像にこそあるのである。では、彼の人間論のどこが歴史的業績といえるのか、またどこにその限界があったのかについて論じなければならないが、ここでは紙面の余裕がないので、いずれ上梓する「医学原論」でとりあげることとして、簡単には『綜合看護』第三一巻第一号から第四号に発表した論文を参照していただきたい。

第二章　科学的医学の先駆者、ベルナールを問う

第一節　なぜベルナールを問うのか

本章においては、クロード・ベルナールをとりあげることになる。「なぜ突然にベルナールなのか……」と読者のみなさんは不思議に思われるかもしれないが、これにはしっかりと理由が存在する。そもそも本書では、科学的学問体系とは何かをメインテーマに掲げ、科学的学問体系のある看護学と、科学的学問体系のない医学を比較検討してきた。そしてとくに下巻においては、科学的医学体系をもたない医療の現状を示したのち、科学的医学体系とは本来どのようなものなのかの構造を説いているのであった。

では、これにベルナールはどうかかわるのであろうか。端的には、ベルナールこそは、医学史上「科学的医学への扉を開いた医学者」として大きく評価できるからである。しかしそれだけではない。このベルナールの歴史的業績を、誰もが正しく評価できないでいることが、現代

医学の迷走の原因となっているといっても過言ではないからである。

以上の理由から、本章において「科学的医学の先駆者、ベルナールを問う」ことにしたのである。この詳しい内容については『綜合看護』(第三三巻第一号～第三四巻第三号)に、「クロード・ベルナールを問う」と題して論じておいたので、興味のある方はそちらを参照していただくとして、本書は「入門書」であるから、その要旨のみ簡潔に説くことにしたい。

さて看護学あるいは医学を学ばれた読者のみなさんは、「十九世紀フランスの生んだ偉大な生理学者」と称されるベルナールについては、もちろんよく御存じのはずである。生理学の教科書を開けば、必ず「内部環境」概念の提唱者としてクロード・ベルナールの名があげられ、それを発展させ、「内部環境」の「恒常性＝ホメオスタシス」のしくみを明らかにしたのが、ウォルター・キャノンと記されているからである。つまり、現代の生理学はこの「内部環境の恒常性」の概念をぬきにして成立することはできないのである。

このように、偉大な生理学者というのが、ベルナールに対する現代の一般的な評価であるが、これははたして正しいのであろうか。

結論から述べるならば、これは正しくない。この評価では、ベルナールの生涯かけての研鑽の成果を、そしてその医学への熱き思いをしっかりと受けとめたことにはならないのである。

そもそもベルナールは、生理学者ではなく、医学者として評価されなければならない。それも、医学の歴史上、科学的医学への扉を開いた医学者としてである。これがいったいどういうことかは、科学的医学体系とは何かに大きくかかわることなので、以下にしっかりと説いていきたい。

ベルナールを、たんなる生理学者ではなく真の意味で科学的医学への扉を開いた医学者として位置づける、そのいちばんの証左は、彼がその著作『実験医学序説』(三浦岱栄訳、岩波文庫)および『実験病理学』(三浦岱栄訳、鳳鳴堂書店)のなかで、科学的医学の全体像をくりかえしくりかえし説いていることであり、その科学的医学実現への夢を熱く語っていることである。

『実験医学序説』で彼は、「医学に関する問題を完全に包含するためには、実験医学は、生理学、病理学、治療学の基本的三部門を含んでいなければならない。健康時における生命現象の原因の知識、即ち生理学は、我々に生命の正規的条件を維持し、健康を保つことを教える。病気及びこれを決定する原因の知識、即ち病理学は、一方においてこれらの病因的条件の発展を予知させると同時に、他方においては医薬によってこれを克服すること、即ち病気をなおすように我々を指導する」と、科学的医学の全体像を示し、さらにその構造を「科学的医学は生理学の基礎の上に建設されなければならない。科学は比較の方法によってのみ確立されるのであるから、病的状態或いは非正常状態の知識も、正常状態の知識によってはじめて得られる。同様にして生物体に対する非正常物質の治療的作用、或いは医薬のそれも、生理現象を維持している正常物質の生理的作用をあらかじめ研究しておかなかったら、到底科学的に理解することはできないであろう」と示している。また、彼がコレージュ・ド・フランスで行なった「実験病理学」の講義も、その第一講は、「医学とは何か」から始まっている。

　このように、ベルナールは科学的医学の確立のために、まずはその基盤となる生理学の構築をめざしたのであり、そのためには生理構造の事実を確定しなければならず(当時は肝臓でグリコーゲンが産生されることもまだわかってはいなかった)、そのための実験(彼は動物による生体実験の必要性を強く主張している)であったのである。

　彼の実験による生理的事実の究明は、あくまで彼が構想する科学的医学のための一過程であったことを、我々はしっかりと認識しなければならない。

　さらに、ベルナールは『実験医学序説』の最後に「おそらく我々は、我々の生きている間に、科学的医学の開花を見ることはあるまい。しかしこれがまさに人類の運命である。種をまき、科学の畑を苦労してたがやす人は、収穫を集めるように定められている人ではない」と書いているが、これを読む我々は、彼の後生にたくした熱い思いをしっかりと受けとめると同時に、彼の生きた十九世紀という時代性に思いをめぐらせなければならない。

　十九世紀は、科学史をひもとけばわかるように、まさに個別科学が花開いていった時代であるが、物理学や化学に比して、医学はいまだに観察と経験の時代であり、生気論などを唱える思弁的医学体系がはばをきかせていた時代であった。

　このなかにあってベルナールは、物理学や化学が対象とする無生物に法則性があると同様に、医学が対象とする人間を含む生物にも、いくら千差万別にみえても必ず法則性があるという確信をもっていた。その確信から彼は、「我々にとっては現象を研究し、それが発現の物質的条件を知り、さらにこの間の法則を決定するだけで十分なのである」とし、生理学を「生物現象を研究し、その現象の発現に関する物質的条件を決定することを目的とする科学」(傍点筆者)と定義したのであった。

これが彼の思考の根底となる決定論(デテルミニスム)であり、『実験医学序説』の主題となっているのであるが、これについてはのちほど論じるとして、ここでは、こうして彼が当時複雑であるために実験にはなじまないとされていた生物体に実験を応用することによって、数々の生理的事実をまさに「呼吸をするように」発見し、そこから生物体の法則性といってよい「内部環境」概念をも導きだしたことをわかっていただきたい。この「彼は呼吸するように次々と発見をした」というベルナールへの讃辞は、あたかも自らが呼吸するレベルで、つまり誰でもしらずしらずに息をしているが、そのレベルで日常的に学問レベルの発見をしつづけていったほどの優秀さであったという意味である。そして、このようにして生理学を構築したベルナールは、病理学に関しては、次のような明解な考えをもっていた。

「病的状態をば正常状態と本質的に異る独立的の存在としようとするならば、我々の考えるところではこれは誤っている。病的状態も結局は生理的状態の一つの撹乱にすぎないものであり、そうでなかったら、健康への自然的復帰は決して起らないだろう。」(『実験病理学』前出、ただし読みやすくするため旧字体は新字体になおしてある。）

したがって生理学と病理学の「両者を支配しているのは根本においては同一法則である」から、いまはまだ暗黒のなかにある病理学ではあるが、「将来は生理学の光明が病理学の全領野を照すことは確かである」と宣言し、「実験医学は漸く科学的地平線の上に立ち現れ始めた」と述べたのである。

以上、十九世紀に生きたベルナールが、何をめざし、何を構想し、何をなしえたのかの全体像を少しはわかっていただけたであろうか。

その彼の文化遺産を受けとり、科学的医学の完成をめざす我々は、ここから次の一事をしっかりとわからなければならない。それは、ベルナールの実験による個別の事実の究明は、あくまで科学的医学全体の究明へ向けてのものであったということである。そしてなによりも大事なことは、そのことをベルナール自身がしっかりと認識していたということである。

すなわち、彼にとっては、科学的医学建設のための生理学の構築であったのであり、生理学構築のために、生理的事実を確定するための個々の実験であったのである。だからこそ彼は、『実験医学序説』においても、『実験病理学』においても、科学的医学とは何かをくりかえし説き、自らが実験によって究明した事実を必ずそこに収斂させているのである。また「部分々々の事実は決して科学的とは言えない。これを綜合することによってはじめて科学は成立する」

といい、生理学においても、「一旦現象の分析を行なった後、今度はかつて分解した各部分の全体としての作用を見るために生理的綜合を行わなければならない」と説いているのである。

このように、ベルナールは、個別の事実の究明はあくまで全体を究明するためのものであり、全体から切りとった状態での個別の事実の究明であるから、必ず全体へ戻さなければならないとしっかり認識していたからこそ、生理構造の個別の事実の究明から「内部環境」という生理構造の法則性を導きだすことができたのである。ベルナールが、彼の師マジャンディーのように、個別の事実の究明のみで満足し、彼のいう「生理的綜合」を行なおうとしなかったならば、「内部環境」という概念にたどりつくことはけっしてなかったはずである。

さて、ここまでくると、読者のなかにははたと気づかれる方がおられるのではないだろうか。「そうか。冒頭に『ベルナールの歴史的業績を誰もが正しく評価できないでいることが、現代医学の迷走の原因となっているといっても過言ではない』と書いてあったのはそういうことだったのか……」と。

そのとおりである。ベルナールが、科学的医学の建設を目的として、個別の事実の究明を行なったのに対し、ベルナール以降、その全体を問うことを忘れ、全体から切りはなされた個別の事実の究明のみが目的とされ、現代に至ってますますその傾向に拍車がかかっているのが現実である。つまり、現代医学の迷走は、ベルナールの、科学的医学の確立をめざし、そこに全情熱を傾けた、医学者としてのもっとも偉大な点を評価することができず、実験による個別研究の成果のほうを大きく評価していることと無縁ではないのである。

　では、ベルナール以降、いったいどうしてこのようになってしまったのであろうか。

　それは、皮肉なことにひとつには十九世紀以降のさまざまな技術の進歩に負うものである。十九世紀以降一挙に発展したさまざまな技術は、事実の構造に分けいることを容易にし、これまでわからなかった事実が次々と明らかにされ脚光を浴びていったため、研究者達は我も我もとそこに血道をあげることになり、現代に至っているのである。

　しかし、理由はそれだけではない。そこには学問史上もっと重大な、けっしてみのがしてはならない大きな理由が存在するのである。それはいったい何か。

　端的には、学的哲学、すなわち学問レベルの哲学の衰退である。十九世紀は、それまでギリシャ時代より二千年にわたって、あらゆる学問をリードしつづけてきた哲学が、哲学から派生した個別科学にとってかわられ、急速にしかも見事なまでに(?)衰退していった時代である。

　ベルナールは、まさにこの時代に生きたのであり、彼自身その著作の随所で、スコラ哲学批判をくりかえし、あらゆる体系を拒否し、「物の本質は永遠に我々に知られない。我々は単にこれらの事物の関係を知ることができるのみである」と、不可知論の立場をとり、「我々にとっては現象を研究し、それが発現の物質的条件を知り、さらにこの間の法則を決定するだけで十分なのである」と明言しているのである。

さて、このように説くと、読者からただちに次のような反論がよせられるかもしれない。それは、「さきほどベルナールは、科学的医学という全体を把持して個別研究に入ったことを評価しなければならない、といったはずである。ところが今度は、ベルナールはあらゆる体系を拒否したといっている。科学的医学というのは体系ではないのか。なんとも矛盾しているように思えるが……」というものである。

これは、非常に鋭い指摘である。これに答えるためには、ベルナールの構想した科学的医学と、我々のいう科学的医学の区別と連関を明らかにしなければならない。

そのために、まず第一に注意しておきたいことは、ベルナールはその著作のなかで自ら体系否定を表明してはいるが、その表現に反して、必ずしも実質的に体系を否定しているわけではない、ということである。なぜならば、ベルナールはさきに示したように、科学的医学は生理学、病理学、治療学の三部門を含み、しかも、病理学、治療学は生理学のうえに建設されなければならない、とその構造を説いているのであり、これはまさに、体系を夢想することのない現代の個別研究者にはとうていすることのできない体系的叙述そのものであるからである。

では、なぜベルナールは、実質的には体系性を構想していながらも、かたくなといえるほどに彼の著作の随所で、体系拒否を明言したのであろうか。

答は簡単である。この時代の体系とは、通常まさにスコラ哲学に代表される思弁的体系であったのであり、医学においても、なんら事実に基づかない生気論が牛耳るところの体系であったからである。実験によって実証された事実に基づいた「科学的医学、即ち実験医学」をめざすベルナールが、これらの体系を徹底的に否定する立場を表明したのは、この時代にあっては必然性であったのである。

しかし一方、逆からいうならば、この思弁的体系を批判し否定するという作業をすること自体、それに置きかえられる、アンチテーゼとしての、それなりの体系を必要としたということもまた必然性であった。これはたとえば、同じく十九世紀に生きた体系否定論者フリードリヒ・エンゲルスが『反デューリング論』(村田陽一訳、国民文庫)において、「体系創造家」デューリングのその体系を批判するために、自身が否定する体系的叙述をやむなくされた、と書いているのと論理的に同じことである。

さらにもう少しいうならば、すでに哲学が学問の表舞台から姿を消し、体系という言葉が死語になっている現代と違い、その打倒すべき哲学的体系が目の前に厳然と存在し、それと格闘しつづけるということは、いやおうなしに自らの認識の構造が体系的にできあがっていき、意図しなくとも体系的に考えてしまうようになるということでもあるのである。これが弁証法でいう、認識における対立物の相互浸透そのものである。

ベルナールの著作においても、我々は哲学史的研鑽のあとを、しっかりとみてとれるのであり、このようにして形成されたベルナールの認識は、体系という言葉がアタマをかすめることさえない現代の個別研究者とは、学問のレベルでは天と地といってよいほどの差があるのである。したがって、現象的には同じように、目の前にある個別の事実の究明を行なっているようにみえても、一方ではそれがおのずと体系性をもっていき、一方ではたんに目の前の事実に終始してしまうという大きな差をもたらすことになるのである。

その結果としてベルナールは、『実験医学序説』(前出)、『実験病理学』(前出)、「動植物に共通する生命現象」(小松美彦他訳、『科学の名著、ベルナール』所収、朝日出版社)といった、自らが否定しているはずの体系性を有する古典的名著を残すことができたということを、現代の学者および研究者はしっかりとわからなければならない。

以上ベルナールが、体系を拒否しながら、体系的であったことを説いたが、ここでもうひとつ指摘しておかなければならない重要なことがある。それは、ベルナールが体系拒否を表明したことが、結果としてどのような事態をひきおこしたのかである。これは大きくふたつある。

ひとつは、これまで説いてきたように、ベルナール以降、医学はしだいに個別研究至上主義となり、現代に至ってその個別はさらに細分化に拍車がかかる一方で、科学的医学からはますます大きく遠ざかりつづけているということである。

ベルナールが、医学における専門分化をその発展として当然としながらも、「ただし医学の専門分野の研究に身をゆだねる人は、実験医学をその全局から理解し、自分が研究している専門科学が、この全体の中でいかなる地位をしめているかということを心得ていなければならない」と警告しているにもかかわらず、である。こうして医学は科学的医学を構想した彼の思いとは違った方向へと発展しつづけているのが現状である。

そしてこれは、『実験医学序説』(前出)が発表された当時、医学のみならずあらゆる分野の知識人に熱狂的に迎えられ、なお現代に至っても古典として読みつがれている影響の大きさを考えるなら、時代の流れとはいえ、彼の体系拒否表明にもその責任の一端があるともいえよう。

それはともかく、もうひとつは、体系を拒否したことによる、ベルナール自身の体系性の問題である。

これが、さきほど提示した、ベルナールの科学的医学と我々の科学的医学の区別と連関の問題である。本来、科学的医学とは、これまでくりかえし説いてきたように、対象とする病気および治療の事実から論理を導きだし、理論化し体系化したもの、すなわち現象論・構造論・本質論と構築しえたものである。

それに対して、ベルナールの科学的医学とは、結論からいうならば、現象論がその論理的上限となるのであり、けっして構造論・本質論へと体系化されることはない。

それがなぜかは、さきほど示したベルナール自身の言葉を思いだしていただければわかる。彼は、「物の本質は永遠に我々に知られない」と、いわゆる不可知論の立場をとり、「我々にとっては現象を研究し、それが発現の物質的条件を知り、さらにこの間の法則を決定するだけで十分なのである」と書いている。この、現象から導きだされた法則とはまさに学問的には現象論のレベルである。そしてそのとおりに、彼が導きだした「内部環境」の概念は現象論レベルそのものである。

本来、科学的学問体系とは、対象とする事実から導きだした論理を、あくまでその事実の構造に則して、現象論から構造論、本質論へと発展させていくものである。しかし、ベルナールにあっては思弁的体系を恐れるあまり、あくまで事実に備わる性質以外のなにものでもないが、事実との実体的なつながりがみえない論理への信頼は、現象論レベルの構築が精一杯であって、構造論、本質論へと進むことはできなかったのである。

これが、冒頭ベルナールを、「科学的医学を構築した」ではなく、「科学的医学への扉を開いた医学者」と評したゆえんである。

しかし、ここで再度強調しておきたいことは、以上のことはベルナールの欠陥として非難すべきことではなく、まさに時代の必然性であったということである。

むしろ、医学の歴史において、思弁的医学体系を否定し、科学的医学の構築へ向けて、自ら実験室で個別の事実の究明を数多くなしとげる一方で、その事実から、現象論レベルであっても法則性を導きだしたベルナールは、歴史上の医学者として称賛されてしかるべきである。

本書上巻「第一編第二章」に説いたように、学問の発展とは、弁証法の三大法則のひとつであえて説けば、まずは一般的につくられた全体像を破壊する形で第一の否定を行なって個別の事実の究明に入り、その個別の事実の究明ののちにそれをふまえて第二の否定を行なって、さらに発展した全体像を創出するという、弁証法でいう「否定の否定」の構造をとって進歩するものである。したがって、現代において科学的医学からますます遠ざかっている現状は、ベルナールに代表されるあの時代の歴史上の医学者達が行なった第一の否定のままに、いまだに第二の否定を行なおうともしない、現代の医学者にこそ、その責任があるのである。

以上、本節では、科学的医学体系創出への一過程として、ベルナールをとりあげる意義と、ベルナールの業績とは何か、我々はそれをどう評価しなければならないかを結論的に示した。しかし、事実を充分に提示しないで結論だけ示しても、読者のみなさんに納得していただけないと思うし、まさに思弁的ともいわれかねないので、次節でベルナールの業績を具体的にとりあげることにしたい。

第二節　『実験医学序説』を問う

前節では、ベルナールは一般的にいわれているような、たんなる「偉大な生理学者」としてではなく、「医学者」それも「科学的医学への扉を開いた医学者」として評価しなければならないこと、さらに現在、ベルナールの業績をそのように正しく評価することができない医学界の現状が、まさに現代医学の迷走を招いているといっても過言ではないことを説いた。

本節では、この結論を納得していただくために、ベルナールの業績の具体的な検討に入ることにしたい。ベルナールの業績を検討するためには、最低でも、『実験医学序説』(前出)、『実験病理学』(前出)、「動植物に共通する生命現象」(前出)が必読となるが、まずはじめにここでは『実験医学序説』をとりあげることにする。

『実験医学序説』が出版されたのは、一八六五年、ベルナール五十二歳の時である。

この時彼は、不衛生きわまる実験室での長年の研究生活によって健康を損ねてパリを離れ、郷里での療養を余儀なくされていた。そこで、これまでの研究生活の半生をかえりみて書きあげたのがこの書である。

すでに、ソルボンヌ大学、コレージュ・ド・フランスの教授および医学アカデミーの会員として名声を博していたベルナールのこの著作は、発刊されると同時に、フランスの知識階級によって熱狂的に迎えられ、愛読されたといわれている。さらにベルナールの死後も、フランスばかりでなく世界中で古典的名著として読みつがれ、医学、生物学のバイブルとしてはもちろんのこと、あらゆる方面に影響をおよぼしてきた書物である。

ちなみに、哲学者ベルグソンは、一九一三年、コレージュ・ド・フランスにおける、クロード・ベルナール百年祭の講演において、「クロード・ベルナールの哲学」と題してデカルトと並べて最大級の賛辞を贈っている。哲学者ベルグソンの、デカルトへの評価はともかくとして、ベルナールに対するこの賛辞は、『実験医学序説』が、医学・生物学に限らず、どれほど多方面に影響をおよぼしたのかの証左になるであろう。

さてそれでは、そのように評価されている『実験医学序説』の具体的内容をみていくことにしよう。

どのような書物であっても、その書物を検討するにあたっては、まず著者が、どのような目的でその書を著わしたのか、つまりその書の主題は何かをおさえなければならない。

この観点から『実験医学序説』をみるならば、まさにこの題名がその主題を物語っているといえよう。すなわちこの書は、「実験医学」の「序説」なのである。

これについて、ベルナール自身が次のように明記している。

「私は本書において、生理学、病理学および治療学の三重の見地から、実験医学の原理を論ずるつもりである。」

「そして本書は特に医学者に対して、実験医学の研究即ち疾病の分析的実験的研究において彼等を指導すべき実験の規則や原理を与えるために書かれたのである。」

こうして、ベルナールがこの書を著わした目的は、「実験医学の原理を論ずる」ことであるとはっきりしたのであるから、以下その「実験医学の原理」とは何か、をみていくことになる。

そのためにまず、ベルナール自らが傍点をふって強調した「実験医学」についておさえておきたい。なぜなら、彼の説く「実験医学」とはそもそもどのようなものなのかが、おぼろげながらでもイメージできないと、「その原理」を理解していくことは難しいからである。

だからこそベルナールも緒論において、「実験医学」の全体像を記しているのである。少し要約してみよう。

医学はそもそも「健康を保ち、病気をなおすこと」をその目的として、経験的に多くの知識を蓄積してきたが、今や「理化学の異常な発達とその有力な援助とによって」、「決定的に科学的方向に進みつつある」。

「科学的医学もまた他の科学と同様に、実験的方法によってのみ建設される。即ち、観察と実験が我々に供給する事実に対して、推理を直接厳密に応用してゆくことによってのみ建設されるのである」。

こうして、ベルナールにおいては、「科学的医学＝実験医学」と規定されたのであり、その「実験医学」は、「生理学、病理学、治療学の基本的三部門」を含み、「病理学」と「治療学」は「生理学の基礎の上に建設されなければならない」。

すなわち、「病的状態或いは非正常状態の知識も、正常状態の知識によってはじめて得られる。同様にして生物体に対する非正常物質の治療的作用、或いは医薬のそれも、生理現象を維持している正常物質の生理的作用をあらかじめ研究しておかなかったら、到底科学的に理解することはできないであろう」。

以上が、ベルナールが描く「実験医学」の全体像である。これをしっかりふまえたうえで、次にその内容の検討に入っていくことにしよう。

「実験医学の原理を論ずる」ことを目的としたこの書は、目次をみると次のような構成になっている。

「緒論
第一編　実験的推理について
第一章　観察と実験について
第二章　実験的推理における先験観念と疑念について
第二編　生物における実験について
第一章　生物と無生物に共通する実験的考察
第二章　生物に特有な実験的考察
第三編　生命現象の研究に対する実験的方法の応用
第一章　生理学における実験的検索の実例
第二章　生理学における実験的批判の実例
第三章　実験医学に応用される検索と批判

第四章　実験医学が遭遇する哲学的障害」

この目次をみて、読者のみなさんはどのように思われるだろうか。

ベルナールは「緒論」において、「科学的医学＝実験医学」とはどのようなものかの全体像を一般的に提示し、その「実験医学の原理を論ずる」ことが本書の目的であることを明らかにした。

そして、第一編「実験的推理について」では、そもそも「実験医学」の「実験」とは、どのような意味をもつものかを一般的に論じ、ついで第二編「生物における実験について」で、その「実験」の生物における特殊性を論じ、最後に第三編「生命現象の研究に対する実験的方法の応用」では、ベルナール自身が行なってきた実例をあげることによって、「実験」を具体的に論じている。

読者のみなさんには、まずこの目次にあらわれた構成の見事さを、しっかりと認識していただきたい。この見事さを端的にいえば、これは一般性から特殊性へ、そして個別性へとおりてくる、まさに体系性をもった構成であるという点にある。

ベルナールが、なぜこのような見事に体系性をもった書を著わすことができたのかを考えるにあたっては、この書がベルナール五十二歳の時に、しかも実験室から遠ざかり、故郷での療養を余儀なくされた時に書いたものであることを思いだしていただきたい。

たしかに現象的には、それまでの哲学的医学を否定し、事実に基づく「実験医学」の創出をめざして、自らを生理学の実験にささげたベルナールが、その半生をふりかえって、自らが辿った過程の事実から導きだした「実験的方法の原理」を著わしたのが、この書物である。

だが、見事に体系性をもった書を著わすことができた真の大切な理由は、自らの半生を実験による生理学の個別的事実の究明にささげたベルナールが、このように「実験的方法の原理」について、一般性から説きおこし、その特殊性、個別性へと体系性的に論述したということは、逆に、彼が自らの個別的事実から、その特殊性へ、一般性へと抽象化しうる能力、すなわち論理能力を見事に有することができていたということである。

この論理能力を有することができたからこそ、ベルナールは、のちにとりあげる、生理学の基礎となる「内部環境」概念をも導きだすことができたのである。この真の理由である論理能力を、彼はいったいどうして有することが可能だったのであろうか。すなわち、ベルナールはまるでたんなる熱心で有能な実験者、研究者であるかのような過去をもちながら、どうして真の学問力を身につけることができたのであろうか、が問われるべきである。

端的には、彼の郷里での療養生活のゆえである。ここに大きなヒントがかくされていることに、読者は注目していただきたい。いわゆる隠遁《イントン》生活レベルの療養生活は、ベルナールの頭脳に何をよみがえらせ、何を産むことになったのかである。結論的解答は「論理能力」である。いずれ「医学原論講義」のなかで説いてみたい。

ところが、現代においては、通常の研究者、実験者は、（不幸にして？）ベルナールのような療養生活をもつことがないだけに、つまりそれまでの研究ないし実験の過程と結果を、医学の歴史をふまえて体系的に理解する長期の学問生活をもつことがないだけに、結果として個別的事実の事実的究明のみに終始し、少しもその論理化＝抽象化をしようとしない、いやそれ以上にその必要性を考えようともしない、考える実力をもたない個別研究者しか存在しないことが、学問としての医学の低迷を招いていることをしっかりとわからなければならない。

以上、『実験医学序説』の構成の論理的見事さ、すなわちそれを書きおろしたベルナールの論理能力の見事さについて、少しばかり説いてみたが、読者のみなさんに理解していただけたであろうか。

次にその各編の内容へと入っていきたい。この内容については、『実験医学序説』の本文を引用しながらていねいに論じていきたいところではあるが、紙面にその余裕がない。したがってここでは、その要旨を簡潔に示すことにとどめるので、詳しく知りたい方は、さきに示したように「クロード・ベルナールを問う」と題した連載を読んでいただきたい。

さて、「第一編　実験的推理について」でベルナールが説いていることを一言で要約するならば、「科学を確立するための方法論とは何か」ということにつきる。もちろん、ベルナールのいう科学は、我々のいう科学、すなわち私がこれまで本書でくりかえし説いてきた学問体系としての科学とは大きく異なるのであるが、それについてはのちほど論じることにする。

ベルナールがこの書を著わした目的は、先述したように、「科学的医学＝実験医学」を創出するための、「実験的方法の明白な原理」を示すことであった。その目的にそって、第一編ではその「実験的方法の明白な原理」をまずは一般的に提示しているのである。

ここで重要なことは、ベルナールがいう「実験的方法」とは、もしかしたらみなさんがイメージするような、実験室で器具を使ってする実験という狭義のものにとどまらないということである。ベルナールのいう「実験的方法とは、「一．厳密な検査方法によって正確な事実を得る技術。二．これから現象の法則の知識を導き出すために、実験的推理によってこれを運用する技術」の二重構造を含むものであった。これを理解したうえで、「第一編　実験的推理について」をみると、第一章と第二章からなっている。

「第一章　観察と実験について」で論じられていることは、端的には事実の重要性とその位置づけということである。

この章の冒頭において、ベルナールは、学問の歴史をさかのぼって、さまざまな例をひきながら、観察と実験の区別と連関についていろいろ論じたのち、両者とも「要するに事実の検証に過ぎない」と結論づけている。そして、科学を構築しようとする科学者の実践を一般的に示したのち、『事実』は必要な材料である。真に科学を構成するのは、実験的推理である」として、「実験的推理」とは何かが、次章で説かれることになる。

第二章「実験的推理における先験観念と疑念について」においては、「実験的推理とはどのようにあらねばならないのか」が主題とされ、そのなかでベルナールの科学の中心概念となっているデテルミニスム(決定論)が説かれている。要約すれば以下である。

「およそ人は誰であろうと、自己が見るところのものについて最初ある構想をもつ」ものであるが、この構想を、「真実と照し合せる」ことを目的とするのが「実験的方法」である。したがって、「実験的方法」において、まず重要な一般的「掟則」は疑念ということである。つまり、最初の構想(これは往々にして学説である)をつねに疑わなければならない。疑うからこそ、その構想の「価値を検査するために」その構想を「実験的規範」に置くのである。それでは、この「実験的規範」の原理とは何か。それが「デテルミニスム」である。この「デテルミニスム」こそが、実験科学の絶対的原理であり、すべてを疑わなければならないなかにあって、これだけは絶対的に信じなければならないことなのである。

以上がベルナールの主張であるが、ではベルナールが絶対的に信じなければならないといった「デテルミニスム」とは何か。この「デテルミニスム」は、ベルナールを論じる際に必ずとりあげなければならない中心概念であるから、ここで少しみておくことにしよう。

「デテルミニスム」は日本語では「決定論」と訳されているが、ベルナールの「デテルミニスム」についての論述を要約すると次のようになる。

科学者が絶対的に信じなければならないのは「デテルミニスム」であり、これは「絶対的必然的の因果関係」である。実験科学は、現象の「デテルミニスム＝絶対的必然的因果関係」を解明するものであり、その際に「この関係が多くの変幻極まりない複雑な現象によって取巻かれておって、我々の眼をさえぎっている」から、「これらの複雑な関係を次第により簡単な関係や条件にみちびくために、実験の力をかりてこれらの現象を分析解体する。このようにして我々は、科学的真理の形式を捉えようと考えるのである。即ち現象の一切の変化の鍵を与えてくれる法則を発見しようと欲するのである」。

以上によって、ベルナールのよってたつ基盤が明らかになった。すなわち、ベルナールは「デテルミニスム」を絶対的に信じ、現象の絶対的必然的因果関係を明らかにし、そこに彼のいう法則を発見するために、複雑な現象を分析解体する実験を行なっていったのである。

これがどのようなものであり、そこからベルナールがどのような法則を発見したのかは、第二編以下に論じてあるので、さきを急ぐことにしよう。

第一編において、科学者としてよってたつ基盤およびその原理を明らかにしたベルナールが、自らの専門的対象である生物においてそれを貫き、どのような成果をあげたのかが論じられているのが第二編である。

このように、第二編においては、第一編で一般的に説かれた内容が、ベルナールの専門でより具体的に論じられているために、彼の科学概念やデテルミニスムがどのようなものであったのかの理解をさらに深めることができる。また、そのような基盤にたったベルナールが残した、歴史的業績である「内部環境」の概念も、この編で論じられることになる。

まず、第一章「生物と無生物に共通する実験的考察」をみてみよう。

第一章で論じられていることは、端的には、生物現象にも無生物現象と同様に、絶対的必然的因果関係であるデテルミニスムが存在するのであるから、生物現象も実験的方法によって解明していくことができるということであり、そのために必要とされ、措定された概念が「内部環境」であったということである。

ここで、ベルナールがくりかえしくりかえし、科学者はデテルミニスムを信じなければならないと説き、生物学にもデテルミニスムが存在すること、したがって実験的方法によって生物現象を解明することができると主張することの意味を理解するためには、当時の時代背景を知らなければならない。

ベルナールの生きた十九世紀は、物理学はニュートン力学の成功もあり、デテルミニスムに貫かれた物質現象が解明され、科学として確立されたと考えられていたが、こと生物学に関しては、まだ、生命力はつきつめれば、神や霊魂の支配のもとにあるとする哲学的生気論がはばをきかせ、生物科学が否定されていた時代であった。すなわち「無生物現象は周囲の物理化学的条件または影響の必然的結果であるのに反して、生物現象はこの独特な生命力の自発作用によって決定される」のであるから、生物現象にはデテルミニスムは存在せず、したがって実験的方法は適用できないとする考えかたが大きく支配していたのである。

これに対して、「結局生物現象も無生物現象と同様に、これを純粋な物理化学的条件に結びつける必然的デテルミニスムによって支配されている」ことを証明することによって生気論を排し、実験的方法によって医学を彼のいう科学として確立しようとしたのがベルナールであった。そして、そのために必要であった、すなわちこれなしには生物現象のデテルミニスムを解明することが絶対にできなかったとさえいえるほどのものが「内部環境」という概念であったのである。これはベルナールの業績を理解するうえで非常に重要なことであるので、第一章の展開にそっておさえておかなければならない。少し要約しておこう。

「無生物の性質の発現は、温度とか湿度等の如き周囲の条件に関連している」が、「これに反して生物体は、一見したところ周囲の物理化学的条件によっては影響されているようには見えない」。たとえば、「温血動物においては、生物体内の条件と外界の条件との間になんらの関係もないように見える」。しかしながら、本当はそうではないのである。「それは単に温血動物の内環境は、次に我々が研究しようとしている保護作用によって、外環境と並行してそれほど容易には変化しないということに起因する」のである。

こうして、ベルナールによって、高等動物に存在する「内部環境」という概念が提唱されることとなった。すなわち「細胞の生活現象とつねに密接な関係にあるのは生物の内界であり」、これは「すべての循環液、血液、体液」が構成している。そして「この内界は、他方において無機的外界との間に代謝及び平衡の必然的関係を保っている」のである。

つまり、生物体を構成する細胞は、外界と必然的関係を保っている内界と、「一定の物理化学的関係によってのみその生命作用を発現するということである」。

このようにベルナールは、「内部環境」の概念を導入することによって、生物は環境の物理化学的条件には影響されない内在的力によって支配されているとした生気論に対抗し、「結局生物現象も無生物現象と同様に、これを純粋な物理化学的条件に結びつける必然的デテルミニスムによって支配されている」ことを証明したのである。

こうして生理学は、ベルナールによって「生物現象を研究し、この現象の発現に関する物質的条件を決定することを目的とする科学」と定義され、実験的方法が適用される分野となった。

つまり、ベルナールは、十九世紀にあってひきつづき生気論が支配していた生物学を、実験科学の絶対的原理としてデテルミニスムを信じとおすことによって、ついに物理学等の自然科学に匹敵する実験科学として確立することができたのであり、その過程において重要な役割を果たしたのが、生物に固有な「内部環境」の概念であったといえる。

しかしながら現実は、そう簡単なものではなかった。「生物においては現象が実に複雑であるだけでなく、生命特質の不安定な点が、ますます生命現象の把握とその原因の決定を困難にしている」のであり、その解明のためには、「複雑な現象を順次により簡単な現象に分解してゆき、遂にできるならばただ二つの基礎的条件にまで還元する」実験的分析が必要であった。そのため、実験医学をめざしたベルナールは、実験に半生をささげたのであり、彼自身第一編において「私は特に動物の生体解剖の操作を正確にすることだけを専門にやるつもりである」と書いているのは、そのような事情によるものであった。

以上、科学的医学＝実験医学の創出をめざしたベルナールの、その基礎となる生理学確立への思考の過程を辿ってみたが、ここで、もうひとつ明らかにしておかなければならないことがある。それは、ベルナールがデテルミニスムをその絶対的原理としてめざした科学とは、どのようなものであったのかである。

ベルナールは、科学は現象の法則を認識することであると説いているが、さらに彼は、「生命現象であろうが無機現象であろうが、すべての現象の本態または本質は永遠に我々に知られないだろうということのみが真理である」と、自ら不可知論の立場を明らかにし、「我々にとっては現象を研究し、それが発現の物質的条件を知り、さらにこの間の法則を決定するだけで十分なのである」とした。ここから理解することのできるベルナールの科学とは、これまで私が本書で提示してきた科学の概念とは、大きく異なるものである。

そもそも科学とは、事実から論理を導きだし、それを一般的法則にまで高めて体系化したもの、すなわち現象論・構造論・本質論として体系化されたものであり、その観点からベルナールの科学概念をみると、これはようやく現象論のレベルといわざるをえない。

ベルナールの科学概念がなぜこのようになったのかは、大きく時代性によるものであり、それについては前節で少し説いておいたが、現代医学の迷走の原因とも大きく関係することなので、のちほどとりあげることにしたい。

さて、ベルナールは第一章で「生物と無生物に共通する実験的考察」を論じたのち、第二章で「生物に特有な実験的考察」を論じる。すなわち、生物と無生物に共通する一般性をふまえたうえで、生物の特殊性へと言及することになる。

ここでベルナールがまず強調するのは、全体の調和ということである。彼は「生命現象におけるデテルミニスムは、単に極めて複雑なデテルミニスムであるというばかりでなく、同時にまた調和的に秩序づけられたデテルミニスムである」と説く。

したがって、生理学者や医者は、「生物は一つの有機体である」ことを忘れてはならず、「全体の調和を顧慮しつつ、同時に各部分の機能を理解」しなければならず、「実験的分析」を行なったのちには、必ず「生理的綜合」を行なわなければならないとするのである。

ところで、ベルナールはこの章で、生物の特殊性を論じるにあたって、「生物学を他のものから区別する唯一の特徴を浮き彫りにする」ために、「ただ一言をもって生命を定義しなければならないとすれば」、「生命！　それは創造である」と書いている。さらに、生物の体内には「創造的理念」があり、生物のいっさいは、発育も、維持も、修復も、この「理念」にしたがっているとしている。これを読んで、読者のみなさんはどう思われるであろうか。

結論から述べるならば、このベルナールの見解は、創造、理念といった精神を優先させる見事なまでの観念論的見解である。生気論を否定し、事実をあれほどに重視して科学をめざしたベルナールが、なぜこのように観念論への見事なまでのふみはずしをしてしまったのかは、彼の立脚した不可知論と無関係ではないのであるが、これについてものちほど論じることにしよう。

さて、次にベルナールは、これまで説いてきたような特殊性をもつ生物に対する実験の実施にあたっては、また次のような特殊性を考えなければならないと説く。

それは「生命現象の正確な条件にまで達しようと思ったならば、これを一般的外界に求めるべきではなくて、むしろ有機的内界に求めるべきである」が、そのためには「生物体内に侵入」する「生体解剖」が必要であるということである。このように「生体解剖」の重要性を説いたベルナールは、現実に多くの動物実験を行ない、そこから数々の生理学的事実を発見していったのである。

こうしたなかから、ベルナールは、解剖学、生理学、病理解剖学について次のような見解をもっていった。まず、「解剖学は生理学の第一歩にすぎない」とし、「生命の機能について何かを知ろうと思ったならば、必ず生き物についてこれを研究せねばならぬということになる。解剖学は組織の特徴を知らせるだけで、それ自身のみでは組織の生命的特質について何事をも教えない」という。

また、「病理解剖学だけで病的現象を定義しようと考える」のは誤りである。なぜなら、「病的変化は極めてしばしば続発的である」との考えを示している。そして「医者は病気を説明するのに病理解剖学にのみ頼ってはならない。彼はまず病人の観察から出発し、つづいて病理解剖学その他生物現象の研究者が用いる百般の補助科学にたすけられつつ、結局生理学によって疾病を説明するのである」と結論づけている。

これは、ベルナールより一世紀以上たった現代医学に対する批判としても、充分に通用する卓見といってもよく、これをより具体的に展開したのが、『実験病理学』(前出)であるから、これについてものちほど論じることにする。

さて、第一編において科学を確立するための「実験的方法」を一般的に論じ、第二編において生物を対象とするばあいの特殊性について論じたベルナールは、第三編第一章および第二章において実験例を使い、その「実験的方法」を具体的に展開している。そして、この具体的な実験例は、ベルナール自らが半生をかけて行なってきた事実そのものであるので、記述は実にいきいきとしており、いずれの事例も思わず読む者をひきこまずにはおかないであろう。

逆からいうならば、第一編、第二編で彼が提示した、科学を確立するための方法論は、このような彼自らが行なった実験の事実から導きだされたものであったからこそ、当時もそして現代においても、読者に対して強い説得力をもつものとなっているのである。

ついで、第三章において、ベルナールは生理学とともに実験医学の三部門を構成する、病理学および治療学の「実験的方法」にも言及し、「生理学、病理学、そしてまた治療学に応用すべき検索方法の間には、何らの根本的区別をもたてることはできない」のであり、それがなぜかは「生理的現象、病理的現象と治療的現象の三者間に生態的になんらの根本的相違を見出すことはできない。これらの現象はすべて生命物質に特有であるからして、その本質においては全く同一の法則から生じ、わずかにそれらの現象が具現するところの条件において違っているのみである」からであると説くのである。

これもまた見事な指摘であり、のちほどとりあげることにしたい。

さて、これまで『実験医学序説』の見事な構成にしたがって内容を検討してきたが、最後の章である第三編第四章に入るにあたっては、少し苦言を呈しておかなければならない。それは、この第四章「実験医学が遭遇する哲学的障害」は、論じられている内容のレベルからすると、第三編の第四章に入れられるべきではなく、独立して第四編にすべきものであるということである。

なぜならば、この第四章は、第一編、第二編、第三編で、科学を確立するための方法論を、一般的、特殊的、具体的に論じたうえで、それではベルナール自身が専門とし、その方法論で確立しようとした実験医学はどうでなければならないのかを概観している章だからである。これを、「実験的方法」を具体的に展開した第三編に入れるべきでないことは、読者のみなさんにも納得していただけると思う。少し内容に立ちいってみよう。

ここにおいて、ベルナールが主張している点は大きく次の二点である。

第一点は、実験医学は生理学の基礎のうえに構築されなければならないということ、第二点は、実験医学は体系であってはならないということである。

まず第一点についてであるが、ベルナールは、実験医学の基礎となる生理学の重要性を強調したのち、彼が主張する「実験医学」と、従来からのベッドサイドでの病人の観察に重きをおく「観察医学」との関係について言及する。そして「実験医学」は臨床とかけはなれたものではけっしてなく、「できるだけ完全に行われた簡単にして純粋な病人の観察から出発」し、それを「生命法則」から解こうとするものであることが明らかにされた。

以上のベルナールの実験医学の構造は、見事といってよいものを含んでいるのであるが、何がどのように見事であるのかは、のちほど論じることにしたい。

次に第二点、実験医学は体系であってはならないとするベルナールの主張をみてみよう。

彼は「実験医学は決して新しい医学の体系ではなく、むしろ反対にあらゆる体系の否定である」と宣言し、ではこの体系とは何かについて、「体系とは、実験的批判的調査を伴なうことなく、推理の力のみによって事実を論理的に導いた仮説である」と定義した。そして、なぜ体系を避けなければならないのかについては、「体系は自然の中になくて、単に人の精神の裡《うち》にあるからである」と説いている。

では、ベルナールはなぜ体系をこのようにとらえ、そしてその体系を否定したのであろうか。我々がそれを考える時、彼の次の一文がその理由を端的に語ってくれているのである。


「実験医学はまた、他のすべての実験科学と同様に、現象をこえてそれ以上には進まないのであるから、なんらの哲学的方法に拘泥する必要はない。実験医学は活力論でもなければ霊魂論でもなく、病原固体論でもなければ病原液体論でもない。実験医学は単に、健康時と疾病時にわたって生命現象の近接原因にさかのぼろうと努力している科学である。」

すなわち、彼にとって体系とは、「推理の力のみによって」、自然とは関係なく、「精神の裡《うち》」

につくりあげた「活力論」であり、「霊魂論」であり、「病原固体論」および「病原液体論」であったのである。十九世紀に生きたベルナールは、この時代にあってなお医学を支配していたこれらの「体系」と闘い、これらを否定することなしには新しい「実験医学」を築くことができなかったのだといえよう。

しかしながら、本来科学的体系とは、事実から論理を導きだし、その論理の特殊性の一般的把握から、しだいに事実全体に共通する本質レベルの一般性を導きだす作業によって構築されるものであり（これについては『医学の復権』（前出）を参照していただきたい）、したがってさきほどのベルナールの言に反して、その体系性はまさに事実そのもの、すなわち「自然の中」に存在するのであり、それを「人の精神の裡《うち》」にすくいあげたものが科学的体系なのである。

このような過程をへて構築されるのが本来の科学的体系なのであるから、これは、たんに事実と関係なく「精神の裡《うち》」につくりあげられた哲学的体系とは、しっかりと区別されなければならない。だが、この哲学的体系と科学的体系の区別と連関をしっかりとわかることなしに、これらの哲学的体系に対するアンチテーゼとして提示されたベルナールの「実験医学」は、「生命現象の近接原因にさかのぼろうと努力している科学」ということになってしまったのである。これは、本来の科学的体系からすれば、せいぜいのところ現象論レベルが上限であり、本質論はむろんのこと、構造論のレベルにもふみこめないといわざるをえない。

本節の冒頭に説いたように、これだけ見事な『実験医学序説』の構成をすることができる論理能力、また具体的な生命現象の事実から「内部環境」という見事な論理を導きだした論理能力を有するベルナールであっただけに、この結果をなんとも惜しいと思うのは私一人であろうか。

しかし、これもまさに時代性、すなわち、人類の認識の発展史からみれば、この時代にあってはベルナールの見解こそが必然性であったといわなければならない。

ただしここで一言しておきたいことは、ベルナールはこのように体系を否定はしていても、実際には哲学そのものを否定することはなかったという厳然たる事実である。これについては、のちほどとりあげることにしたい。

以上を要約すれば、ベルナールは一般的にいわれているような、たんなる「偉大な生理学者」としてではなく、「科学的医学への扉を開いた医学者」として評価しなければならないことを理解していただくために、ベルナールの業績を具体的に提示することとし、まずは、彼の代表的著作であり、古典的名著と評されている『実験医学序説』(前出)をとりあげてきた。

この書は、ベルナールがめざした「実験医学」の原理を明らかにすることを目的として著わした書であり、まず「実験医学」の実験とはどのような意味をもつのかを(1)一般的に論じ、ついで、(2)その実験の生物における特殊性を論じ、さらに、彼自身が行なってきた実例をあげることによって、(3)生理学的実験を具体的に論じるという、学問的体系すなわち一般性→特殊性→具体性という見事な体系性をもつものであることをみた。

また、ベルナールの業績を理解するためのキーワードともいえるふたつの概念、すなわち、彼が実験医学の絶対的原理として礎石にすえた「デテルミニスム」概念、およびデテルミニスムを生命現象において貫くために必然的に導きだされた「内部環境」概念についても提示した。ここから我々は、ベルナールがめざした「実験医学」とはどのようなものであり、また彼がどのような方法でそれを構築しようとしていたのかを理解することができよう。

第三節　『実験病理学』を問う

そこで次に、これまたベルナールの代表的著作である『実験病理学』(前出)をとりあげることにする。

これから『実験病理学』をみていくにあたり、この書が、ベルナールの全業績のなかでどのように位置づけられるのかを、まず明らかにしておきたい。結論から述べるならば、『実験病理学』はベルナールがめざした科学的医学＝実験医学の一般論であるといえる。

これまでとりあげてきた『実験医学序説』(前出)は、ベルナール自らが記しているように、「実験医学の原理」を明らかにしたものであるが、それは前述したように実験一般から説きおこされたものであり、したがってその内容は個別科学としての医学にとどまらず、科学一般を包括するものであった。

それに対して『実験病理学』は、ベルナールがそのような科学の原理に基づいて構築しようとした、個別科学としての医学の一般論として位置づけることができるのである。

たしかに題名は『実験病理学』(原題は Claude Bernard : Leçon de Pathologie Expérimentale. Paris 1880)であるが、これは読者のみなさんが内容をひもとかれればすぐに納得できるように、現在常識的に考えられる病理学の範疇におさまるものではなく、医学の構造を一般的に提示したものとなっている。ベルナールはこの書のなかで二十二年前(これは彼がコレージュ・ド・フランスで講義を開始した時をさす)には存在していなかった実験医学が「漸く科学的地平線の上に立ち現れ始めた」と記しているのであり、この実験医学の構造を一般的に提示しているのがこの書なのである。

しかしながらここで、読者のみなさんにことわっておかなければならないことがある。それは、このように書くと読者のみなさんは『実験病理学』が実験医学の構造を誰でもみてとれるような章立てで、つまり『実験医学序説』でみたような体系的な章立てで構成されていると思われるかもしれないが、残念ながらそうではない、ということである。

なぜならば、『実験病理学』はベルナールの講義録であり、『実験医学序説』のように自らの意志でしっかりと書きおろされた体系的著作ではないからである。したがって、この講義録からベルナールが構想した実験医学の構造を読みとるには、読みとるだけの実力、すなわち学問的論理能力が要求されるのである。それなしに『実験病理学』から実験医学の構造を浮上させることは不可能である。それは、次に示す目次をみていただけばわかるであろう。

「目　次

第二部

一八五八年より一八六九年にかけてコレージュ・ド・フランスで行われた

実験病理学講義（抜粋）

以上、目次に記されているように、『実験病理学』は第一部と第二部からなり、第一部は一八五九年から一八六〇年にかけて、コレージュ・ド・フランスで行なわれていた連続講義であり、第二部は一八五八年より一八六九年にかけて同じくコレージュ・ド・フランスで行なわれた講義の抜粋である。ちなみに『実験医学序説』を出版したのは一八六五年であるから、これはその前後の講義録ということになる。

この内容について、ベルナール自身、一八七一年にこの書を発刊するにあたり書いた緒言のなかで、「本書に載せたものは、私の、それ自身至って不完全な講義の下書き、極めて簡約した要点にすぎない。ただ私は自分の仕事の発展の順序に従って、思想の方向を指示すれば足りると思ったので、後から何等の変更をも加えなかった」と記している。

その言葉のとおりに、この書の目次をながめてみても、第一編、第二編、第三編と見事に体系性をおびていた『実験医学序説』と異なり、ここからただちに実験医学の構造を読みとることは不可能であることが、おわかりいただけるであろう。

さらにここで『実験病理学』が体系的著述ではないことにかかわり、明らかにしておかなければならないことがある。それは、この一連の講義は、目次に記されているように、教育の場であるコレージュ・ド・フランスで行なわれたものである、ということである。では、コレージュ・ド・フランスとはどのような特徴をもつ教育機関であったのか。

これについてベルナールは、「大学の学部においては、大学教授は科学をその現在において述べ、生徒に、科学がすでに獲得したものと、その現状における実用方面を教えることに満足していなければならぬのに、コレージュ・ド・フランスの教授は反対に科学の将来に専心し、その進歩に協力せんと望んでいる人たちに対して、その科学の傾向を指摘してやらねばならぬ」と述べている。このように、コレージュ・ド・フランスにおいては、つねに科学の最先端を切り開く講義が要求されただけに、その講義録である『実験病理学』が、体系的著述になっていないのは当然といえよう。

さきに、『実験医学序説』が体系的著述になっている理由として指摘したように、体系的著述をモノするためには、まずは自らの専門的事実を十分に究明したのちに、直接性としては一定期間それらの事実からはなれて、究明した専門的事実が現実的な一般性レベルへの認識となるような、認識の熟成の過程をもつことが必要なのである。

さて、ここでもうひとつ、ベルナールとコレージュ・ド・フランスのかかわりについて触れておきたいことがある。それは、訳者である三浦岱栄が、コレージュ・ド・フランスについて、解説のなかで「コレージュ・ド・フランスは本来の医育機関ではなく、(これは自然科学と人文科学の両領域に亘ってその最高権威を網羅し、科学の最尖端を自由奔放に研究することを許すフランス独特の教育機関である)、したがってまたそこでは医学はつねに文化の一要素としての見地からのみ講義されなければならなかった」と記していることにかかわる。

ここで指摘されているように、医学がたんに医学としてではなく、「つねに文化の一要素」としての見地からのみ講義されなければならなかったコレージュ・ド・フランスにおいて、ベルナールが三十四歳から二十年以上にわたって講義を行ないつづけたことが、彼の実験医学構築へ向けての歩みに、はかりしれない影響を及ぼしたという事実を我々はしっかりとみてとらなければならないのである。なぜなら、これこそが、医学をたんに医学としてではなく、一般教養および学的一般教養をふまえた医学として位置づけることを要求されつづけたということであり、これについては後述することとしたい。

以上、『実験病理学』がベルナールのコレージュ・ド・フランスにおける講義録であるために、『実験医学序説』とは異なり、体系的に構成された著作ではないことをみてきた。

しかしながら、この『実験病理学』に論理の光をあてて読むならば、ベルナールが生涯をかけてめざし、「漸く科学的地平線の上に立ち現れ始めた」と述べた、科学的医学＝実験医学の構造が、はっきりと浮上してくるのである。

たしかに『実験病理学』には誤謬も多い。たとえば、糖尿病を「肝臓の異化機能神経の活動亢進に基く一つの神経疾患と考えることが出来る」と規定している点などなどである。

しかしながら、まだインスリンも発見されていなかった時代における、ベルナールのこのような事実レベルのふみはずしを批判するなどは、笑止といわなければならない。なぜなら、このようなレベルでの揚げ足とりをなすことによって、あまりにもの彼の医学者としての学問的業績を軽視ないし無視してしまうことになり、これはまさしく大きな歴史的損失といわなければならないからである。

したがって本書では、このような事実レベルの正否を問うのではなく、『実験病理学』に、学問とは何か、科学的医学体系とは何かの論理の光をあてることによって、ベルナールの構想した科学的医学＝実験医学の構造を浮かびあがらせることにしたい。

そうすることによって、冒頭に記したように、ベルナールが「科学的医学への扉を開いた医学者」として評価されなければならないことが、読者のみなさんに納得していただけると思う。

まず第一に明らかにしなければならないことは、ベルナールが、科学的医学＝実験医学をどのようにとらえていたのか、である。

　これについては、第一講が「予備的考察と医学の定義」となっており、そのなかで「医学とは一体何であろうか」との問題が提起されている。このように、講義の開始にあたって、自らの専門とする分野の全体像を一般論レベルで提示しようとする点は、個別研究者ではない学者としてのベルナールの実力を示し、さすがと思わせるものであるが、これについて彼は冒頭に、「現代の定まった習慣によって、すべての教授はその講義の開始に際し、自分が教授することになっている科学の定義を与えなければならぬ」と記している。

　これは、一人ベルナールのみならず、当時の大学教授の学者としての実力、および学者としての誇りの高さを如実に示しているといえよう。大学において、自らの専門とする個別分野の個別の研究の成果しか講義することができず、それに何の疑問も抱いていない、現代の大学教授たちは、大きく自らを恥じるべきなのである。

　さてそれでは、ベルナールは、この自らの問いに対してどのような解答をだしているのであろうか。彼は、「医学には唯だ一つの科学しか存在しておらず、この科学とは健康状態並に病的状態に応用された生理学である」と述べている。これは「多くの人達は、真の科学としての医学は存在しておらず、これはむしろ各種の医科学の集合であると考えている」ことに対して、生理学こそが医学の基盤であることを明確に示しているものといえる。

しかしながら、ここでベルナールの医学の定義を正しく理解するためには、彼のいう生理学が、現代の生理学の範疇を越えた概念であることをはっきりとわかっておかなければならない。そうでなければ、なぜ医学が生理学なのかとの疑問を生じることになるであろう。

彼は、第二部「実験医学」の講義のなかで、「生理的状態並に病的状態における生命現象の法則の研究と定義づけることの出来る実験医学」と述べている。

また、「医学校の教育では、生理学と病理学は別々に取扱われているけれども、実際においてはこの両者を分離することは出来ない。生理学が先ず指導することとなくしては、病理学において何等の建設も起らないだろう。生理学以外に病的本態とか病的原理とかいうものを認めるならば、人々は完全に誤謬に陥るだろう」と述べている。ここからわかるように、ベルナールにとっては、生理的状態をも病的状態をも貫く生命現象の法則こそが生理学であったのであり、これが科学的医学＝実験医学であったわけである。この生理学の位置づけは、ベルナールの学者としての論理的実力の高みを示すものであり、私が構築しようとしている科学的医学体系とも大きくかかわるものなので、のちほど詳しく論じることにしたい。

さて、ベルナールは、医学の定義をするにあたって、科学と技術の問題に言及する。

彼は「医学は実用的見地からは技術或は事業と見做すことが出来るし、理論的見地からは科学と考えてよい。我々がここで主として検討せねばならぬのは科学としての医学である」と述べ、「実用としての医学」と「科学としての医学」を区別し、自らが創出しようとしているのは「科学としての医学」であることを明らかにした。しかし、「医学のこの二つの面は相互に必然的の関係をもっているのであって、その発達においてもその目的においても両者は不可分的である」として、その両者の関係について検討している。要約すればベルナールは次のように説いている。

医学は、歴史的にみれば、まず実用としての医学からはじまった。その起源は、まさに人類の起源と同様に古いのであり、以後それは経験的に発達してきた。「人間智識の一切の分野において、経験的実行が必然的に理論的或は科学的状態に先行していた。科学はいつも遅れて到来し、予め観察され蒐集された現象の法則を見出した」のであり、医学もけっして例外ではない。すなわち、医学にあっても、「今日までのところ、純粋な経験以外にこれが発達を刺激するものは何もなかった」が、「一層よく観察された事実が増加蓄積するに連れて」必然的に科学として構成される形勢にあるのである。

このようにベルナールは、医学も経験主義の時代から、科学の時代に突入したことを宣言している。しかし、当時臨床にたずさわっている医師からは、「医科大学は治療師をつくらねばならぬ」、「病床でまごつかせるだけの輝やかしい科学教育などを与える代りに、治療技術の応用を教えた方がよい」と主張される現状もあったのである。

これに対してベルナールは、この考え方は二重の意味で誤っていると述べている。まず第一に、科学的医学＝実験医学は、けっして経験主義を排除するものではなく、むしろ経験主義はすべての科学が発達した地盤であるからであり、第二に「真の応用は理論の後ではじめて来る」からである。

以上のように、ベルナールは、経験主義を歴史的必然性として肯定しながらも、科学的理論の必要性を説くのである。

さらにベルナールは、第二部に収録されたその後の講義「科学的医学の発展とその現状について」において、科学の一般的発展過程を示し、その当時の医学が、そのどこに位置づけられるのかについて説いている。要約すると以下である。

「すべての科学において、指導的科学理論を生むのは実地それ自身であって、これには一つの例外もない」のであって「長い科学的暗中模索の後で、真の理論が生れるとき、それは単に、最初は偶然または必要から生れた一切の経験的実地を理解させるに役立つだけでなく、同時に科学のまだ暗黒な領域を照らすのであって、新しい征服に向って首出する際に、迅速な道に導いて行く松明として役に立つだろう。」

そして「これが人間精神の進路」であり、この進路は大きく三つの時期に分けられる。第一期はただ見て直観的に行動する時期(「科学以前の状態或は単なる経験の状態」)、第二期はもっと精密に事実を観察する時期(「観察科学の状態」)、第三期は「実験的分析によって現象の原因を発見し、その現象を成立させる条件、それに対して行動するために知らねばならぬ条件を決定する」時期(「実験科学の状態」)である。

このような観点からみると物理学や化学はずっと以前から第三期に到達していたが、医学は遠くこれに及ばない状態である。しかしながら、医学においても第三期がしだいに接近しつつあることは確実であり、それをめざしているのが「実験医学」である。

ここにみるように、ベルナールは、科学の一般的発展史をふまえることにより、科学的医学のあるべき姿を追究したのであり、この事実は、彼が一般教養的実力を把持していたことを示している。そしてこれは、哲学の影が色濃く残っていた十九世紀にあっては不思議ではないものの、彼が長年、つねに「文化の一要素としての」医学を講義することを要求された、コレージュ・ド・フランスの教授であったことも、大きく関係していると思われるのである。

以上、ベルナールが、医学と医術について言及している点をとりあげてみてきた。

私自身も、科学的医学体系の創出を志して出発するにあたって、まず明らかにしなければならなかったのは、まさにこの問題であったのであり、それは医療と医学の区別と連関として『医学の復権』(前出)に記したとおりである。ベルナールは、これまでみてきたように、医学を

「実用としての医学」と「科学としての医学」とに分けて論じているが、内容からすれば、前者が医療すなわち医術であり、後者が真の意味での科学としての医学である。

実は私は、ベルナールのこの書のこの部分を読んだ時に、大きな感慨を禁じえなかった。それは、一方で経験主義、一方でスコラ哲学的生気論などがはばをきかせていた十九世紀の医学界にあって、医術と医学を区別し、医学すなわち科学的理論ができた時にはじめて、その応用すなわち医術が見事になりうることを明確に指摘したベルナールの卓見に対してである。

このように、科学的理論に全幅の信頼を寄せ、その創出に生涯をかけたベルナールを知り、同じ道を歩く大先輩にであえたような思いであったのである。同時にもう一方では、十九世紀においてすでにベルナールが、「真実に有効な実用を指導する燈火となる」とさし示していた医学の道から、現代医学はますます遠ざかっているという事実に、あらためて愕然としたのである。「真の応用」を容易にする「科学的理論」の創出など考えもせず、経験主義的に事実の究明に汲々としているのが医学界の現状なのであり、これは医学の歴史が、ベルナール以降大きく後退しているといわざるをえない。

しかしながらここで、ベルナールの論述について、次の点だけは指摘しておかなければならない。それは、ベルナールが構想した科学的医学すなわち「科学的理論」レベルでは、容易に「真の応用」はできないということである。つまり、我々の言葉でわかりやすくいうならば、あらゆる医療実践を導くための指針には、残念ながらなりえないということである。

それがなぜかは、端的には、彼がめざした科学的理論は、どんなによくても現象論にとどまるからである。そもそも科学的学問体系は、事実から導きだした論理である現象論、さらにそれら現象論に貫かれる論理構造を理論化した構造論、そしてそれらのすべてを貫く、もっとも高いレベルの論理である本質論からなるものであり、この本質論まで導きだされた論理体系ではじめて、対象とする専門分野のあらゆる問題を解く指針になりうるのである。

ベルナールのめざした、本質論、構造論のない現象論では、特殊な分野の個別的な問題の解決の指針にしかなりえない。なぜ、彼のめざした理論が現象論にとどまるといえるのかは、本章第一節に説いたので参照していただきたいが、さきに引用した、ベルナールが示した「科学の発達の一般的法則」からも明らかである。

ベルナールは、科学の発達は「ただ見る」を第一期、「もっと精密に事実を観察する」を第二期、「実験的分析によって」「現象を成立させる条件を決定する」を第三期として完成すると述べている。しかしこれでは、対象の現象をとらえ、そこから事実の事実的構造に分けいり、その事実的構造を明らかにするにすぎない。

それに対して、科学とはそもそも論理の体系である。すなわち、対象的事実から導きだした論理を、理論化し、体系化したものが学問としての科学である。だからこそ大哲学者ヘーゲルは、当時国家の必然性であった「現実の王国」・「実体の王国」の存在の体系性に匹敵するものとして、対比的に学問を「論理の王国」すなわち「影の王国」と呼んで、その体系性が必須であることを説くのに懸命だったのである。

ここから理解できなければならないように、ベルナールが示した、科学の発達の第一期、第二期、第三期を経ての事実的構造の解明は、たしかに科学の発達において、必要欠くべからざる段階であるが、これは科学の完成どころか、たんに科学への第一歩にすぎない。

この事実の確定によって、そこから正しい論理を導きだす条件がととのうのであり、その導きだした論理を、さらに事実の構造に即して理論化し、体系化してはじめて、科学の完成となるのである。しかし、ベルナールは、さきに説いたように、スコラ哲学的体系を拒否するあまりに、体系そのものを否定してしまい、事実の事実的究明の完成があたかも科学の完成であるかのように錯覚してしまったのである。

だが、ベルナールは、現代の個別研究者のように、いきなり個別研究に入ったのではなく、あくまで批判的であれ医学の体系的遺産を受けついだうえでの、個別研究への突入であったため、結果として彼の構想した医学は、体系性をおびていたことも、第一節および第二節で論じたとおりである。また、そのような論理的実力を有していたベルナールであったから、「内部環境」概念という、生理学においては現象論よりは構造論といってよいレベルの論理を導きだすことができたのである。これは、彼がさきに示した科学の第一期から第三期までの発達をはるかに超えた歩みであったことを、彼自身わからなければならなかったのである。

しかし、ベルナールが、自らそこを歩きだしながら、きちんと「科学の発達の一般的法則」としてとらえることができなかったことが、現在の研究者ばかりか学者をも、事実の確定＝科学、との錯覚に陥らせているといっても過言ではないであろう。

以上、『実験病理学』に、学問とは、科学的医学体系とは、の論理の光をあてることによって、ベルナールの医学について検証してきた。その結果、ベルナールの説く医学とは何か、医学と医術の区別と連関、および医学構築への過程的構造が明らかになったと思う。

次に、同じように科学的医学体系とはの論理の光をあてることにより、ベルナールの構想した科学的医学＝実験医学の構造を浮上させることにする。しかし、この科学的医学＝実験医学は、ベルナール自身が、「実験医学はまだ決定的には構成されていない」、「実験医学は漸く科学的地平線の上に立ち現れ始めた」と述べているように、彼によって完成されたわけではない。

彼は、その実験医学の礎石となる生理学の構築に着手したのみである。しかしながら、「私は生理学それ自身のために生理学を研究しているのではなくて、生理学は科学的医学の基礎であるから、これを勉強しているのである」と述べるように、どのような個別研究を行なうにあたっても、ベルナールのアタマには常にこの医学の全体像が描かれているのであり、彼の個別研究は必ずこの全体像から波及し、この全体像へと収斂するものであったのであり、ここにこそ、彼の学者としての偉大性をみるのである。

しかも、彼の構想した科学的医学＝実験医学の全体像は、一世紀以上を経た今も卓見といえるものである。私も自らの医学体系の骨子を措定してのち、ベルナールの科学的医学の構造を知り、その見事さに驚いたのであり、我々はこの大先達の学問的業績を正当に評価し、これを発展させていかなければならないと、決意をあらたにしたのである。したがって、ここでは、ベルナールの構想した科学的医学＝実験医学の骨子についてのみとりあげることとする。

たしかに、『実験病理学』でベルナールは、その具体的構造についてふみこんで述べている部分もあるのであるが、それらは、その時代に究明されていた事実の絶対的不足によって、多くの誤謬をも含んでいるのであり、それらの誤謬によって、見事な科学的医学＝実験医学の骨子の評価を下げてはならないからである。

ベルナールは、これまでみてきたように、『実験医学序説』において、「実験医学は、生理学、病理学、治療学の基本的三部門を含んでいなければならない」と規定した。これが、彼の科学的医学＝実験医学の構造の骨子であり、『実験病理学』において、彼はこの三者の連関について、とくに生理学と病理学の連関について、より構造に立ちいった展開をしているのである。

ベルナールは、この書の主題について、「緒言」のなかで、「私が明かにしようと努めて来た原理は、病理学と生理学はその科学的研究において事実上分離すべからざるものであり、疾病の説明を、生命の正常現象を支配しているものと性質を異にする力や法則に求めようとする必要はないということであった」と記しているのであり、全講義を貫いて、このことが、くりかえしくりかえし説かれていることは、これまでみてきたとおりである。

そして、その極めつけともいえるのが、次の一文である。

「病人の病理学と健康人の生理学とは、人間の生理学の二つの面にすぎない。一方から他方に移っても法則は変化する筈はなかろう。その中で病気が発展する条件は、生物の中に、その前には存在していなかった力を導入することも出来ないし、正常生理学に対抗する病的生理学を創造することも出来ない。病的状態は生物の機能の正常の進行をかき乱しはするが、しかしつねにその正常の法則に従ってそうすることは、この進行の撹乱が、その正常のコースを支配している同一法則の結果であるのと同じである。人間は、健康状態でこれを生かして置くその法則によってのみ、病気になったり死んだりするのである。」

この一文を読むと、さきに示したベルナールの医学の定義もより明瞭になる。すなわち、彼が「医学には唯だ一つの科学しか存在しておらず、この科学とは健康状態並に病的状態に応用された生理学である」と述べた生理学とは、健康人の生理学と病人の病理学とを貫く、いうなれば広義の生理学であったわけである。この論理構造は、病気を正常状態の歪みとして過程的に解くのではなく、異常な特殊状態として病気のみから解こうとする現代医学をかえりみる時、今なお卓見ともいうべき見事さをもっているのである。

そしてこれは、私が創出しようとしている科学的医学体系の論理構造とも大きくかかわるものであり、のちほど詳しく論じることにしたい。

以上のような、確固とした原理にしたがって、ベルナールは科学的医学＝実験医学の基礎となる生理学の構築に着手し、生理的事実を追究すると直接に、その方法論の確立をはかったのであった。

したがって、ベルナールはさきに引用したように『実験医学序説』のなかで、「私は特に動物の生体解剖の操作を正確にすることだけを専門にやるつもりである」と書いているのであるが、これはあくまで科学的医学＝実験医学の完成を夢みての、その第一歩としてのそれであったのであり、現代の研究者の個別研究のレベルとは、同じように個別の事実を扱ってはいても、その学問的志、その論理的実力においては、天と地ほどの差があることを、ぜひわかっていただかなければならない。

そして、ベルナールをはじめとする多くの先達の血と汗によって、現在は、科学的医学体系を創出するのに必要な医学的事実は、ほぼ究明されつくしたといってよいのであり、その論理構造をたどり、理論化し、体系化することによって、真の意味での科学的医学体系を創出するのは、現代に生きる医学者の責務である。

この科学的医学の実現へ向けて、ベルナールは次のような示唆を与えている。

「そして医者は病院を出たら、自分が遭遇した病理的問題を実験によって闡明するために、実験室の中に入って行かねばならぬ。私はわざと病院を出る医者と言ったが、その理由は、医学は生理学の実験室や解剖学の講堂で学ばなければならぬと私が思っているなどとは信じて貰いたくないからである。真の医学の問題は勿論患者と病気の中にある。これは知らねばならぬ第一の事柄である。したがって臨床的観察は実験的研究に先行し、これを下位に置くのである。」

ここでベルナールは、真の医学の対象的事実は、あくまで患者の病気であることを強調しているのである。これはまさにそのとおりであり、私が、真の医学者はまず名医でなければならない、と説くゆえんでもある。

しかし、残念ながらベルナール自身は、この言葉とは裏腹に、彼の初期の頃を除くと、臨床医としての経験は乏しかったようである。そして、自らの実験室での特殊的事実から、病気一般論をうちたてようとしたために、特殊性の一般性へのふみはずしをしてしまっているのである。これは、たとえば次のような事実としてあらわれている。

ベルナールは、病気の原因として、神経系統を重視した。その結果、前述したように彼は「糖尿病をば、肝臓の異化機能神経の活動亢進に基く一つの神経疾患と考えることが出来る」としたのである。

なぜ、ベルナールがこのように病気の原因として神経系統を重視したかといえば、神経の切断ないし刺激などによる、生体の変化の観察は、動物実験により行ないやすく、ベルナールの師のマジャンディー以来、実験生理学の主流を占めていたからである。ベルナールも、たとえば犬で交感神経繊維を切断し、交感神経が損傷された領域に相当して、肺炎、肋膜炎、腸炎を証明する実験を行なったりしているのである。このような実験的事実から、ベルナールは、「これらの病的変化の原因は、神経系統の直接の影響下に置かれているように思われる」と述べている。

以上、現在誤謬として指摘されている、ベルナールの病気の原因としての神経系重視が、なぜ生じたのかについて考察した。しかしここで、次の点だけは指摘しておかなければならない。それは、ベルナールが個々の病気を、神経系統にのみ起因させたことはふみはずしであっても、彼が病気の原因として神経系統を重視したことは、科学的病理論の立場からは、当時としても現在からしてもまことに鋭い考察であったといえることである。それがなぜかは、まさに彼が「何故なら、我々のすべての器官は正常であれ病的であれ、その生命的現象においては神経系統に依存しているからである」と説くとおりである。すなわち、高等動物としての人間は、その実体も機能も、統括器官としての脳が、神経とホルモンを媒介として統括しているのであるから、健康であれ、病気であれ、その統括をまぬがれることはないのである。

にもかかわらず、現代の研究者達は、その全体を忘れ、全体からきりはなされた部分のみを研究対象とするために、全体とつながっている神経の問題がすっぽりとぬけおちてしまうのである。これについては、いずれ科学的病理論で、しっかり論じることにしたい。

いずれにしろベルナールが、このように神経系と、他の箇所でみるように循環系を重視したということは、生命体全体を丸ごと把握しようとしたことの証左であり、彼の学者としての実力を示すものである。

以上、ここでは、『実験病理学』をとりあげ、ベルナールのめざした科学的医学＝実験医学がどのようなものであったのかを検証した。

第四節　「科学的学問体系」からベルナールの業績を問う

これまで、ベルナールの業績の集大成ともいってよい彼の主著『実験医学序説』(前出)、『実験病理学』(前出)をとりあげ、彼が何を構想し、何を明らかにしたのかの事実を提示した。これらの事実から、医学の歴史において、ベルナールの業績として大きくとりあげられるべきなのは次の二点である。

第一点は、科学的医学体系の構造を「生理学、病理学、治療学の基本的三部門を含み、病理学と治療学は生理学の基礎の上に建設されなければならない」と一般的に措定したこと、第二点は、その基礎となる生理学における数々の事実的解明をなしえ、さらに生理学の重要な概念である「内部環境」を措定したことである。

しかしながら、ベルナールは第二点においては歴史的に大きく評価されていても、第一点についてはなんら評価されていないのが現実である。すなわち、ベルナールは生理学者としては認められたが、医学者としては認められてはいないのが、悲しい現実である。

これまで彼の著作でみてきたように、本来第二点にあげた生理学的解明は、第一点、つまり医学体系の構造を一般的に構想したうえで、その医学体系の完成へむけての第一歩として、彼自らが位置づけていたものであるにもかかわらず、すなわち第一点がなければ第二点はないにもかかわらず、生理学の業績のみを医学全体から切りはなし、生理学者として位置づけるだけの実力しかないのが、医学界の淋しい現状なのである。

たしかに、第一点にあげた「生理学、病理学、治療学の基本的三部門を含み、病理学と治療学は生理学の基礎の上に建設されなければならない」とした、科学的医学体系の構造論の一般的措定は、ベルナールの独創的業績とはいえないかもしれない。

なぜならば、ローマ帝政時代から十数世紀にわたって医学界に君臨したガレノスにおいてすでに、「医術の基礎を解剖学と生理学におき、病理学、薬理学、治療法はその上に築かれるべきものである」ととらえられていたと、医学史が示しているからである。

たしかにこれは、ガレノスが最初になしえた業績であることは万人が認めることではあるが、問題はその後十数世紀にわたってなぜ再措定されなかったかである。このことからは、それまでの十数世紀間、ほとんどの医学者がそれを再措定しようともしなかったというより、なそうとしてもできなかった、すなわち、誰もがその実力を養成できなかったという歴史上の重みをみてとるべきである。そこを考えあわせると、それをなそうとしたベルナールであってみれば、やはり彼の医学者としての実力の高みを見事と評価すべきなのである。

十九世紀に生きたベルナールは、それまでの生気論に基づく哲学的医学体系を断固として否定し、「実験的方法」によって事実から導きだす「科学的医学＝実験医学」を構想し、それに基づいた事実的研鑽を積んだのであり、その結果として提示した医学の一般的構造がさきに示したものであったわけである。

したがって、ベルナールの科学的医学の一般的構造は、けっしてたんなる文化遺産の横すべりではなく、彼自身の研鑽の集大成として措定されたということができる。ベルナールは、その科学的医学の基盤となるべき生理学の構築に着手したのであり、生理学的事実がほとんど解明されていない当時にあって、まずはその事実的研究から始めるしかなかったわけであり、そのなかで、肝臓のグリコーゲン産生機能をはじめとする、数々の発見をなしえたのである。

ここで我々が誤解してはならないことは、ベルナールの実験による事実的研究は、数回ならず説いてきたようにあくまで理論としての科学的医学を確立するための、その基盤となる生理学構築のための、医学者としての事実的研究であって、現代の研究者達の、個別的事実の究明のための事実的研究ではないということである。

さらにベルナールの医学者としての実力の高みは、科学的医学の構造論としての、生理学と病理学の関係における論理構造に如実にあらわれている。これは、あまりにも見事な論理構造であるので、前節に引用した部分をもう一度読んでいただきたい。

この「病的状態は生物の機能の正常の進行をかき乱しはするが、しかしつねにその正常の法則に従ってそうすることは、この進行の撹乱が、その正常のコースを支配している同一法則の結果であるのと同じである」との見解は、現代においてもなお卓見といえるのであるが、これについては後述することにしよう。いずれにしろ、これだけ見事な医学体系の構造を一般的に提示しえたベルナールの実力は、たんに生理学者としてではなく、医学者としてのものであったことは理解していただけると思う。

では、なぜ現代医学界においては、ベルナールの医学者としての業績を評価することができず、生理学者としてしか評価できないのであろうか。

答は何回も述べている。すなわち現代において、医学は学問の世界から大きく遠ざかり、個別研究のみが医学と錯覚されているからである。このような世界において、学問体系など一顧だにされることはないのである。

つまり、研究者と名のる人々はもちろんのこと、医学者と名のる人々さえも、新しい事実の発見が医学の発展であると信じ、またそれらの事実の発見は容易に成果があがり脚光を浴びるだけに、我も我もとその個別研究にしのぎを削っているのである。これらの人々のアタマのなかには、学問としての医学体系の像など、少しも存在しないといってもよい。というのも学問としての医学体系など存在しなくても、新たな事実の発見ができているかのような現実があるだけに、それを求める必要性をなんら感じないからであろう。

これは、たとえば近年においては、エイズウイルスの発見をめぐる、アメリカとフランスの研究者の先陣争いを思いおこしていただければわかるであろう。彼らにとっては、新しいウイルスの発見が問題つまり、それで〝すべて〟なのであり、エイズとはどのような病気かを解明するために、そもそも病気とは何かの一般論が必要だなどとは夢にも思わないのである。

しかし、ここでもさすがベルナールである。彼は、医学における専門分化を、その発展として必要としながらも、しっかりと次のように書いている。

「ただし医学の専門分野の研究に身をゆだねる人は、実験医学をその全局から理解し、自分が研究している専門科学が、この全体の中でいかなる地位をしめているかということを心得ていなければならない。このような態度であるならば、医学はどんなに専門化していっても、彼は自分の研究を科学的医学、即ち実験医学の進歩に貢献するように導いて行くことができるはずである。」(『実験医学序説』前出)

ベルナールが十九世紀において、「自分が研究している専門科学が、この全体の中でいかなる地位をしめているかということを心得ていなければならない」と説いたにもかかわらず、全体を心得ない専門分化にますます拍車がかかっているのが現状である。

それではなぜ、十九世紀において、少なくとも科学的医学体系が志向されていたのに対して、わずか一世紀のうちに、それは雲散霧消してしまったのであろうか。

これは端的には、学問の歴史における、本物としての哲学の否定によるものである。

医学はたんに医学として発展してきているのではなく、あくまでその時代時代の学問全体のなかの医学として発展してきているのであるから、医学の歴史を問うには、必ず学問全体の歴史をともに(直接に)問わなければならない。

学問は古代ギリシャに始まり、アリストテレスにおいて一応哲学としての完成をみた。すなわちアリストテレスは、現象論レベルながら、全世界を学問的に把握するに至ったのである。しかし、それ以後の学者達は、アリストテレスの体系から出発して、それぞれ個別の分野の究明へと入り、世界全体の把握から大きく遠ざかっていった。そして、その後の二千年にわたる個別分野の究明の成果をふまえたうえで、再び世界全体を学問的に把握しようとしたのがカントであり、そのカントを経て、世界全体を構造論レベルで把握したのがヘーゲルであったのである。

しかし、こうして十九世紀にかけて完成したかにみえたヘーゲルの哲学も、ギリシャのアリストテレスの哲学と同様に、再び瓦解することになった。これがなぜかについてはのちほど論じることにして、いずれにしろ十九世紀において、学問の歴史を担ってきた哲学は否定され、それ以降そこから分化した個別科学が、他科学とは無関係であるかのような個別科学としてのみそれぞれ独立に発展することになる。

そして、人間の認識の発展は、十九世紀以降さまざまな技術をうみだし、それによって事実の構造の解明が急速に可能となってきたため、個別科学もまた、その無限といってよいほどの個別の事実の構造に深く深く入りこみ、そのことによってまた、個別科学自体も瓦解して、個別研究のみが存在する現在に至っているのである。

医学の歴史も例外ではない。学問の歴史における哲学の否定と相まって、結果として個別科学としての医学もまた、その体系を否定して、さらなる細分化への道を歩み、医学体系など志向するどころか夢想することもない現代へと至っているのである。そのいわば結節点ともいうべき時期が十九世紀であったのである。

まさにその時期にベルナールは生きたのである。したがって、ベルナールの著作、たとえば『実験医学序説』(前出)にしても、『実験病理学』(前出)にしても、その時代性が鮮明に映しだされているのであり、そこにこそ、私がベルナールを「科学的医学への扉を開いた医学者」と呼んだゆえんがあるのである。それはいったい、どういうことか。

ベルナールの著作の特徴は、これまで検証してきたように、自ら体系を否定しながら、体系的である、ということである。これが、哲学を否定しながら、哲学の影が色濃く残っていた時代の反映であり、現代のように、哲学が影も形もなくなった時代とは、大きく異なる特徴である。

しかし、ベルナールの体系的な科学的医学は、自ら体系を拒否したことによって、おのずと限界をもつことになったのであり、それが、「科学的医学を構築した医学者」ではなく、「科学的医学への扉を開いた医学者」と評価するゆえんである。少し具体的にみてみよう。

ベルナールは、「実験医学は決して新しい医学の体系ではなく、むしろ反対にあらゆる体系の否定である」(『実験医学序説』前出)と、明確に体系を否定している。

しかし一方ベルナールの著作は、見事に体系性を有している。これは、前述した彼の科学的医学体系の構造の一般的措定、さらに、病理学と生理学の関係の構造的解明でみるとおりであり、また前節で検証したように、『実験医学序説』(前出)の構成が、一般性から特殊性へ、そして個別性へとおりてくる、見事に体系性をもったものであることでもわかる。

それでは、ベルナールの否定した体系と、筆者がベルナールの著作を体系的であるという時の体系とは、同じなのか、違うのか、違うとしたら、どう違うのか。

結論からいうならば、両者は違うのである。体系としての論理のレベルが違うのである。

では、そもそも体系とは何か。わかりやすくいえば、全体が秩序をもってつながりあってまとまっている、全体に筋《スジ》がとおっているのが体系である。これはたとえていえば、人間の体が、あるべきところにきちんとあるべきものがあり、それが脳・神経によって秩序をもって統括され存在しているのと同じである。

学問においても、体系というからには、全体にきちんと筋がとおっていなければならない。そして、この学問体系には歴史的にみると、いわゆる哲学的体系と、科学的体系がある。

簡単にいえば、後者は、あくまで事実の構造にそくして筋をとおしたものであり、前者は、筋をとおそうとするあまり、思弁的に、つまりアタマのなかで考えた勝手な筋をとおしたものである。

さて、筆者が、ベルナールの著作が体系的であるという時には、この一般的レベルで、すなわち学問的に筋がとおっているという意味で、体系的というのである。

では、ベルナールがかたくなといえるほどに否定した体系とは何であったのか。

これは哲学的体系である。彼にとっての体系とは、『実験医学序説』(前出)でみたように、「実験的批判的調査を伴なうことなく、推理の力のみによって事実を論理的に導いた仮説」であった。つまり、「推理の力のみによって」、自然とは関係なく、「精神の裡《ウチ》」につくりあげたところの、「活力論」であり、「霊魂論」であり、「病原固体論」および「病原液体論」であったのである。

このように、十九世紀において、いまだに哲学的体系がはばをきかせているために、医学は物理学や化学に大きく遅れ、科学になりえていないと確信していたベルナールは、この哲学的体系を断固否定した。

しかし、学問体系には哲学的体系と科学的体系があり、哲学的体系を否定して科学的体系を構築しなければならないという学問の歴史的構造を把握できなかったため(これは時代性を考えればしかたのないことではあったが)、哲学的体系という特殊性を、学問体系という一般性に解消し、学問体系一般を否定してしまったのである。

したがって、ベルナールの構築した科学的医学＝実験医学は、真の科学的医学体系にはなりえない必然性を出発点から有していたといわなければならない。

本来、科学的体系とは、事実から論理を導きだし、その論理の特殊性の一般的把握から、しだいに事実全体に共通する本質レベルの一般性を導きだす作業によって構築されるものであり、そのようにして構築された体系は、本質論、構造論、現象論という構造を有することとなる。

しかしながら、ベルナールの科学的医学は、体系を拒否したことによって、おのずと現象論に終始することとなる。これが、論理的強制というものである。

そのとおりに彼は、『実験医学序説』(前出)のなかで、科学は現象の法則を認識したものであるとした。つまり彼は、「生命現象であろうが無機現象であろうが、すべての現象の本態または本質は永遠に我々に知られないだろうということのみが真理である」と、自ら不可知論の立場を明らかにし、「我々にとっては現象を研究し、それが発現の物質的条件を知り、さらにこの間の法則を決定するだけで十分なのである」としたのである。

このようにベルナールは、自然とは関係なく「精神の裡」につくりあげた哲学的体系を否定するあまりに、本来対象的事実そのものの性質を抽象化することによって導きだされる本質的レベルの論理は、現象的には事実と乖離《カイリ》しているかのようにみえるために拒否し、なんとか事実とのつながりを実感できる現象論レベルの論理のみを科学としたのであろう。

さて、以上説いてきたことで、ベルナールを「科学的医学を構築した医学者」ではなく、「科学的医学への扉を開いた医学者」とした理由はおわかりいただけたであろうか。

彼は、体系である科学的医学を構築することは不可能であったがしかし、哲学的医学体系を否定し、科学的医学体系の構造を一般的ながら措定し、さらに、事実から論理を導きだしていく科学的方法を明らかにしたことは、まさに「科学的医学への扉」を開いてくれたことになるのである。我々は彼のこの業績を歴史的に大きく評価しなければならない。

それでは次に、なぜベルナールが体系を否定しながらも体系的な著作をものすることができたのかを、彼の個人的研鑽に的をしぼって少し説いておきたい。これは、学者として必須とされる体系的な認識はどのようにしてつくられるのか、の問題であり、少しも体系的ではない現代の学者と名のる研究者には、ぜひベルナールに学んでいただきたい、と思うからである。

ベルナールが、体系を否定しながら、なぜ体系的な認識をもつことができたのかの理由は、彼がまともに哲学に学んだことである。さきに引用したように彼自身「私は実験学者としては哲学体系をさけている。しかしそのために哲学的精神までも排斥することはできない」、「哲学というものは未知の事象を認識しようとする人間理性の永遠の憧憬をあらわしている」(『実験医学序説』前出)と書いており、彼の残したノートには、とくに晩年の哲学的研鑽の跡がうかがえる。

ここで、ベルナールが、自らの学問への出立時に、アリストテレスからカント、ヘーゲルへと至る哲学の大道を論理的にしっかりと学んでいたら……と思うのであるが、これはようやく哲学がヘーゲルにおいて完成したといわれる十九世紀にあっては、いたしかたないことであったであろう。しかし、いずれにしろベルナールは、哲学の歴史に学び、それらの哲学的体系を否定する過程をとおして、自らの認識がおのずと体系的になっていったのである。これが認識の相互浸透というものである。

もちろん、この哲学への学びは、現代とは違い十九世紀にあっては、ベルナールのみならず文化人の一般教養としては常識レベルのことであった。

さて、こうして哲学を学び、体系的な認識を有するベルナールは、いきなり個別科学としての医学を説くことはない。そこにはまず、自然科学一般の学びが存在するのである。

自然科学一般を学び、物理学および化学が、現象の絶対的必然的因果関係(デテルミニスム)を明らかにすることによって法則化され、科学になりえているのであるから、生物現象にもデテルミニスムが存在するはずであり、それを解明することによって、医学も科学にしなければならないというのが、彼の出発点であった。こうして彼は、医学に限定した生理学ではなく、広く「生命の科学」としての「一般生理学」を二十年以上にわたって、ソルボンヌ大学理学部、ついで自然史博物館の教授として講義をしているのである。

その講義内容を刊行したのが、「動植物に共通する生命現象」(前出)である。ここでこの書についてとりあげる紙面の余裕はないので、いずれ機会をみてということにしたいが、この書をひもとかれれば、ベルナールが、生命現象の当時わかっていた事実から、「生命とは何か」を導きだそうとした体系的書物であることがおわかりいただけるはずである。

これは、この書の最終講である第九講に、「生命の概念。——今や我々は、目的地に辿り着いた。これまできわめて幅広く、また一般化して考察を加え、生命現象全体の概略を示してきた。この本質的特質を要約しよう。まず、生命についてどんな概念をもつべきかを確認しよう」と記されていることでも明らかである。

生理学上の偉大な歴史的概念とされる「内部環境」概念も、このように、物質一般のなかの生物の特殊性、生物一般のなかの人間の特殊性を追究したからこそ導きだされたものである。

以上、ベルナールが哲学および自然科学一般の研鑽を積みながら、個別科学である科学的医学の構築をめざしたことがおわかりいただけたと思う。これこそが、学者をめざす人間にとって必要な一般教養および学的一般教養の学びなのである。これについて詳しくは『医学の復権』(前出)に説いたので参照していただきたい。

ベルナールは、このような一般教養および学的一般教養を自らの実力としての、科学的医学へのとりくみであったため、彼が実験室において、事実の確定のために実験を行なっている時でも、彼のアタマのなかには、自然科学一般をふまえた科学的医学の一般的構造の像が存在し、そこから派生し、そこへ収斂《シュウレン》する、実験による事実の確定であったのである。

逆からいえば、そのような一般論をふまえたからこそ、ベルナールはあれだけ多くの事実的発見を次々となしえ、さらに「内部環境」という概念をも導きだすことができたのである。

個別的事実も、本来は一般論なしには正しくみることができないということについては、今後我々の学問的症例(医療実践の現場の)検討のなかで示していきたいと思う。

ベルナールから一世紀以上を経た現代において、ベルナールのこのような学問的認識の形成過程をみようとせず、その結果、彼がなしとげた事実的レベルの成果のみをみて、そのような個別的事実の発見にのみ血道をあげている研究者にも猛省を促したい。

以上、本節では前節までに事実的に提示したベルナールの業績をふまえ、彼が「科学的医学への扉を開いた医学者」であるとはどういうことかを論じた。

第五節　ベルナールの「実験医学」から新たな「科学的医学体系」へ

さて、そもそも本書においてベルナールをとりあげたのは、科学的医学体系創出のための一過程としてであった。

これまで何度も説いてきたように、どのような分野であっても、自らの専門を学問体系として創出しようと志したばあい、必ずその歴史を辿ってみなければならない。

この歴史の学びの重要性について、医学史研究者である順天堂大学医学部教授、酒井シヅは、『医の名言』（荒井保男著、中公文庫）の解説で次のように書いている。

「著者によれば、ドイツで一九世紀に一世を風靡した大医学者ウィルヒョウは『医学はいずれの科学にも増して歴史を必要とする』といったそうだ。しかし、いま医学の領域では他では重要と認められている学問史が軽視されている。全国に八〇の医学系大学があるが、医学史の研究室はわずか一大学にしかない。それを聞いて驚く人が多いが、医学界では逆に医学になぜ歴史が必要なのか、不治の病を治す方法を見つけ、確立することが最大の目的である、日進月歩を越えたスピードで変わっている医学にとって歴史が何の役に立つのかと反論する人が多い。」

しかし、このように、医学界における医学史軽視を嘆く酒井にしても、ではなぜ医学史の学びが必須なのかについては、一行も書いていない。これでは反論する相手を納得させることは不可能であろう。自らの専門を学問体系として創出しようとしたばあい、必ずその歴史を辿ってみなければならない理由はふたつある。

第一は、あらゆる事物・事象は、突然そこに発現・発象したものではなく、必ず過去からのなんらかの発展として存在するものであるから、学問体系創出のために、対象を全的に把握しなければならない以上、当然それは、歴史的過程をも含めて把握して、はじめて可能となるからである。これは、たとえば人間とは何かは、成人のみを対象としただけではけっして解明できず、誕生した赤ん坊から、小児期、思春期、青年期を経て成人になる過程、そして成人から老人期を経て死に至る過程、さらには人間に至ったサルまでの生命体の発展過程をもあわせて究明して、はじめて解明できるのと同じ論理構造であると考えていただいてよい。

次に、第二点は、学者としての認識の創出は、その歴史を辿ることなしには不可能であるからである。対象とする事物・事象が時代を経て発展して現在に至っているのと同様に、その対象を把握し、体系化してきた学者の認識もまた、自らの頭脳形成のための文化遺産修得過程と直接に、その時代とともに発展して現在に至るのである。

したがって、現代にあって学問の体系化をめざすならば、その時代時代において発展してきた学者の認識の歴史性を、自らの頭脳できちんと段階をふんで辿ることによって、自らの認識を最高の発展形態として創出しなければならないのは必須・必然なのである。

これは、たとえば大人としての認識は、赤ん坊の時からきちんと段階をふんで、つまり幼児期は幼児期として見事に、思春期は思春期として見事に育てられて、はじめて見事に成熟するのであって、いきなり大人としての認識が育つのではないのと同様である。

そしてこれは、十九世紀のドイツの生物学者ヘッケルが唱えた「個体発生は系統発生をくりかえす」の命題と、同じ論理構造をもつのである。ただ残念ながらヘッケルは、「個体発生は事実的に系統発生をくりかえす」と考えたために、それに反する事実によって、命題そのものまでを否定されて現在に至っているのであるが、本来この命題は、「個体発生は論理的にあるいは構造レベルの過程として系統発生をくりかえす」でなければならないのである。

たとえば人間であるならば、受精卵に始まり人間として誕生するまでの胎児期に、地球上にはじめて誕生した単細胞から人間に至った過程を逐一そのまま辿りかえす(これでは三十五億年かかってしまう!)というのではなく、その「生命の歴史」のいうなれば大きな流れ、すなわち構造の過程的流れを一身にくりかえしているということであり、逆からいうならば、それをくりかえしたうえでなければ、人間として誕生することはできず、人間として発展していくことができない、ということである。

このように、この命題には、発展の一般的な論理構造が含まれているのであるから、学者としての認識の発展にも、当然この論理は貫かれることになる。

すなわちさきほど説いたように、学者としての認識を形成し、発展させたければ、これまでに人類が歩んできた時代時代の学問的認識を、自らの脳に論理的にくりかえさなければならないということであり、そうしなければ学者としての認識の発展はないということである。

だからこそ、大哲学者ヘーゲルは、自らの哲学の完成のために、人類の文化の発展としての

『歴史哲学』(武市健人訳、岩波書店)と、そのなかでも人類の認識の、最高の叡智の発展としての『哲学史』(同上)を著わした、すなわち研究し尽したのである。

さて、以上説いてきたように、医学者として医学を体系化したければ、学問の一般的な発展の歴史をふまえたうえで、医学の発展の歴史を自らの脳細胞が辿らなければならないのであり、この「ベルナールを問う」も、その研鑽の一過程であったのである。

これまで、ベルナールの主著『実験医学序説』(前出)、『実験病理学』(前出)をとりあげて実証してきたので、読者のみなさんにも、ベルナールが医学の歴史のなかで「科学的医学への扉を開いた医学者」であったことは、理解していただけたのではないかと思う。

医学の歴史は、簡単に説けば、古代から連綿とつづいていた医術を集大成したギリシャのヒポクラテスを経て、古代ローマのガレノスが医学を学問的に体系化し、それはその時代性に規定されて哲学的体系ではあったが、千年以上にわたって医学界に君臨することになった。そして十七世紀頃より、さまざまな実験的手法によって、思弁的なガレノス医学の誤りが、次々と指摘されていったのであるが、十九世紀に至って、ついに哲学的医学体系は葬り去られ、事実に基づいた科学的医学体系への一歩をふみだすこととなった。

この時代に生き、科学的医学体系への扉を、力強く押し開いたのがベルナールであったのである。医学の歴史を、人間の一生にたとえるならば、ベルナールはまさに血気さかんな青年期といってよいであろう。なぜならば、ベルナールは、それまで君臨していた哲学的医学体系を果敢に否定し、あらたな「実験医学」へむけて、第一歩を力強くふみだしたからである。

しかし、血気さかんな青年期の常として、ベルナールもまた、哲学的体系を否定するあまりに、体系そのものを否定してしまい、現代までつづく医学の際限のない個別化への道の端緒を開くことになってしまったことは、これまでに論じたとおりである。

したがって、今ここでなさなければならないことは、学問の大道をふまえて医学の歴史を辿りかえし、ベルナールを「科学的医学への扉を開いた医学者」として位置づけた以上、では医学を学問としてまともに発展させるには、ベルナールの医学を、本来ならどのように発展させ、どのように完成させるべきであるのかを検討することであった。

そもそも医学にかぎらず、どのような分野においても、先人達の学説批判はそのためにこそ行なわなければならない。

すなわち、既存の学説を検討するにあたっては、ただたんにその誤りを指摘し、批判し、否定するだけで終わってはならない。その誤りおよび欠落部分を指摘しておくことは当然のことではあるが、そこにとどまって批判を終えることであってはならないのである。

では、どうしなければならないのかを端的にいえば、その学説の見事な点はきちんと評価したうえで、本当はどう展開すればその学説は正しくなるのか、完成させることができたのか、を示さなければならない。そうあってこそ、学説の学問的批判なのである。したがって俎上に載せるべき学説は、当然に歴史的にそれに耐えられるレベルのもの、すなわち完成させられるレベルの価値あるものでなければならないことは、いうまでもない。ベルナールは見事にそれに該当したのである。

そもそも学者とは、究極的には、学問体系の創出がその使命なのであり、そのためにこそ先達の学説を検討するのであるから、時代に規定された事実的誤謬にのみとらわれることなく、その学説を全的に把握し、その論理性、体系性を問い、自らが構築しようとしている学問体系と比較検討することにより、その学説のどこをどう直し、補ったら、正しく完成させることができるのか、を提示することのできる作業としなければならない。これを行なうことによって、はじめて学者としての研鑽であるといえるのである。

以上、前置きが長くなってしまったが、本節では、偉大な大先達ベルナールが扉を開いてくれた科学的医学は、どうしたら完成できるのかを論じることにする。

ではまずここで、これまでに論じてきた、ベルナールの構想した科学的医学＝実験医学がどのようなものであったか、を思いだしていただきたい。

ベルナールは、「実験医学は、生理学、病理学、治療学の基本的三部門を含んでいなければならない」とし、「病理学と治療学は、生理学の上に建設されなければならない」とした。これが、彼のいう「科学的医学＝実験医学」の一般的構造である。

これは見事な構造であり、私が十数年にわたる医療実践および学問的実践から導きだし、一九八六年に発表した、科学的医学体系の一般論もまさに同じ構造を有するものであり驚いたことは、前述したとおりである。しかし、私が今回ベルナールを論じるにあたって、『実験医学序説』(前出)に次いで、『実験病理学』(前出)を学ぶことによって、さらに驚くことになった。

それはベルナールが、病理学と生理学の関係を見事に理論的に解ききっていたことである。これは、私にとって、まさに衝撃といってよいものであった。

なぜならば、私が一九八六年に「医学の復権」に前述の医学一般論を提示してから九年後の一九九五年、当時連載中の「『看護学と医学』を問う」(『綜合看護』第三〇巻第一号所収)のなかで、医学一般論の構造を論じる必要性に迫られて、あらたに理論的に措定した生理論の概念が、すでに十九世紀において、ベルナールによって見事に解明され、提示されていたからである。

じつは、この理論的解明は私の独創であると秘かに自負していただけに、最初の驚きは大きかった。しかしながら、科学とはそういうものである。つまり、自らの専門とする対象的事実とまじめにとりくみ、その対象的事実の構造そのものを、対象的事実の構造に即して浮上させていけば、誰もが同じ論理、同じ理論にたどりつくのが科学としての学問なのである。なぜならば、科学としての学問とは再三説いているように、事実が有している性質の論理化、理論化、体系化であるからである。そう考えた時、同じ道を歩んだ大先達ベルナールへの親近感はさらに深まり、また、自らの理論にもさらなる確信をもてることとなったのである。

さてそれでは、このあらたな生理論の概念とは、いったいどのようなものであったのか。これは、現代医学の病気のとらえかたの根本的な誤りと大きく関係することなので、少し論じておかなければならない。

まず、前節でも引用した、ベルナールの次の一文を思いだしていただきたい。

「病人の病理学と健康人の生理学とは、人間の生理学の二つの面にすぎない。一方から他方に移っても法則は変化する筈はなかろう。その中で病気が発展する条件は、生物の中に、その前には存在していなかった力を導入することも出来ないし、正常生理学に対抗する病的生理学を創造することも出来ない。病的状態は生物の機能の正常の進行をかき乱しはするが、しかしつねにその正常の法則に従ってそうすることは、この進行の撹乱が、その正常のコースを支配している同一法則の結果であるのと同じである。人間は、健康状態でこれを生かして置くその法則によってのみ、病気になったり死んだりするのである。」

この一文にであった時、私は思わずうなってしまった。これは、それほどに見事な一文である。ここに提示された理論によって、ベルナールの科学的医学の礎石がすえられたといってよいであろう。

つまり、ベルナールは、「病人の病理学と健康人の生理学とは、人間の生理学の二つの面にすぎない」とし、そこに「同一法則」を認めたのである。すなわち、人間が病気になるのは、「その前には存在していなかった力」によってなるのではなく、あくまで「健康状態でこれを生かして置くその法則」によるものであると規定したのである。

だからこそ、ベルナールは『実験病理学』(前出)のなかで「医学には唯だ一つの科学しか存在しておらず、この科学とは健康状態並に病的状態に応用された生理学である」と書いたのである。この理論的把握がどれほどに重要であるかをわかっていただくために、先に進むことにしよう。

さて、以上の理論的把握は、前述したように、私が一九九五年「『看護学と医学』を問う」の連載のなかで、自らの研鑽の結果措定した理論的把握と同一のものであったのである。

ベルナールの、さきほどの一文の意味を、しっかりと理解していただくためにも、本書第三編第一章第一節に展開した内容を少し引用してみたい。

「まず、医学とは何か。

医学とは、端的には、『人間の正常な生理構造が病む過程と、病んだ生理構造の回復過程を統一して究明する学問』である。したがって、医学の構造論としては次のふたつが大きな柱となる。ひとつは『病態論』であり、もうひとつが『治療論』である。すなわち、人間の正常な生理構造が病んでいく過程を究明するのが『病態論』であり、病んだ生理構造を正常へと回復させる過程を究明するのが『治療論』である。」

そして、この「『病態論』と『治療論』を確立するために、大きく前提としなければならない理論」が「生理常態論」であった。すなわち、「この『生理常態論』を基盤にすえてはじめて、そこから歪んでいく＝病んでいく構造と、そこへと回復させる＝治療する構造が解明できるのである。」これを図示したのが、本書二六八頁に示した図１および図２である。

ここで問題なのは、「生理常態論」という概念であった。つまり、なぜ「生理論」ではなく「生理常態論」としなければならなかったのか、その論理的必然性は何であったのか、である。これについては、本書第三編第一章第一節「科学的医学体系の構造を提示する」を読みかえしていただきたい。

ここであらたに提示したことは、正常な生理構造と異常な生理構造を統一した理論が、科学的医学体系における生理論であるということである。これがいわば広義の生理論であり、現代医学で「生理学」と呼ばれているものは、その観点からするならば、狭義の生理論といわなければならず、したがって、その違いを明確にするために、「生理常態論」と名づけたのであった。

もちろん、これは「病態論」に対して「常態論」でよいのであるが、読者のみなさんになじみのない名称であるので、とりあえず「生理」とつけておいたのである。つまり、二六八頁の図で理解していただくなら、図１においても、図２においても、その全体を貫くのが本来の

「生理論」ということになる。

以上、ベルナールの構想した「科学的医学＝実験医学」の一般的構造と、私がめざす科学的医学体系の一般的構造を提示したが、いかがであろうか。まさに両者に、およそ論理的に同一の構造が存在することを理解していただけたであろうか。

今回、論文を書くにあたって、ベルナールをさらに深く学ぶことによりこの発見をし、あらためて、ベルナールの医学者としての高みを再認識し、本章の冒頭にかかげた、「科学的医学への扉を開いた医学者」としての評価がまちがっていなかったことを確信したのであった。

さて、ここまで読んでこられた読者のみなさんは、もしかしたら次のような疑問を抱かれるかもしれない。それは、「両者の医学の一般的構造が同じことはわかった。そして、生理論というものが、健康状態のみならず、病的状態をも貫いているもっと広い理論でなければならないこともわかった。しかし、そのようなことは、そんなに大問題となることなのだろうか」というものである。またあるいは、「そのような生理論のとらえかたは、今までだってあったのではないか。『病態生理学』という本だってでているし……」という反論が、医学生あたりからでるかもしれない。

まず、前者の疑問に対しては、「まさにこれこそが重要事である」と答えなければならない。なぜならば、学問体系というものは、まずはその一般論が、大枠を根底的に、どうしようもないレベルできっちりと決定づけてしまうものだからである。

これまで本書においても、くりかえし説いてきたように、学問体系は、まず自分の対象とする専門分野を全体的に把握した一般論が措定され、その一般論を把持して対象的事実の構造に分けいり、その構造を論理化することによって構造論が構築され、それをふまえて、最初の一般論が、あらゆる専門的対象を貫くところの本質を措定した本質論へと転化することによって完成するものである。これが、学問体系構築の一般的なありかたであるから、この最初にすえられる一般論が、学問体系全体を大きく規定することになるのである。

もちろん、科学的学問体系であるならば、この一般論は、自らが専門とする対象的事実と格闘するなかから、たとえば医学であるならば、医者としての実践を積み重ねることによって浮上させるものであることは、いうまでもない。

さて、現代医学が、十九世紀にベルナールが提示した科学的医学の一般論をしっかりと理解し、その生理学の概念をしっかりと継承していたならば、つまり、「病人の病理学と健康人の生理学とは、人間の生理学の二つの面にすぎず、人間が病気になるのは、その前には存在していなかった力によるのではなく、あくまで健康状態でこれを生かして置くその法則による」ということを、きちんと前提としての発展であったなら、現代において病気のとらえかたが、これほど歪むことはなかったであろう。

ところが、現代医学は、病人の病理学と健康人の生理学を、それぞれ理論的に切りはなしてしまったから、病気のとらえかたが大きく歪んでしまったのである。これについては、のちほどしっかりと論じることにしたい。そのことによって、ベルナールの生理学と病理学の理論的解明が、どんなに卓見であったかが、わかっていただけると思う。

次にさきほどのふたつ目の反論、「そのような生理論のとらえかたは、今までだってあったのではないか。『病態生理学』という本だってでているし……」に対しては、「ではそれらの本の内容はどのようなものか」と問うことにしたい。

たしかに、私の手元にも「病態生理学」という題名をもつ本は何冊かある。しかし、それらの本を開いてみると、いずれもこれまでの生理学の教科書の内容、すなわち正常な体の現象の説明に、同じように病気の時の現象の説明を付加しただけのものか、逆に、これまでの病気の現象的説明に、その時に体の内部がどのようになっているのかの現象的説明を付加しただけのものである。これでは、断じて、正しく生理論および病理論の理論的解明をなしえたとはいえないレベルである。これについても、いずれ病理論でとりあげて論じることにしたい。

さてこれまでベルナールの科学的医学の検討に入り、彼の著作からうきぼりにされた医学一般論は、ほとんど訂正する必要のない見事な理論であることを確認した。

次は、ベルナールの医学の構造論を検討し、それをふまえて、科学的医学体系の構造論として完成させるにはどうしたらよいのかを論じることとする。

まず問題としなければならないのは、その構造論の中身である。なぜなら、学問体系の真価はまさにその構造論にあるからであり、それについては上巻に詳しく説いておいたので、参照していただきたい。結論的に述べるならば、ベルナールには残念ながら、医学の構造論の中身はまだない、のである。

ではベルナールには学問的に何があったかというと、さきに示した「病理学と治療学は、生理学の上に建設されなければならない」という、医学の構造の外枠のみであり、あとはせいぜいその基盤となる生理学の現象論である。

科学的学問体系の構築過程は、『医学の復権』(前出)、および本書上巻にくりかえし説いてあるので、詳しくはそちらを参照していただきたいが、簡単には以下である。

まず、自らが専門とする対象とかかわることによって、対象全体を貫くおよその一般論を定立し、その一般論を把持して具体的事実におり、事実と格闘するなかで事実の構造に立ちいり、そこから論理を導きだす過程を積み重ねて、ようやく現象論が構築される。そしてさらに、具体的事実との格闘をとおして、現象論から一般論へとのぼり、またその一般論から現象へとおりるくりかえしのなかで把握される論理を、構造論へと収斂《シュウレン》するのである。

この科学的学問体系構築の一般的過程にてらしてみると、ベルナールのばあいは、医学の一般論を定立し、そのひとつの構造論である生理論の確立へ向けて、生理的事実の構造に分けいってそれらを明らかにし、ようやくにして「内部環境」概念の定立で、現象論レベルを提示することができた段階である。

さらに言及しておくならば、ベルナールが、医学の構造論を構築できなかった理由はふたつあるといってよい。

ひとつは、その時代にあっては、科学的構造論を構築するのに必要なだけの事実が集積していなかったことである。もうひとつの理由は、彼自身がとった体系の否定、不可知論の立場からの論理的強制である。彼のこの立場からは、理論のレベルとしては現象論が上限とならざるをえないのである。これらについては、これまで説いてきたとおりである。

以上、ベルナールにあっては、科学的医学の構造論はその外枠のみで中身は創出されていないのであり、それはベルナールから一世紀を経た我々への課題として受けとめなければならない。そして、その課題にとりくむためにも、これまでみてきたように、彼の著書のなかで、さまざまに記されていた、生理論および病理論、治療論に関する構想を文化遺産として受けとり、それを科学的医学体系の構造論として完成させるにはどうしたらよいのかを提示して、ベルナール論を終わることとしたい。

まず生理論である。ベルナールが、科学的生理論の礎石をすえるために果たした役割は、はかりしれないものがあり、のちにベルナールを、「生理学者ではなく生理学そのものである」といわしめたほどである。その内容についてはこれまで論じてきたので理解していただけたと思うが、詳しく知りたい方には彼の著書『実験医学序説』(前出)、『実験病理学』(前出)を読んでいただくことになる。

したがってここでは、ベルナールの生理論に大きく欠けているもの、すなわち科学的生理論を確立するために、我々が必ず補わなければならないものを指摘しておきたい。

ベルナールの生理論で、もっとも欠けているものは何か。それは認識論である。認識論が大きく欠落しているために、ベルナールの生理論は、ヒトの生理論であって、人間の生理論ではない。そもそも人間が、サルまでの生命体と大きく区別されるのは、発達した脳細胞の機能としての認識の形成であり、その発展である。したがって、サルまでの生命体は、すべて本能によってその行動が決められるのに対して、人間のばあいは認識によって決められるのであり、人間は、この脳細胞の機能としての認識が、直接的かつ媒介的に生理構造を統括するのであり、この認識を等閑視しては、人間の生理論は大きく誤ってしまうことになる。

さらに、病気へと至る過程は、すべて必ず認識が絡むのであり、認識を無視した生理論に立脚した病理論は誤りであると断言できるのである。これについては、病理論のところで少し触れることにしたい。

以上のように、科学的生理論は、人間としての特殊性である認識をきちんと解明した、いうなれば認識生理論でなければならないのであるが、この認識生理論とはどのようなものであるのかは『看護の生理学(1)(2)』(前出)およびこれから刊行されるその続編を読んでいただくとして、ここでは次の問題をとりあげておくこととする。

その問題とは、ベルナールの生理論には理論的には当然のこととして、事実的にもなぜ認識論が欠如していたのか、である。それは十九世紀という時代性といってしまえばそれまでであるが、現代においてもなお、生理論における認識論の重要性が少しも気づかれていない医学界の現状をみると、ぜひとりあげておかなければならない問題であるからである。

さて、ベルナールの生理論に、なぜ認識論が欠如しているのか、との問いかけに対して、おそらく誰もが考えるのは、彼の生理論は動物実験によって導きだされたものであるから、との答であろう。

これはたしかにそのとおりである。ベルナールは、生理論確立のためには、生体解剖が必須であるとの信念から、自ら「私は特に動物の生体解剖の操作を正確にすることだけを専門にやるつもりである」(『実験医学序説』前出)と記したとおりに、当時の動物愛護者達からすさまじい非難をあびるほどに動物実験を行ない、そこから生理学的事実を次々と発見していったのである。しかし、動物を実験の対象としたから、彼の生理論には認識論が欠如したというのは、たんに現象的な見解にすぎない。真の問題は、動物実験からそのまま人間の生理論を確立しようとした、ベルナールの学者としての認識論の実力そのものにあるのである。

ベルナールの学者としての認識論の実力の問題として、大きくふたつある。

第一は、ベルナールの一般教養が自然科学に大きくかたよっていた、すなわち社会科学および精神科学が大きく欠落していたことである。ベルナールは『実験医学序説』(前出)のなかで、すでに個別科学として産声をあげていた物理学への憧憬を、くりかえしくりかえし書いている。しかし精神＝認識を有し、社会的実在である人間を対象とする医学を専門とする学者が、自然科学に限定された一般教養しかその学問的基盤をもっていなければ、対象を即物的に大きく歪めて把握してしまうのは当然といわなければならない。

なぜならば、そもそも事実は事実として存在するのであるが、その事実をどうとらえるのかは、人間の認識であるからである。すなわち、人間は対象に対して、必ずそれまでに自らが積み重ね、整序して蓄えてきた認識から問いかけるのである。したがって、対象である人間が、事実としてどんなに認識を持ち、その認識によって統括される生理構造をもち、社会的にしか生きられない存在であったとしても、それをみてとるだけの学問的実力を有していなければ、すなわち社会科学的、精神科学的実力を欠いた自然科学的実力しか有していなければ、その事実に少しも気づくことなく、サルと同じレベルのヒトとして究明し、なんらの疑問ももたないこととなるのである。この医学者として問いかける学問的実力の基盤となるのが一般教養なのである。

もちろんこれは、医学者のみの問題ではない。学者を志すばあい、どのような分野を専門としようとも、対象とするものは、必ずこの全世界の一部分なのであるから、全世界を構成する自然、社会、精神のすべてにかかわる一般教養を、どれだけ広く深くその基盤にもつことができるかが、自らの専門とする学問をどれだけ見事に構築できるかを決定する大問題となることを、胆に銘じておかなければならない。この一般教養の学びについては、『医学の復権』(前出)を参照していただきたい。

ベルナールの生理論に認識と直接に認識論が欠如した第二の理由は、「生命の歴史＝生命史論」的観点がなかったことである。

人間とは何かという、生命体一般のなかでの人間の特殊性は、地球上にはじめて誕生した単細胞から人間へと発展してきたその歴史性を論理的に把握することによって、はじめて導きだせるものであるが、ベルナールにはそれが大きく欠落していた。したがって、「生命の歴史＝生命史論」にたずねれば、いやおうなしに明らかになる、人間とサルまでの生命体との一大分水嶺である認識を等閑視した、ヒトの生理学に終始することになったのである。

しかしもちろん、これらをもってベルナールを批判するのは、あまりにも厳しすぎるといわなければならない。なぜならば、ベルナールが生きた十九世紀にあっては、進化論でさえまだ社会的に認知されていなかったからである。ダーウィンが『種の起源』(八杉竜一訳、岩波文庫)を出版したのは、まさにベルナールの『実験医学序説』(前出)とほぼ時期を同じくしてであり、さらにベルナールが生きたフランスにおいては、進化論否定論者キュヴィエなどの影響が強く、進化論が受け入れられる基盤が育ってはいなかったのである。

このような事情を考えてもなお、ここで私が上記のようなベルナールの欠落部分を指摘するのは、ベルナール批判のためではなく、いまだにその欠落部分を欠落部分として気づかずに、歪んだ発展をつづけている医学を批判し、真の意味での科学的医学体系を創出したいと願うからである。

ベルナールののち一世紀を経て、学問の歴史は大きな発展を遂げた。そのひとつは、ベルナールの生理論に致命的に欠落していた認識を対象とした、科学的認識論が構築されたことである。そもそも認識論は、学問の歴史をさかのぼるならば、哲学の大きな柱として存在してきたにもかかわらず、大哲学者ヘーゲルにおいて観念論哲学の一応の完成をみた十九世紀以降、哲学から個別科学が次々と独立したのち、おきざりにされた形でその発展がなく、近年までわずかに心理学というミニマム形態で存在していたにすぎなかった。

しかし、このように学問的に大きく遅れをとっていた認識論も、今世紀後半、日本において飛躍的発展を遂げることになったのである。すなわち、この科学的認識論は、アリストテレスから、カント、ヘーゲルへの哲学の大道をふまえ、さらに生命史論から、認識とは何かを唯物論的に究明し、また専門とする武道において、認識の究極形態である極意論をも究めた南郷継正により、体系化され、個別科学としての認識学として措定されたことである。これについては南郷継正の全著作、なかでもとくに、『南郷継正　武道哲学　著作・講義全集　第二巻』(現代社)、『武道講義第一巻　武道と認識の理論Ｉ』『武道講義第二巻　武道と認識の理論II』『武道

講義第三巻　武道と認識の理論Ⅲ』（ともに三一書房）をぜひに読んでいただきたい。

　また一方で、科学的認識論を構築し、それを駆使した薄井坦子によって看護学でも花開き、さらに一九九九年に刊行された海保静子の著書『育児の認識学』（前出）によってその認識形成の過程的構造がまさにその原点から、世界ではじめて科学的に解かれたのである。

　こうしてベルナール以降一世紀のうちに、認識論は学問的に飛躍的な発展を遂げたのであるが、医学にあっては、二十一世紀を迎えようとしている現在においてもなお、その発展からとり残され、旧態依然とした認識無視のヒト生理論のままの歪んだ発展をつづけているのである。

　これでは、病気の解明などできるはずはない。なぜならば、病気はすべて必ず認識がかかわって生理構造が歪んでいったものだからである。さらにおそろしいことは、医学においてばかりでなく、現実に生きている人間を目の前にする医療実践においてさえも、この認識論の学びが欠落しているのである。医師の教育の場である医学部において、認識学の講義がないのはもちろんのこと、医学生は認識という言葉さえ聞いたことがないというのが、その証明である。

　こんなありさまでは、即物実体的な医師しか育たないのも当然といえよう。

　したがって、医学者としての責務は、まずはこの認識学を文化遺産としてしっかりと学びとり、科学的生理論を構築し、科学的医学体系の礎石にすえることであった。

　さて、これまで生理論を検討してきたが、次は病理論、治療論を科学的医学の構造論として完成させるための検討となる。

ベルナールの提示した病理論、治療論を発展させ、真の意味での科学的医学の構造論として完成させるためにはどうしたらよいのか説いていくために、まずは一般的にそのゴールである、科学的医学の構造論としての病理論(私はこれを病態論と呼んでいる)、治療論とは何か、をわかっていただかなくてはならない。

これについては、第三編第一章第一節「科学的医学体系の構造を提示する」のなかで、措定しておいたので、もう一度読みかえしていただきたい。

そこで明らかにしたように、病態論、治療論とは、あくまで医学とは何かをふまえたうえでの、科学的医学体系の構造論としての病態論であり治療論である。もちろんここでの病態論は、ベルナールのいう病理学に相当するものである。(本来、学というからには個別科学としての専門分野のすべてを対象としてそこから導きだした論理を体系化したものであるから、そのような医学体系の一部分である病理論を病理学と呼ぶのは理論的には誤りである。)

そして、このふたつの構造論は、いわゆる哲学的すなわち思弁的ではなく、科学的であるからには、あくまで病気および治療の事実から導きだされた論理の体系でなければならない。

すなわち、それぞれありとあらゆる現実の病気および治療の事実から導きだされた論理が、現象論レベルで、さらに構造論レベルで理論的に措定され、それらがそれぞれ「病気とは何か」、「治療とは何か」の本質論によって貫かれていなければならない。このように事実から導きだされた論理が体系化されていて、はじめて科学的医学の構造論と呼べるのである。

さて、それではこのような科学的医学の構造論に照らしてみると、ベルナールの示した実験医学＝科学的医学の病理学、治療学はどのようなものであったのであろうか。結論から述べるならば、ベルナールの病理学、治療学は一般論のみで中身はまだないのである。

それは、本章第二節に引用した『実験病理学』(前出)の目次(三四一～三頁)をもう一度ながめていただくとわかる。この書は、ベルナールが晩年『実験医学序説』(前出)を著わした前後の講義録として出版されたものであり、『実験医学序説』が、自然科学一般からとく生理学が主題であるのに対し、個別科学としての医学が主題となっている。したがって、この書によってベルナールの構築した実験医学＝科学的医学の概要を知ることができるのである。

そうした観点から、再度この書の目次をみてみると、彼の病理学および治療学は、その対象としたものが、あまりにも特殊的なものであり、さきに示した科学的構造論の構造にてらしてみると、まだ現象論のレベルにも至っていないことがおわかりいただけると思う。

たとえば病理学について、彼が研究したものをその目次から拾うならば、「特異体質」「触媒作用」「細胞の病的発育」「毒物」「クラーレ」「糖尿病」「発熱」「大交感神経」など、現実の病気からみると特異なものでしかない。では、なぜベルナールは、このような医師としてほとんど遭遇することのない特殊な状態、たとえばインディアンが獲物を取る時に矢の先にぬる神経毒であるクラーレによるマヒなどの研究を熱心に行なったのであろうか。

答は簡単である。ベルナールの構想した科学的医学はあくまで実験医学、すなわち実験室において動物実験によって確定できる事実に基づいた医学であったからである。

だからこそ、それが可能の神経の切断実験などを数多く行ない、さきにみたように「糖尿病をば、肝臓の異化機能神経の活動亢進に基く一つの神経疾患と考えることが出来る」とか、肺炎、肋膜炎、腸炎も交感神経繊維を切断した領域に相当して生じるという見解を示したのである。

しかしながら、本来の科学的病態論とは、先述したように、ありとあらゆる病気の事実から導きだされた論理の体系化でなければならない。

わかりやすくいうならば、あらゆる診療科において医師が日々遭遇する病気、たとえばカゼ、下痢、便秘、湿疹、結膜炎をはじめとし、肺炎、糖尿病、高血圧、肝炎、慢性関節リウマチ、クモ膜下出血、アルツハイマー病……とありとあらゆる病気から、それらの一般的な共通性＝論理を導きだし、それらを構造化していく作業によって、その論理構造が体系化され、そのような過程をとおして、病気とは何かの本質論が定立されなければならないのである。

以上からわかるように、科学的医学の構造論としての病態論を構築するためには、現実の患者を目の前にして、病気の診断と治療を行なう医師としての実践、すなわち医療実践が必須となる。ところが、ベルナールにあっては、病院における医師としての実践は、初期の頃をのぞいてはあまりなく、もっぱら実験室が彼の実践の場であったのである。これでは、科学的病態論の構築は不可能であることは、読者のみなさんも納得していただけるであろう。

ただし、ベルナールのために急ぎ弁明しておけば、これは医学の発展過程を歴史的にみると、十九世紀という時代にあってはいたしかたないことであったのである。

なぜならば、前述したようにこの時代には、ベルナールが発見するまで、肝臓においてグリコーゲンが産生される事実すらわかっていなかったからである。それだけに、これらの生理的事実をひとつひとつ解明していくには、生きている人間をそのまま丸ごと対象にしたのでは不可能であり、とりあえず動物実験に頼り、生理構造の部分部分に分解して究明していくしか方法はなかったのである。

こうして、生理的事実を次々と明らかにし、「内部環境」という歴史的な概念を導きだすまでに至ったベルナールの功績は、それだけであっても偉大であり、次の段階に進めなかったことを非難することはできない。

問題とすべきは、むしろそれらの文化遺産をひきついだ我々である。科学的医学体系の基盤にすえるべき生理常態論は、あくまで生きている人間の生理構造の理論であるから、やむをえずそれを動物において、しかも部分に分解して解明したのちには、それらを必ず、生きている人間丸ごとの生理構造へともどす作業を具体的には当然のこと、理論的・体系的にもしなければならない。そして、そのような作業を行なえば、生理論の検討のなかで説いたように、人間の人間たるゆえんである認識の問題が必ず浮上してくるのである。それをいまだに行なっていない現代生理学は、人間の生理学ではなく、ヒトの生理学にとどまっているといわなければならないのである。

ましてや、生理常態論ではなく、病態論（病理論）となると、事はもっと重大となる。なぜならば、病態論が対象とする人間の病気とは、動物の病気とは質的にまったく異なるものだからである。それは、本能で生きている動物と、認識によって生活している人間の相違であり、人間の病気は、この生活の歪み、すなわち文化の発達による文化生活によるもの以外の何ものでもないからである。

理由は単純であろう。人間は認識を文化レベルに発展させたからこその人間である。すなわち文化の創造が人間としての大きな柱のひとつである。それだけに文化から発生する病気をみてとる作業が当然となるし、そのためにこその金言「病は気から」があり、だから「病気」なのであることを、人類の知恵としてわからなければならないのである。

東洋医学の鍼《ハリ》とか灸《キュウ》とか薬草とかの有効性がとかく大きな話題になるのはそういうことか、とわかる医学研究者がはたして何人いるであろうか……。これらが有効なのは、文化の病であるからだといったら、真理と思う人はほとんどいないと思うが、近くきっちりと、これら東洋医学のヒミツを説いていきたいものである。

さて詳しくはいずれ病態論で展開することになるが、このように動物の病気とはまったく別物といってもよい人間の病気を、人間の病気の事実そのものからみないで、動物実験によって解明しようとする試みは、不毛以外の何ものでもない。あえて極論するならば、このような観点からみると、病室ではなく実験室にこもっていたベルナールに、病態論の構築は不可能であったといわなければならない。

それでは、ベルナールは医学者とはいっても、病態論、治療論には何の功績もなかったのであろうか。そんなことはけっしてない。ベルナールの著書をしっかりと論理的に読破すればわかってくるように、彼は、病態論、治療論はどのように構築しなければならないのかの示唆は、しっかりと与えてくれているのである。これが、科学的医学の構造の一般論を措定した医学者の実力である。

それでは、その示唆とはどのようなものであったのか。これは大きくふたつある。ひとつは、病理学と生理学との関係に対するものであり、もうひとつは、医療と医学との関係に対するものである。

前者すなわち病理学と生理学との関係については、『実験病理学』(前出)のなかの見事な文章を、これまでくりかえし引用してあるので読みかえしていただきたい。

「病人の生理学と健康人の生理学とは、人間の生理学の二つの面にすぎない」としたベルナールの見解は、病気を正常状態の歪みとして過程的に解くものであり、異常な特殊状態としての結果のみから解こうとする現代医学をかえりみるならば、今なお卓見ともいうべき見事さをもっているのである。科学的医学体系の構造論としての病態論は、この理論を礎石にすえなければならないのであり、これについてはさきに論じたとおりである。

もうひとつの示唆は、実践としての医療と、理論的体系としての医学との関係にかかわるものである。これについても『実験病理学』(前出)から引用し、本章第二節に論じておいた。

このなかでベルナールは、「医科大学は治療師をつくらねばならぬ」「病床でまごつかせるだけの輝やかしい科学教育などを与える代りに、治療技術の応用を教えた方がよい」との批判に対して、医療実践のためにも科学的理論が必要であることを説いている。しかし一方で彼は、実地における経験を、科学的理論の基盤においているのであり、「真の医学の問題は勿論患者と病気の中にある」と明言しているのである。

以上みてきたように、ベルナールは自ら病理論、治療論を構築することはできなかったが、病的状態は正常な生理構造の歪みであること、また科学的病理論は患者の病気の事実から構築しなければならないとの重要な示唆を与えてくれていたのである。

これは、科学的医学の構造論としての病態論、治療論の構築過程として、一般的にはまさに正当な道であり、ベルナールの示してくれたこの道をしっかりと歩ききれば、科学的病態論、治療論はできあがるのである。それでは、具体的にその道はどのように歩けばよいのであろうか。

それはもちろん、医師としての実践を行なうと直接に、医学者としての実践を行なうことである。すなわち、現実に患者の病気を診断する過程で、病気の構造に分けいり、その論理をたぐり、その論理を構造化していくことによって、病気とは何かの本質論を導きだし、病気の理論として体系化することである。また同じように、現実の患者を治療する過程で、治療の構造に分けいり、その論理をたぐり、その論理を構造化していくことによって、治療とは何かの本質論を導きだし、治療の理論として体系化することである。

このような、科学的学問体系の一般的な構築過程については、『医学の復権』(前出)、本書上巻に詳しく論じてあるので、そちらを参照していただきたいが、ここでは、次の一点だけは明らかにしておきたい。それは、科学的病態論を構築するための出発点となる医師としての実践は、現在行なわれている医師としての実践ではまずだめである、ということである。それはいったいどういうことか。

医師としての実践とは何か、と問われれば、医療関係者であれば誰でも、それは病気の診断と治療である、と答えるはずである。それはそのとおりである。が問題はその中身なのである。端的にいうならば、現在行なわれている医師の診断は、患者の、病気として現象している結果のみをみて、病名をつけることになっているが、本来の診断とは、患者の生理構造がどのように歪んでいるのか、そしてそれはどうして歪んだのかの過程をも含めて明らかにすることである。病名はその結果、いうなれば便宜的につけるものであって、けっして病名をつけることが診断ではない。ところが現実は、病気として現象した結果のみを並べ、〇〇病の診断基準とか、〇〇症候群の診断項目にあうかどうかを検討し、そのようにして病名が確定すれば診断したことになっているのである。これについては、第一編第一章「医療実践としての診断とは何か」で論じたとおりである。

以上が、医療実践として行なわれている診断の実情であるが、その実情を如実に反映したものが、現代の病理学と呼ばれるものである。病理学とは、本来の意味からするならば、病気の理《コトワリ》の学、すなわち病気の理論でなければならない。

ところが、病理学と名のつく教科書を開いていただけばわかるように、事実のみで少しも理論がないのは仕方がないとしても、記載されている事実も、各臓器、各組織の実体的変化のみである。医師であるならば、学生時代の病理学の講義では、それぞれの病気の病んだ臓器を観察し、さらにそれらの臓器から切りだしたプレパラートを顕微鏡でのぞいたことが、ホルマリンの臭いとともに思いだされるであろう。

このように、現代の病理学は、理論的構造がないのはもとより、そこにあるのは、病気の結果としての実体の事実的変化のみであり、本来立ちいらなければならない病気の事実の過程的構造にも立ちいっていないのである。

それではいったい、病気の過程的構造に立ちいるとはどういうことか。

これをわかっていただくためには、そもそも病気とは何かをわかっていただかなくてはならない。この病気の一般論については、前述したように私が一九九三年、それまでの十数年にわたる医師としての実践と、学問的論理能力の研鑽の結果、次のように定義した。

「そもそも病気とは一般的にいうならば、人間の正常な生理構造が、外界との相互浸透の過程において、徐々にあるいは急激に量質転化して歪んだ状態になったものである。」

ここで示したように、病気とは人間の正常な生理構造が歪んだ状態であるが、それは必ず外界との相互浸透によるのであるから、その過程をみるとは、この外界との相互浸透のありかたをみることでもある。では人間における、外界との相互浸透のありかたとは何か。それは、端的には人間の生活そのものである。

宇宙のなかの太陽系の惑星のひとつである地球上に誕生した生命体のもっとも発展した形態である人間は、自らその一部である自然と相互浸透することにより、また自らその一員である社会と相互浸透することにより、生きているのであり、逆からいうならば、それなしには生きられないのである。たとえば、生きていることの生理構造を保つための呼吸、食事、排泄などはもちろんのこと、朝起きてあいさつすること、新聞を読むこと、会社へ行くこと、買物をすることなど、は当然として、学校へ行って学ぶこと、周りの人と遊ぶこと、運動すること、その他のすべてが外界との相互浸透のありかたであり、この全過程をこそ生活と呼び、そのありかたを生活過程と呼ぶのである。

したがって、そのようにして生きている人間の生理構造が正常の状態から歪むのは、必ずその生活のなかのありかたにこそ原因があるのであって、それ以外ではない。

ベルナールが、さきに引用したように、「人間は、健康状態でこれを生かして置くその法則によってのみ、病気になったり死んだりするのである」と説いたのは、一般論としてはまさにそのとおりであり、「生かして置くその法則」の構造に分けいれば、生活そのものの過程としての構造が浮上してくることになるのである。

たとえば、読者のみなさんがカゼをひいた時のことを思いだしていただきたい。カゼとは、科学的病態論から解けば、全身の細胞レベルでの一般的な弱まりであると定義できるのであるが、それはいずれ病態論のなかで説くこととして、いずれにしろ、みなさんが、「なぜ自分はカゼをひいたのだろう……」と思いかえしてみると、「そういえば雨にぬれて寒かった」とか、「ここのところ忙しくて睡眠がいつもよりとれなかった」とか、「朝食ぬきで、夕食も外食で済ませてばかりいた」とか、必ず事実的な生活過程の歪みに思い至るはずである。

そして、このように、生活過程の歪みが生理構造の歪みをひきおこすことは、カゼに限ったことではなく、ガンであろうと、高血圧、糖尿病であろうと、難病とされている膠原病であろうと、アルツハイマー病であろうと、最近問題となっているパニック障害であろうと、また、精神分裂病であろうと、躁うつ病であろうと、ありとあらゆる病気にあてはまることなのである。それが科学的理論というものである。これについては、近い将来、科学的病態論として、理論的かつ具体的に展開することになる。

以上のように、病気というものは必ず病気としての一般的構造を有しているのであり、したがってあらゆる病気が、その一般論から解けるのであるが、それらがあたかも原因不明の難病、奇病のように現象しているのは、生理構造が量質転化して歪むに至る、生活の歪みの過程の事実を、患者自身はもちろんのこと、医師にもみてとる実力がないからである。

そしてそれは、ひとえに医師がそのような患者の病気の過程的事実の構造に分けいっていく指針となってくれる、科学的理論がないからである。

さらに、本来治療というものは、患者の正常な生理構造の歪みを、正常な生理構造へと過程的に、つまり段階を経ながらもどす働きかけであるから、どのように歪んでいるのかと同時に、なぜ、どのような過程を経てそのように歪んだのかの過程がわからなければ、本当の意味で歪みをもとへもどすことはほぼ困難となる。この結果、難病と呼ばれるものになるわけである。

だからこそ、たとえば胃潰瘍などの実体の病気にしても、分裂病などの精神の病気にしても、その歪んできた生活の過程をみることなしに、ただたんに入院させ、歪んだ結果に対して薬剤を投与するだけでは、退院してすぐに再発することにもなり、やがて持病というレベルの情けない状態になりかねないのである。

しかし、このように、病気をみるにはその生理構造の歪みをひきおこす生活をみなければならない、それをしないから科学的病態論はいまだに構築されていないというと、次のような反論があるかもしれない。

それは、「現代医療は、ちゃんと生活をみているではないか。その証拠に、以前成人病と呼ばれていた糖尿病や高血圧症などは、最近、生活習慣病と呼ばれるようになったではないか」というものである。

これに対しては、次の二点を指摘しておかなければならない。

第一点は、科学的病態論とは、すべての病気を同じ理論で解きることができるものでなければならない、ということである。すなわち、生活習慣病と呼ばれる病気だけを生活のありかたから解き、その他の病気は生活のありかたとは無関係に、たとえば遺伝であるなどと解いたのでは、それは科学的病態論とはいえない。

第二点は、生活習慣病に至る生活のありかたについても、ただ塩分やカロリーの取りすぎがよくない、運動不足、睡眠不足がよくないというだけでは、少しも論理的、理論的ではなく、科学的病態論といえるからには、それがなぜなのか、どのように生理構造の歪みをひきおこすのかの構造を、論理的、理論的に解かなければならないのである。

この科学的病態論がどのようなものであるのかは、近い将来発表していくことにしたい。

以上、本章では、科学的医学体系構築のために、クロード・ベルナールの業績をとりあげ論じてきた。こうしてみると、医学の学問としての歴史は、ベルナールが生きた十九世紀以降、大きく後退しているといわざるをえない。

ベルナールは、自ら実験室での研究によって、数えきれないほどの事実的解明をなしえたが、それらはすべて、自らが構想した実験医学＝科学的医学へむけての事実的解明であった。すなわち、あくまで実験医学＝科学的医学の全体像から派生した個別的研究であり、その全体像へと収斂させる個別的研究であったのであり、彼自身それを明確に意識していたのであった。

しかしながら、現在の個別研究者はもちろんのこと、医学者と名のる人達さえも、ベルナールが個別的研究によって事実を解明したという現象のみを受けつぎ、医学を科学として創出したい、とするその志は誰も受けつごうとはしなかったのである。

くりかえしになるが、筆者が科学的医学体系の一般論を「医学の復権」と題して発表した際に偶然出あったのが、クロード・ベルナールの著作であった。すなわち、「医学の復権」で措定した医学一般論と類似した構造を、ベルナールが十九世紀において発表していたことを、そこで知ったのである。以来、いずれ一度はベルナールの業績を学問的にとりあげたいと願っていたのであり、本書でなんとか思いを果たすことができた。

そして、この章を書き終えるにあたって思うことは、ベルナールの学問的実力は、世間の評価とは比較にならない、予想以上のものがあったということであり、彼が十九世紀の彼方から、我々にむかってその扉を力強く押し開き、さし示してくれた大道をしっかりと歩ききり、科学的医学体系を完成させなければならないということである。

再度の引用になるが、ベルナールが、「おそらく我々は、我々の生きている間に、科学的医学の開花を見ることはあるまい。しかしこれがまさに人類の運命である。種をまき、科学の畑を苦労してたがやす人は、収穫を集めるように定められている人ではない」と彼が書き、後生にたくした熱い思いに、なんとしてでも我々は応えなければならない。

現在、科学的医学は体系の一般論は措定され、その礎石にすえるべき人間の生理常態論は、ほぼ構築しえた。そしてそのうえに立てるべきふたつの構造論、すなわち病態論と治療論も、その一般論はすでに措定しえた。したがってこれからは、個々の病気の事実から論理を導きだし、その論理の構造化をはかるための、学問的症例検討を重ねることによって、病態論、治療論を科学的に構築していくことになる。

その成果は前述したように、二〇〇四年から毎年刊行されている、真の意味での学術雑誌『学城』（現代社）に「『医学原論』講義」として連載中であり、さらに医学生にむけた『医学教育 概論』（現代社）としても刊行され続けていることを付記しておきたい。

第三章　科学的学問体系の発展

本書もこれで最終章となる。そこでこれまでの内容を簡単にふりかえったうえで、本書のメインテーマであった「科学的学問体系とは何か」にかかわり、その発展について少し触れておきたい。

さて、「看護学と医学」を問うためにまず上巻では、次の問いかけから始まった。それは「看護学と医学は現在学問的にはどちらが高みにあるのか」であった。

それに対して、おそらく大方の予想に反する「看護学のほうが高みにある。なぜなら看護学には科学的学問体系があるが、医学にはそれがないから」との解答を提示したのであり、そこからそれはいったいどういうことかを論じることになったのである。

そこで、まずは医学と看護学の歴史を辿り、専門性としても学問としても長い歴史を有する医学がいまだに科学的に体系化されていないのに対し、十九世紀に至ってようやく専門職として確立したばかりの看護が、医学を一気に追いこし、看護学として科学的に体系化されたのはなぜか、の謎に迫ったのであった。

そしてそれを納得していただくために、そもそも科学的学問体系とは何かを明らかにし、その一般論に照らして看護学が、具体的には『科学的看護論』が科学的学問体系であることを検証し、医学にはそれに匹敵するものが残念ながらないことを検証したのであった。

次に、「そのような学問の世界のことは、我々実践家には関係ない」という声にこたえて、科学的学問体系があるかないかは、実践に大きくかかわる大問題であることを説いた。すなわち、まずは科学と技術の区別と連関の一般論をふまえ、そこから科学的看護学体系のある看護実践と、科学的医学体系のない医療実践の、実践としての質の違いを検証したのであった。

またその流れのなかで、『科学的看護論』として発表された科学的看護学体系が、その後その理論を実践に適用できる実践家を育てる過程で、見事に深化・発展しつづけていることを明らかにすることができた。ここまでが上巻の内容であった。

ついで下巻では、一方の医療実践においては、科学的医学体系がないために経験主義の域をでることができないことを、医学部の教育で一級の教科書とされてきた『内科診断学』(前出)をとりあげたり、具体的に高血圧、アトピー性皮膚炎、夜尿症などの診断・治療をとりあげることなどによって実証した。

そしてそれらをふまえ、そもそも看護実践と医療実践はどのような関係になければならないのかを示し、さらに医師には本来何が求められるのか、したがって医学生はどう学ばなければならないのか、医学教育はどうあるべきかに言及した。

次に、再び科学的学問体系としての看護学と医学にもどり、これから構築していく科学的医学体系の骨子を示したのち、科学的看護学体系と科学的医学体系の区別と連関を論じたのであった。そして最後に、ベルナールの業績を、科学的学問体系の観点から検証し、ベルナールの示した「実験医学」をふまえて、あらたな「科学的医学体系」をどのようにして構築していったらよいのかを示した。

以上が、これまで「看護学と医学」と題して、本書で論じてきた内容の概要である。今これをふりかえり、「科学的学問体系とは何か」という本書のメインテーマに照らして考えてみると、予想を超えた成果を得ることができたといえるので最後にそれを記しておきたい。

その成果とは、科学的学問体系の発展とは何かをしっかりと把握できたことである。そして、それは『科学的看護論』(前出)以降の看護学の発展の事実をつぶさに追うとともに、それを人類の学問の発展史に重ねあわせることによって得られたものである。

一九七四年に発表された『科学的看護論』以降の看護学の発展について、一九九一年に同じく薄井担子によって発表された論文「ナイチンゲール研究はどこまで進んでいるか」(『綜合看護』第二六巻第一号)によって衝撃的にわからせられたことは、上巻に論じたとおりである。

一方、人類の発展の歴史の最高の叡智としての学問の発展の歴史とは、まずもって学問的レベルでの哲学(つまり、ここでいう哲学とは、ヨースタイン・ゴルデル著『ソフィーの世界』

〈日本放送出版協会〉に代表される諸々の哲学と称している、少しも学問的ではない評論ないし随筆の類の似非哲学等ではなく、歴史にその名をとどめているアリストテレスとか、デカルトとか、カントとか、フィヒテとか、ヘーゲルとかの学問としての価値のある哲学である）の発展の歴史そのものである。なぜならば、歴史的にそもそも学問は哲学としてというより、哲学そのものとしてのみ誕生した（できた）のであり、そこから個別科学が分化していったのちも、学問の最高形態は哲学であったからである。そして、その哲学の発展の歴史の大道はアリストテレスから、カント、ヘーゲルへと至る学問的レベルの論理の大道そのものである。

それは、アリストテレスが全世界を現象レベルの一般論として把握し、その後二千年にわたる個別科学の発展の成果をふまえて、全世界を構造論レベルで把握したカントを経て、ついにヘーゲルが絶対精神の自己発展として全世界を把握するに至った学問的論理の流れである。これについては看護科学研究会における加藤幸信の講演録をもとにした論文「学問の発達の歴史」（『綜合看護』第三一巻第三号所収）に詳しいので、とくに看護を専門とする方々には参照していただくとわかりやすい。

さて、ここで大きく注目していただきたいのは、このように学問の歴史において、世界の体系的把握が二度もなされながら、二度ともにその後の歴史をみると体系としての学問が瓦解してしまっているという事実である。

『アリストテレス全集』（前出）をみればわかるように、現象論レベルながら全世界を把握したアリストテレスに対して、それ以後の学者達はアリストテレスの体系の個別分野の究明へと入り、代を重ねるごとにますます細かな部分の究明へと入りこむことによって、世界全体の把握から大きく遠ざかっていったのである。

そして、再び全世界を体系的に把握するには、さらに人類の二千年の営為の歴史を要したのであるが、ようやく出現した見事なヘーゲルの体系も――これはたとえば『エンチュクロペディー』(樫山欽四郎他訳、河出書房新社)をみていただけばわかる――、それ以後の学者達がそれぞれの個別の分野にのめりこみ、個別科学として独立させていくにしたがって、これまた見事なまでに瓦解し現在に至っているのである。

このような学問の発展の歴史的事実を目のあたりにすると、我々は次のように結論せざるをえないように思われる。それは、「いったん体系化された学問というものは、その後の歴史においては瓦解することが必然なのではないか……」と。

しかしその結論は誤りであった。それをしっかりと事実として教えてくれたのが、ひとつには『科学的看護論』とそれ以降の看護学の発展だったのである。この事実については上巻第三編第三章に説いたので参照していただきたいが、ここから導きだされたことは、「完成した科学的学問体系というものは、けっして瓦解することはない」という確信であった。

すなわち、自分の専門とする全対象的事実から論理を導きだし、その論理を本質論・構造論・現象論と体系化することによって完成した科学的学問体系は、どのような現象的部分から入っても、必ずしかるべき道筋をとおり構造論・本質論へとつながるのであり、またその本質論から構造論を経てつながってでてくるのである。

たとえば、前述の論文「ナイチンゲール研究はどこまで進んでいるか」をみればわかるように、「学的方法論」も「対象特性論」も「人間の内部構造の究明」も、必ず科学的学問体系である『科学的看護論』から派生し、『科学的看護論』へと収斂していくことによって、その体系を深化させていくものなのである。したがって、このように科学的学問体系が完成した看護学にあっては、卒論研究も、修士および博士課程における研究も、そのほかのどのような個別事例研究も、その全体系のなかのどこかに位置づけることができるのであり、またまずはしっかりと位置づけるところから出発しなければならないのである。

なぜならば、そうすることによって、その個別研究はいやおうなしに一般論ないし本質論によって貫かれることになるために、その個別にかかわる究明も、全体のなかの個別として歪むことがないからであり、同時にその結果は科学的学問体系の深化として、その体系にきちんと還元することができるからである。看護研究に携わる方々は、その偉大性と幸せをしっかりとかみしめていただきたいと思う。

では、一般論ないし本質論をふまえることがない研究はどうなるのか!? を一言しておくならば、それはたんなる事実レベルの研究でしかなくなり、仮になんらかの成果があったにしても、すぐに歴史の流れの波間に没するだけのものでしかないのである。これは断言してよいことである。

さて、以上のように看護学の発展の事実をつぶさに追うことによって、学問の発展の歴史を学んだ当初から疑問としてわだかまっていた、「いったん体系化された学問というものは、その後の歴史においては瓦解することが必然か」との問いに対して、「否！ 完成した科学的学問体系というものは、深化・発展することはあっても瓦解することはない」という解答を得ることができたのである。

しかし、おそらくここで読者の方々からは、ふたつの質問が投げかけられると思う。ひとつは、そもそもはアリストテレス、ヘーゲルという哲学の体系を問題にしていたのに、その解答を個別科学である看護学体系の事実からもってきたのはおかしいのではないか、というものであり、もうひとつは、ではアリストテレスやヘーゲルの体系はなぜ歴史的に瓦解したのかである。

前者に関しては、これは論理のレベルの問題であるから矛盾はない、と答えることになる。すなわち、ここでとりあげたのは、科学的看護学体系を貫く学問的レベルの体系としての一般性であるから、これは全世界を対象とした哲学体系の体系としての一般性と、同じレベルで論じてなんら問題はないということである。つまり、科学的看護学の学問体系としての一般性は、どのようなレベルの体系にも貫かれるということである。

次に、ふたつ目の質問に対しては、哲学の歴史について詳細に論じたうえで答えなければならないのであるが、ここではその余裕はないので、簡単に結論のみ記しておく。

全世界を把握したアリストテレスおよびヘーゲルの学問体系が、それ以後の歴史において瓦解したのは、端的には「学問としては完成した科学的体系ではなかった」からである。つまり、現象レベルでは完成した姿を有するようにみえるかもしれないものの、つまり九割がた完成というものの、正確にはそれは「完成途上の学問体系であったから」である。

はっきりいえば、アリストテレスの学問は膨大な体系性をもちながらも、現象論レベルであったから未完であり、ヘーゲルの学問はといえば、構造論レベルであったために、これまた未完であった。ただしヘーゲルの学問はあと四、五年で完成をみたであろうほどのできばえであり、彼が伝染病のために急死して学問を完成させることができなかったのは、かえすがえすも残念であった。

そもそも学問としての完成した体系とは、対象とするあらゆる事実から導きだした論理がその論理のレベルの高低によって、本質論・構造論・現象論と構造化されているのはもちろんのこと、そのすべてが本質論によって貫きとおされている、いうなれば本質論によって全体系が統括されていることであるから、対象のどのような個別の部分に入りこんでいっても、その部分は必ず全体系のしかるべきところにきちんと位置づけられ、いやがおうでも本質論へとつながっていくために、部分の究明が全体系を深化・発展させることはあっても、瓦解させることはないからである。これは上記の科学的看護学体系で実証したとおりである。

このような観点からみるならば、学問の歴史においてそびえ立つ二大巨峰といってよい、アリストテレスの学問も、ヘーゲルの学問も、学問レベルの体系としては完成できてはいなかったのである。

アリストテレスのばあいは、時代性からいっても現象レベルの具体論で終わったのは当然のこととして、残念ながらヘーゲルにおいてもその学問は構造論レベルの具体性論で終わり、学問レベルの体系としては完成していなかったのである。

その何よりの証拠は、ヘーゲルには「哲学」という名が付された書は数多くあるものの、いわゆる一般性レベルでの「哲学」という完成された著書は一冊もなく、あの『エンチュクロペディー』(前出)も副題は「哲学諸学綱要」であって、哲学への過程である哲学の構造論のレッスンであることを示しているにすぎない。またついでに述べておくならば、『哲学入門』(岩波書店)も原題は“philosophische Propädeutik”、すなわち「哲学への基礎講義」であって、けっして「哲学」そのものではないのである。ここでいえることは先述したとおり、六十一歳でコレラによって突然に世を去ることになったヘーゲルは、その哲学の完成を目前にして、断腸の思いで死の床にふしていたのかもしれない、ということであるが……。

いずれにしろヘーゲルの学問は、たとえばフリードリヒ・エンゲルスによって、「唯物弁証法の発見者」といわれたヨゼフ・ディーツゲンが、「ヘーゲル哲学なしにダーウィンの進化論はありえなかった、ダーウィンの進化論は、ヘーゲルのあらゆる事物の発生および発展をも包括するところの進化論の特殊化である」と、その著書『マルキシズム認識論』(石川準十郎訳、改造社)で指摘したように、当時個別科学の発展の源流であったのであるが、そこから流れだした個別科学はますますに分岐して流れ落ちていくのみで、源流へとさかのぼることはなかったのである。そのために、時代の流れとともにヘーゲル哲学は瓦解し、現代に至るまで、再び学問一般へとたちもどる試みさえなされていないのである。

これはさきほど説いたように、ヘーゲル哲学そのものが完成していなかった、すなわち、どのような部分も本質論によって統括され、必ず本質論につながる道筋が明確に示されるまでには至っていなかったからであるが、そこにはまたもうひとつ、もしヘーゲルがあのまま学問体系を完成させることができたとしても、そのままでは全世界を論理的に体系化した学問としては、歴史的に存続できない必然性もあったのである。

その理由は、ヘーゲルの学問は結果的に観念論の立場にたった体系であったからである。すなわち、自然研究の諸成果をふまえ、世界を唯物論レベルで統一的に究明し、『エンチュクロペディー』等を著わしたヘーゲルではあったが、その自然・社会・精神を貫くものを、絶対精神の自己運動とすることによって、根本的には観念論の立場をふみだすことはなかったのである。それがなぜであったかは、一言でいえば「時代性」ということになる。つまり、あくまで宗教が大きく支配していた時代性であり、また対象をそれ以上に究明することができる文化遺産を有していなかった時代性でもある。

したがって、その後二十世紀に至って飛躍的に発達した個別科学の究明の成果をふまえて、ヘーゲルの観念論的な哲学体系を唯物論の立場から改作しつくし、真の意味での科学体系として構築することが、すなわちあらゆる個別科学の論理構造を体系化した、「哲学」を止揚した「一般科学」を構築することが、次代の学者の担うべき責任であるにもかかわらず、いまだにそれがなされていないどころか、その必要性さえ一顧だにされずに、個別科学においてさえもそのまた個別へ、個別への流れに拍車がかかっている現状なのである。

そこで、エピローグとして、学問の道を略述しておきたい。

そもそも、学問とは、自分が究めたい専門分野のおよその事物・事象の現象形態を、一般論をふまえながら究明していくことに始まる。

そこを学問的レベルでみてとって、つまり現象している事物・事象の表面(外側)の形態の具体性を一般化してから、その具体を表象のレベルと昇らせ、そこから抽象化レベルへと明確化できると、ここで現象論レベルの学問の完成となる。少し脇道へそれるが、ここをもっと簡略にしたレベルで説いたものが、古代ギリシャでのアリストテレスの哲学全集の論理構造でもある。

さて、問題はここからである。ここまでの現象の形態レベルでの完成だけでは、なぜにそのような現象の形態を表わすのか、が疑問に思えてくることになる。

こうして次は、その外側しかみせてくれない、つまり表面そのものである現象のなかに分けいっていくことが始まる。そしてこれは、ふたつの道として始まることになっていく。

ひとつは、その物体の実際の中身をみてとっていく作業、たとえば家屋であるならば、柱と土台が露出するところまで、戸をはずし、壁をはぎとり、屋根を降ろすなどして、家屋の間取りが、柱と土台レベルでしっかりと現象するところへといきつく。これがいわゆる構造である。医学の分野でいえば、骨格が露出するまでの、もろもろのはぎとりをした解剖の図式までが、間取りの現象に相当し、筋肉と内臓と骨格が、柱と土台レベルの構造といえよう。

もうひとつは、それらの構造の具体の性質の、一般性の把握から表象レベルの性質の一般性の把握、そして極めつけは、それらの抽象性の一般的把握となる。これは端的には、「筋肉とは何か」「内臓とは何か」「骨とは何か」、そしてここから脳細胞の一般化である「脳とは何か」を、本質レベルをふまえて説くことである。

こうして、ひとつ目とふたつ目とをしっかりと統合・統括して説くことになるのであり、ここを説ききってこその学問の中軸・中枢の完成となる。つまり、ここまで到達できると、学問としての大枠が完成することとなる。

ここも少し脇道にそれておくならば、カント哲学の二律背反(『純粋理性批判』篠田英雄訳、岩波文庫)を学問的にふまえることによって、現象論レベルのアリストテレスの哲学の中身に分けいった、ヘーゲル哲学の実態である、構造論レベルの哲学の展開ということになる。

さて、ここへの道、すなわち学問の構造論的完成への道を簡単に説いてみたが、ここに至るには、まだ別の大難関が待ちうけていることに気がつくことになる。だが、この大難関に気がついた時には、それこそ、「時、すでに遅し！」なのである。つまり、何が不足していたのか、何を忘れていたのかがわかった時には、「覆水、盆に帰らず」となっているからである。

それはいったい「何か」を一言で説けば、弁証法の学び、そのものである。ギリシャの学者は、ほとんどが弁証法者であることを想起していただきたい。ソクラテスも、プラトンも、である。そこを直接にふまえることのできたアリストテレスの学問の完成は当然として、それに加えて、カントの弁証法をも学ぶことができたヘーゲルの歴史的優位性こそが、偉大というべき彼の哲学の内容をなしているのである。以上がなぜかの具体的な解答は、本書を含めた私の一連の著作が証明となろう。

これまでも説いてきたように、どんなに大変でも、どんなに苦しくても、どんなに困難に思えても、あくまで対象の事実から導きだした論理を体系化して本質論の措定にまで至ることができたなら、その科学的学問体系はどのような歴史にも耐えて、絶対に瓦解することはないのである。

さて、ここまで長々と学問の発展の歴史についてとりあげてきたのは、この最終章において次の一事を読者のみなさんにしっかりとわかっていただきたいからであった。それは、このような学問の世界の憂うべき状況のなかで、他の学問分野に例をみない科学的学問体系を構築しえた看護学の見事さである。

私は、この『看護学と医学』と題した本書のなかで、あらためてこの看護学の発展の事実の構造に分けいり、「完成した科学的学問体系は深化・発展することはあっても瓦解することはない」という確信をもつに至ったことが、望外の喜びであった。そして密かに、私も歴史の歯車にかみくだかれることのない、科学的医学体系をなんとしてでも創出しなければならないと決意を固めての学問構築への出立だったのである。

引用文献（引用順）

内科診断学（吉利 和編著、金芳堂）

精神現象学序論（フリードリヒ・ヘーゲル著、山本信訳『ヘーゲル』所収、中央公論社）

必修内科学（藤田拓男他著、南江堂）

がん細胞の誕生（黒木登志夫著、朝日新聞社）

今日の治療指針一九九〇年版（日野原重明・阿部正和監修、医学書院）

整形外科学（御巫清允編集、朝倉書店）

厳格食物制限により成長障害を呈したアトピー性皮膚炎の十五症例（西美和他『小児科臨床』第四三巻第六号所収）

夜尿症（三好邦雄著、医歯薬出版）

医学の復権（瀬江千史著、現代社）

夜尿症の新しい治療（赤司俊二『小児科診療』第五四巻第一号所収）

抗利尿ホルモン分泌異常が夜尿症の原因か（河内明宏、Therapeutic Research；vol. 13, no. 6所収）

病態生理わかり体系的治療が可能に（渡辺 泱『日経メディカル』第二〇巻第九号所収）

ディスカッション（Therapeutic Research；vol. 13, no. 6所収）

育児の生理学（瀬江千史著、現代社）

弁証法はどういう科学か（三浦つとむ著、講談社）

認識と言語の理論・第一部（三浦つとむ著、勁草書房）

狼に育てられた子（J・A・L・シング著、中野善達・清水知子訳、福村出版）

夜尿症の症例対照研究（寺崎豊博他、『西日本泌尿器科』第五三巻第一号所収）

科学的看護論 第三版（薄井坦子著、日本看護協会出版会）

ナースが視る病気（薄井坦子著、講談社）

ナイチンゲール看護論の科学的実践(1)（薄井坦子編、現代社）

患者と医師（阿部正和『日本医師会雑誌』第一〇三巻第七号所収）

哲学史・上巻（フリードリヒ・ヘーゲル著、武市健人他訳、岩波書店）

学生に与う（河合栄次郎著、現代教養文庫）

なぜ、今、河合栄次郎か（一九九四年二月十五日付視角欄、東京新聞）

国家試験も「人格評価」へ（一九九九年十二月十一日、読売新聞）

育て「赤ひげ」臨床重視（一九九九年十二月十一日、読売新聞）

医師だって悩んでいる（二〇〇〇年六月十一日付オピニオン欄、朝日新聞）

人体の生理学（ガイトン著、相川貞男他監訳、廣川書店）

実験医学序説（クロード・ベルナール著、三浦岱栄訳、岩波文庫）

実験病理学（クロード・ベルナール著、三浦岱栄訳、鳳鳴堂書店）

動植物に共通する生命現象（クロード・ベルナール著、小松美彦他訳『科学の名著、ベルナール』所収、朝日出版社）

「医の名言」解説〈酒井シズ〉（荒井保男著、中公文庫）

マルキシズム認識論（ヨゼフ・ディーツゲン著、石川準十郎訳、改造社）

参考文献

『医学の復権』巻末に記したものを参考文献としているので、そちらを参照していただきたい。

あとがき

本書の表題は『看護学と医学(下巻)』であるが、内容は「医学原論」の入門編となっている。そのため、副題は「医学原論入門」とした。この副題の意味は、文字どおりの学問体系として説く「医学原論」の入門編である。

問題は、なぜ「医学入門」ではなく、あるいは「医学概論」でもないのか、である。これにはふたつの理由がある。

ひとつは、筆者が生涯かけての〝志〟としているのは、折にふれて説くように、学問としての「医学」の確立、より正確には、学問と名のりをあげられる水準の「医学の復権」であるからにほかならない。学問と称する以上、医療の現場・現実に存在しているモロモロの現象を論じるだけでは、すなわち哲学上のいわゆる現象論にしかすぎない概論(「医学概論」)では、あまりにも低水準であろう。また「医学入門」では、入学したての医学生に説く初心者用でしかないだけに、学問という名が泣くということになる。

学問と名のるからには、当然に現象の奥に入った構造論を現実化して、その原理、原則を説くレベルであって、はじめてまともな水準というべきである。ここを原理論ないし原論と、アリストテレス、カント、ヘーゲル級の哲学者の学問レベルからはいうのであり、それゆえの「医学原論」であり、この水準に至ってこそ、医学の学問化といってよい。

以上をふまえての、本書の副題「医学原論入門」である。

もうひとつは、今日ほどに医学教育の改革、真の医学教育の復興が叫ばれ、必要とされている時はない、からである。これがどのように「医学原論」ないし「医学原論入門」にかかわるのかは、本文をしっかり読めば納得していただけると思う。そこをふまえたとして、簡単には以下である。

そもそも「医学原論」とは、まえがきにも書いたように、これさえわかれば医学体系すなわち現象論・構造論・本質論がわかるという、医学体系の要ないし原点となる理論である。したがって「医学原論」を説けるということは、医学が一般的レベルにせよ学問的に体系化されていなければならないということであり、だからこそ現在世界中どこを探しても「医学原論」という書物はなく、また大学での講義もないのである。

歴史的にみるならば、ほかのあらゆる分野にさきがけて、帝政ローマ時代に哲学的学問体系を有していたにもかかわらず、現在は科学的学問体系にほかのどの分野よりも遠いという医学の状況を大きく恥じ、学問的に医学の復権をはかろうとして研鑽を積んできた筆者が、ようやくにして著わすことができたのが本書である。

しかしながら、「医学原論」の必要性、重要性は、ただたんに学問の世界だけの問題ではなく、実践としての医療の世界の問題でもある。

本書第二編第二章でとりあげたように、今日ほど医療の質が社会的に問われている時はない。そしてその内容も、医師の診療態度の問題から医療ミスの問題へ、さらにミスではすまされない医師の医師としての実力の問題が大きく問われはじめているのである。となれば、そのような医師をつくりだしている医学教育が当然に問題とされよう。

こうした背景のもとで、現在医学教育改革が叫ばれ、さまざまな試みがなされているのであるが、そのような対症療法のレベルではなく、まさに革命的な医学教育の変革が必要であることを本書において論じてきた。それはわかりやすく一言でいえば、医学生を理論的に教育し、理論的に実践できる医師をつくることである。そのために必須となるのが、科学的医学体系であり、その教育にあってもっとも重要なのがその要となる理論である「医学原論」である。

ちなみに、本書で「科学的医学への扉を開いた」大先達としてとりあげたベルナールは、医療実践と科学としての医学の関係について、その著書『実験病理学』(前出)のなかで次のように説いている。

「実用としての医学」(本書で言う医療実践)と「科学としての医学」は、「相互に必然的な関係を持っていて」、「その発達においてもその目的においても両者は不可分的である」が、「先ずもたねばならぬのは科学の趣味である。真の応用は理論の後ではじめて来るのであり、その時はまた容易に来るだろう。実際また、科学的理論が存在するときにのみ、真の応用科学を見出すのである」と。

このように、真の応用科学すなわち実践には、科学的理論が必要であることを、すでに十九世紀においてベルナールが見事に指摘しているにもかかわらず、二十一世紀を迎えた現代医療が、いまだに科学的理論をもたずに迷走を続けている現実を直視し、一刻も早く、科学的医学体系を完成させなければならないとの思いから著わしたのが本書である。

またここで一言ことわっておくならば、本書は『綜合看護』誌上の連載をもとにしているため、くりかえし説いたところも多くなっている。しかし、入門書としての位置づけから、くりかえしくりかえし説くことによって入門者に理解を深めていただこうと、あえて削除しないで残した部分も多い。

それにしても、思えば長い長い道程《ミチノリ》であった。

学問への道へ出立する時、懇々《コンコン》と悟された言葉が、本書を脱稿した今はそれこそしみじみと思いだされるのである。それはおよそ以下の内容であった。少し長くなるがとても大事なことなので、ぜひ紹介しておきたい。

「学問を志すには、辿るべきふたつの道がしっかりと存在していることを忘れてはならない。ひとつは学問へ、の道であり、もうひとつは学問の、道である。

これはけっして言葉の遊びではなく、現実に存在している真の頭脳活動の道筋である。したがって、この道を忘れた人、それなりにはまじめに考えた人、知らなかった人は当然にこの道は歩けなくなる。

どういうことかといえば、道を忘れた人は、最初のうちこそ道を歩こうとしているが、いつのまにか自分の興味のある道こそが真の道であると錯覚して、だんだんに道を忘れてしまい、そんなモノはないかのように振舞っていくうちに老いを迎えている。

次に道をそれなりにはまじめに考えた人はどうであろうか。この人も、初めのうちこそ『この道は大切である！』と信じているのであるが、『でももしかしたらコノ道でも……』と思いたい道に出あい、でもそれもはっきりはせず、結果としてふたつの道を重ねて歩いてしまった人である。

この道を辿る人は、一応は道を歩いている気になれるだけに、自分がとんでもない〝かけ〟をしていることに終生気がつかず、結果として、自分はきちんと道を歩いたのにダメだったのは、才能がなかったからだと諦《アキラ》めるか、本当の道などないのだ、成功した人は偶然なのだと開きなおってしまうかのどちらかとなる。

最後の、道を知らなかった人は、これは論外というべきであろう。なぜならば、学問という人類の最大最高の文化を、自分の人生をかけてモノにしようと志すほどの人が、人類の学問の歴史を少しもひもとかないで、学問へと志すはずもなければ、志せるはずもない！からである。

　これはわかりやすくたとえるならば、朝起きた衣服のそのままに、いっさいの準備を忘れて真冬のヒマラヤの連峰にいどむようなものである。そのくらいひどいこと！である。

　さて、本論の学問への道と学問の道である。今は前者だけを説いておく。学問への道とは、言葉どおりに学問へ至る道、というよりこの道を辿らなければ学問の構築は幻《マボロシ》に終わるといってよい道である。これはまず第一に、弁証法を学ぶことである。次に、認識論の基礎をモノにすることである。これらにすべて学びかたがあるのは当然である。

　学問の土台あるいは基礎として、弁証法がどうして必要なのかは何回も説いた。端的には、学問とは〝世界＝宇宙＝森羅万象〟の全体あるいは全体の部分を、その対象とする現実の性質の一般性・構造性・過程性・特殊性等々の論理として把握することから出立することをもって道となすのである。

　その世界とは、〝万物は流転する〟の名言にあるように、万物それ自体としても、また万物の区別されるそれぞれ自体としても、流転すなわち変化発展という運動を内に秘めている。世界の運動は一般的には流転そのものであるが、その構造は直接的にも過程的にも運動＝流転なのである。簡単には、現象としての運動としてみてとれるその運動の構造は、過程的にみても、つまり歴史的にみても運動しているのであり、直接の運動形態のなかに、過程としての運動形態を直接的にもっているということである。

　この構造の二重性を学問用語で弁証法性というのであり、ここを理論的に体系化したものが弁証法なのである。だから学問の対象となる全世界あるいは世界の部分は、すべてこのような性質をもっているのであり、そこをみてとれる学問、すなわち弁証法を学ぶことが必須とされるのであり、この学問への道を辿れなかった人は、学問の道は幻となることをしっかりとわかる必要がある……。」

　およそ以上のような言葉であったが、「この言葉」の実践を文字どおり行なってみると、まさしく……であったのである。

　筆者といっしょに学問への道へ出立した人々はずいぶんといたが、ほとんどの人が、あるいは道を忘れ、あるいは道を思いながらも他の道へ心を動かして、いつのまにか彼方の不毛の地平へと移っていったようである。そのような現実をみると、なんとこの言葉のもつ意味の大事ながらも厳しいことか、と今にして思えるのである。

　たしかに長い長い道程であったとつぶやく必要のある現在ではあるが、それにしても筆者が偶然であったとはいえ、弁証法を学ぶ機会をもてなかったとしたら……と考えるだけでもおそろしいことである。したがって、本書を手にされた方には、どうしても次の言葉をいわずにはいられない。

「なにはさておきても、まずは〝弁証法の学び〟が肝要であり、これをぬきにしては、第一級の学問の道はおろか、第一級の学びそのものさえもが怪しいことになるだろう……」と。

本書はとくに、二十一世紀の医学、医療を担おうと日々学んでいる医学生諸君、および昼夜医療現場で苦闘を重ねている若き医師の方々に読んでいただき、ぜひ科学的医学体系の必要性、有用性をしっかりと理解していただきたい。

さらに、同じように二十一世紀の看護学あるいは看護実践を担っていく若い看護職者の方々にも、上巻とあわせて読んでいただき、科学的学問体系の必要性、有用性を得心していただきたいと願っている。

最後に、私事ではあるが、私が学問的研鑽に真剣に取り組めるように、その実践の場である診療現場を見事にとりしきってくれている佐久間悦子さんに、この場をかりて感謝の気持ちを伝えておきたい。

また、上巻にひき続きお世話になった、現代社小南吉彦社主、とくにご苦労をおかけした編集部の柳沢節子さんに、厚くお礼を申し上げたい。

――窓辺に菊香る日に――

十一月三日

瀬江千史

索引

著者
瀬《せ》江《ごう》 千《ち》史《ふみ》

東北大学医学部卒業，医学博士。医学への道を志すも，未だ学の名に値する医学の存在しないことを知り，医学の科学的体系化こそ自らの生涯を賭ける対象と決意し，医療を学的実践の場として理論化への道を歩む。爾来十有余年にして体系化の骨格を構築し得，その本質論的一般論として「医学の復権」（現代社）を世に問う。その後,医学原論の理論的展開を計るべく,その構造論である生理常態論，病理論，治療論に専心す。理論医学研究会代表幹事。

著書『改訂版・育児の生理学』現代社
　　『看護の生理学(1)(2)(3)』（共著）現代社
　　『医学の復権』現代社
　　『看護学と医学(上巻)』現代社
　　『医学教育 概論(1)(2)』（共著）現代社

看護学と医学(下巻)
——医学原論入門——

2001年1月30日　第1版第1刷発行©
2009年7月5日　第1版第3刷発行

著者　瀬江千史
発行者　小南吉彦

印刷　中央印刷株式会社
製本　誠製本株式会社

発行所　東京都新宿区早稲田鶴巻町514番地(〒162-0041)　株式会社 現代社
電話：03-3203-5061　振替：00150-3-68248

*落丁本・乱丁本はお取り替えいたします

ISBN978-4-87474-103-0　C3047